Eureka! The Essence of DIC

こういうことだったのか!!

DIC

ある集中治療医の解釈

小尾口邦彦 著
京都市立病院集中治療科部長

中外医学社

はじめに

集中治療室は多くの若手医師であふれます．そこで働く筆者は，彼らとのコミュニケーションをエンジョイしています．様々な大学，様々な研修病院出身の彼らからの情報を通じて，他病院で行われる新しい試みをゲットできることがあります．有名医師のコツが手に入ることもあります．

初期研修病院次第で重症患者管理はかなり異なると感じます．

その最たるテーマがDIC（disseminated intravascular coagulation：播種性血管内凝固症候群）です．

DICについて一切教わりませんでした

DICへ即薬剤介入と習いました

DICへ積極輸血を習いました

エビデンスがないのでDICの治療は不要と習いました

バックグラウンドが異なる若手医師が受けたDIC教育はおそろしく異なります．エビデンス云々についても，具体的に聞くと答えはなく，「エビデンスがない」という言葉が一人歩きしていると感じます．DIC学の第一人者は，DICの一般的な認識が「disseminated international confusion（播種性国際的混乱）」「disseminated intracerebral confusion（播種性脳内混乱）」であると嘆きます[1)]．

DICのテキストはDICエキスパートによってのみ書かれてきたといって過言ではありません．

筆者は，DICに興味がありますが，DICエキスパートではない集中治療医です．あえて，エキスパートではない筆者が「なぜ若手医師へのDIC教育の違いが生まれたのか？」を紐解いてみたいと考え筆者なりにまとめました．

若手医師がDICを理解する一助となることを願います．

2022年2月

小尾口 邦彦

1) Iba T, Levy JH, Raj A, et al. Advance in the management of sepsis-induced coagulopathy and disseminated intravascular coagulation. J Clin Med. 2019; 8: 728.

目 次

基本用語

Primary endpoint：　主要評価項目
Secondary endpoint：副次的評価項目

略語

ATRA：　all-trans retinoic acid，オールトランス型レチノイン酸
APL：　acute promyelocytic leukemia，急性前骨髄球性白血病
APTT：　activated partial thromboplastin time，活性化部分トロンボプラスチン時間
BMI：　body mass index，ボディマス指数
CHDF：　continuous hemodiafiltration，持続的血液透析濾過
CRRT：　continuous renal replacement therapy，持続的腎代替療法
DIC：　disseminated intravascular coagulation，播種性血管内凝固症候群
DPC：　diagnosis procedure combination，包括医療費支払い
DVT：　deep vein thrombosis，深部静脈血栓症
ECMO：　extracorporeal membrane oxygenation，体外式膜型人工肺
EMA：　European Medicines Agency，欧州医薬品庁
FDA：　Food and Drug Administration，アメリカ食品医薬品局
FDP：　fibrin and fibrinogen degradation products，フィブリン・フィブリノゲン分解産物
FFP：　fresh frozen plasma，新鮮凍結血漿
ISTH：　International Society on Thrombosis and Haemostasis，国際血栓止血学会
J-SCCG：Japanese septic shock surviving sepsis campaign guidelines；Japanese clinical practice guidelines for management of sepsis and septic shock，日本版敗血症診療ガイドライン
PCPS：　percutaneous cardiopulmonary support，経皮的心肺補助
PT：　prothrombin time，プロトロンビン時間
PT-INR（INR）：prothrombin time-international normalized ratio，プロトロンビン時間国際標準比
qSOFA：　quick sequential organ failure assessment
RBC：　red cell concentrate，赤血球濃厚液
RCT：　randomized controlled trial，無作為化（ランダム化）比較試験
RRT：　renal replacement therapy，腎代替療法
SD：　standard deviation，標準偏差
SE：　standard error，標準誤差
SIRS：　systemic inflammatory response syndrome，全身性炎症反応症候群
SSCG：　surviving sepsis campaign guidelines；international guidelines for management of sepsis and septic shock，国際敗血症診療ガイドライン
TAE：　transcatheter arterial embolization，経カテーテル動脈塞栓術
TFPI：　tissue factor pathway inhibitor，組織因子経路阻害剤
MR：　medical representative，医薬情報担当者

アンチトロンビンをめぐる物語

頻用される言葉は元の意味が忘れられる

若手医師「アンチトロンビンの作用を理解できていません.」
筆者「凝固や炎症反応においてトロンビンが中心的な役割を果たしている. 放火魔のボスかな. ボスの命令で子分であるフィブリノゲン軍団がフィブリンに変化して大暴れする. ボスの天敵がアンチトロンビンや. 名前にアンチと書いてあるやろ.」
若手医師「アンチトロンビンとは抗トロンビンという意味だったのですね.」

「アマゾン」という言葉を聞いた時, ブラジルの密林をイメージする現代人は少ないでしょう. ネットショッピング界の巨大国際企業がイメージされます.

同様に, アンチトロンビンも語源が忘れられがちです.

止血メカニズムとアンチトロンビン 図1 図2

傷から出血した時, 止血しなければなりません. まず血小板が傷口に付着します (一次止血). 一次止血だけでは不安定であるので, フィブリンの網が血小板を覆います (二次止血).

血液中のフィブリノゲンはトロンビンによりフィブリンに変化します. トロンビンが親分で, フィブリノゲンが子分です. そのトロンビンの働きを抑えるのがアンチトロンビンであり, 親分が暴走しないように抑える役割です.

アンチトロンビンは 1938 年に発見され, I～IV まで分画があるのですが, 主に III が抗凝固活性をもつためアンチトロンビン III と呼称されてきました[1]. 1993 年に国際血栓止血学会 ISTH (International Society on Thrombosis and Haemostasis) がアンチトロンビンとシンプルに呼称することを提唱したのですが[1], アンチトロンビン III という名称はその後も有名論文のタイトルも含めて使用が続いています.

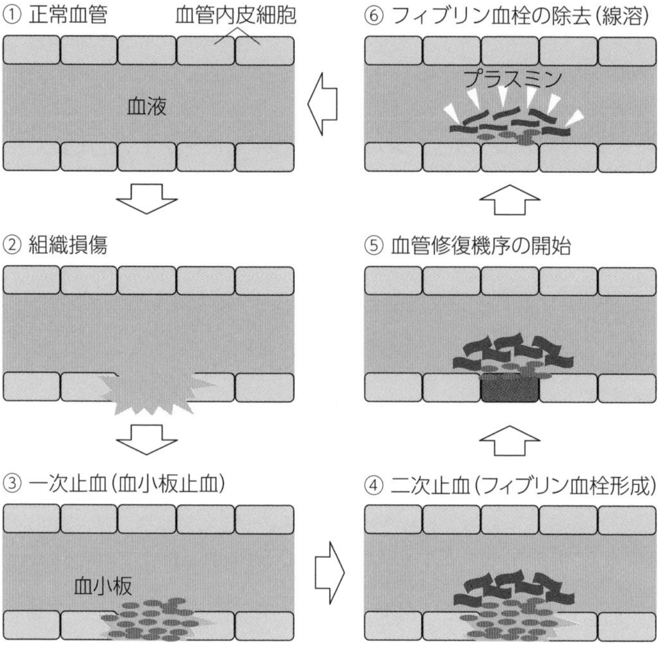

図1　止血メカニズム

日本血液製剤協会 HP（http://www.ketsukyo.or.jp/plasma/anti-thrombin/ant_02.html）を参考に作成

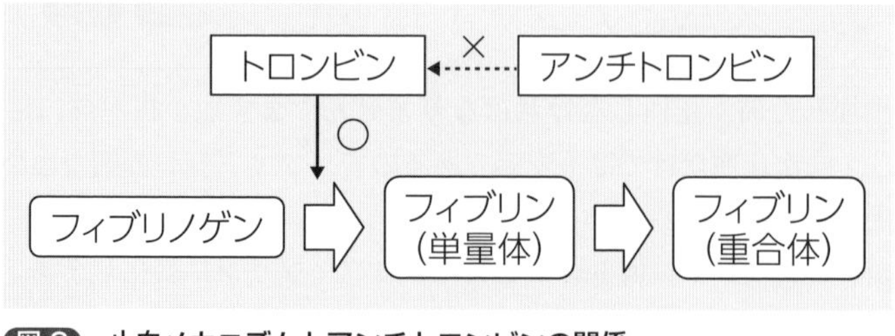

図2　止血メカニズムとアンチトロンビンの関係

アンチトロンビンのトロンビン阻害作用は，直接的あるいは Xa 阻害による間接的，あるいは IL-8 など炎症性サイトカインの減弱など複合的に発揮される[1].

DIC とアンチトロンビン

DIC（disseminated intravascular coagulation：播種性血管内凝固症候群）は，名前が示すように凝固亢進を必ず伴います．凝固亢進の主役は放火魔のボスであるトロンビンです．よって，DIC 治療薬の作用機序としてトロンビンの制御が最も重視され，主役と言えるアンチトロンビンが注目されました．アンチトロンビンは血漿中に最も豊富にある内因性抗凝固成分です[1)]．

アンチトロンビンは日本において DIC への適応を 1987 年に取得しました．

海外においてアンチトロンビンは，先天性アンチトロンビン欠乏症の周術期管理などに対して適応がありますが，DIC への適応をもちません．重症敗血症患者に対するアンチトロンビンの効果を検証するための KyberSept 試験[2)]（臨床第 III 相試験）は 1997 年から 2000 年までデータ収集され，2001 年に発表されました．KyberSept 試験は，そのサブグループ解析も含めて今に大きな影響を及ぼしています．DIC への抗凝固療法に関する大混乱はこの試験から始まったと言っても過言ではありません．本試験を念入りに解説します．

臨床の疑問点を調べるためには PICO を定めることから始まります 表 1 ．どのような患者（patient）に，どのような介入（intervention）をし，比較対照（comparison）を定め，どのような結果（outcome）が得られるかです．ガイドライン策定作業における過去の論文分析においても，PICO が何であったかの抽出から始まります．論文を読むにあたっても，PICO を明確に意識せざるを得ない時代となりました．

表 1　臨床問題の定式化

P	Patient　患者
I	Intervention, if　治療・条件
C	Comparison　比較対照
O	Outcome　結果

KyberSept 試験（2001 年）の概要と結果 表 2

今もって唯一の大規模アンチトロンビン RCT（randomized controlled trial：ランダム化比較試験）です．

対象は重症敗血症です．敗血症関連論文を読む時，どれぐらい重症である患者を対象とした試験か意識することが重要です．プラセボ群の 28 日死亡率（≒標準治療の死亡率）に目を通します．本試験のプラセボ群死亡率は 38.7% でありかなりの重症

表 2　KyberSept 試験の PICO

P（対象患者）	重症敗血症
I（介入）	高用量アンチトロンビン投与
C（比較対照）	プラセボ投与
O（outcome）	28 日死亡率

患者を対象としています．

本試験はDICを合併した患者ではなく重症敗血症患者を対象としたことが，後の日本における混乱につながりました．海外においてはDICへの関心が薄いことも関係します．

KyberSept試験は「アンチトロンビンの抗凝固作用を利用してDICをなんとかしよう」という動機から始まった試験ではありません．1992年，SIRS（systemic inflammatory response syndrome：全身性炎症反応症候群）概念が登場し，SIRSブームが起こりました．同ブームは日本へも波及し，「CHDFによる炎症性サイトカイン除去」といった試みにつながりました．SIRSは，「侵襲（細胞，組織を損傷する内因的および外因的刺激）の種類にかかわらず，サイトカインを中心とした免疫-炎症反応による非特異的な全身生体反応を把握するための臨床概念」[3]であり，敗血症に伴うSIRSへのアンチトロンビンの抗炎症作用を期待してKyberSept試験は行われました．実際，同論文内にDICという言葉は，序論（introduction）内に1カ所「治療量のヘパリンやアンチトロンビンはdisseminated intravascular coagulationや敗血症の予防や治療に20年以上臨床的に使用されてきた」と略語DICを伴わず記述されたのみでした．この記述において，最初にDICに対してアンチトロンビンを投与したオランダからの3症例の報告（1978年）を引用しており，「20年以上臨床的に使用されてきた」の意は「認可されて使用」という意味ではありません．適応外使用としてのDICや敗血症に対するアンチトロンビン投与の報告は，特にヨーロッパにおいてその後散見されます．そして，重症敗血症に対するアンチトロンビンの適応を取得するために国際的に行われたRCT（第III相試験 図3）がKyberSept試験です．第II相試験までの結果が好調であり，KyberSept試験の結果が良好であれば「重症敗血症に対する初の治療薬」として認可されることが期待されていました．

結果は衝撃的でした．28日死亡率はアンチトロンビン群38.9%，対照群（プラセボ）38.7%と統計的有意差は全くなく（P＝0.94），生存率曲線において両群がほぼ重なりました．アンチトロンビン群において出血性合併症が22.0%，対照群（プラセボ）は12.8%と統計的有意差をもって多かったです（P<0.001）．これではアンチトロンビンの出番はありません．

KyberSept試験のprimary endpoint（主要評価項目）である28日死亡率において結果が出なかったので，海外においてアンチトロンビンは「重症敗血症に対しての治療薬」として認可されていません．

第Ⅰ相試験(Phase Ⅰ)
同意を得た少数の健康人志願者を対象に，安全性のテストを行う

第Ⅱ相試験(Phase Ⅱ)
同意を得た少数の患者を対象に有効で安全な投薬量や投薬方法などを確認する

第Ⅲ相試験(Phase Ⅲ)
同意を得た多数の患者で，「二重盲検試験」などにより，既存薬などと比較して新薬の有効性および安全性をチェックする

承認申請・審査・承認

第Ⅳ相試験(Phase Ⅳ)
製造販売後臨床試験．発売した後に広く使用されることにより，第Ⅲ相試験までに検出できなかった予期せぬ副作用を検出することを目的に行われる．実際には，市販直後調査および市販後調査によって行われるのが通例

図3　薬剤臨床治験の流れ
文献4より改変

なぜアンチトロンビンは重症敗血症に対して効果を発揮できなかったのか？

日本におけるアンチトロンビン保険認可量

アンチトロンビン低下（アンチトロンビン活性70％以下）を伴う播種性血管内凝固症候群（DIC）に対して，アンチトロンビン1,500単位，3日間投与．重症例においては3,000単位，5日間程度〔2015年に発売された遺伝子組み換えアンチトロンビン，アコアラン®（日本血液製剤機構）は36国際単位/kg〕

アンチトロンビン活性が60％程度の敗血症性DIC患者にアンチトロンビン1,500単位を投与した時，翌日のアンチトロンビン活性は60～70％程度であるのが筆者の相場観です．日本のアンチトロンビン治療は「補充療法（減った量を補う治療）」と呼ばれる所以《ゆえん》です．

KyberSept試験対象患者の50％以上がアンチトロンビン活性60％以下でした．KyberSept試験においてアンチトロンビンは，6,000単位を30分以上かけて投与

し，その後6,000単位/日・4日間持続投与されました（30,000単位/4日間）．日本の標準投与量（保険認可量）は1,500単位/日・3日間ですから，6倍以上の投与量です．日本の医療者のアンチトロンビン相場観から言えば，すごい設定でした．そして，KyberSept試験対象患者のアンチトロンビン活性の平均は180％程度に達しました．KyberSept試験論文のタイトルはHigh-Dose Antithrombin III in Severe Sepsisであり，海外においてもスゴイ量であることを示します．それまでの海外試験においては120％程度のアンチトロンビン投与量設定が多かったです．

なぜ，このようなアンチトロンビン量が設定されたのでしょうか？　前述したとおり，SIRS（免疫-炎症反応による非特異的な全身生体反応）ブーム⇒凝固亢進に対しての抗凝固作用だけではなく抗炎症作用を発揮させたほうがいいんじゃないの？⇒過去の研究からアンチトロンビンの抗凝固作用のみならず抗炎症を発揮させ最大限の効果を得るためには200～250％程度のアンチトロンビン活性が必要　と仮説が立てられ，そのレベル達成を目指してKyberSept試験のアンチトロンビン投与量は決められました．KyberSept試験で達成されたアンチトロンビン活性は180％だったわけですが，考察において，「活性が期待されたレベルに達しなかったことで治療効果を発揮できなかったことを説明できるかもしれない」とし，目標値が達成されなかった理由として「敗血症においては肝臓でのアンチトロンビン合成が低下することにより急激に低下する」ことが挙げられました．アンチトロンビンの投与量がもっと多ければよい結果が出たかも？　という考えです．

海外においてはDVT予防目的のヘパリン投与が重視される

アメリカのICUで働く筆者知人看護師

「こっちではICU入室患者に対する薬物的なDVT（deep vein thrombosis：深部静脈血栓症）対策はルーチンだよ．各勤務で，ヘパリンを皮下注射している．肥満患者の体位変換が大変．」

アメリカ臨床留学帰りの筆者知人心臓血管外科医師

「自信満々でアメリカから帰ってきたけれど，欧米人と日本人の血のかたまり方の差に驚く．向こうの患者は人工心肺を離脱した後，ぴたっと血が止まり止血に難渋することなんてなかった．日本ではしばしば止血に難渋する．明らかな人種差を感じる．」

欧米ではDVT対策としてのヘパリン皮下注射が重視されます．近年日本でもDVT対策は重視されますが，ヘパリン皮下注射のルーチン業務までは行われていないでしょう．

おそらくそういった背景があり，KyberSept 試験のプロトコールにおいて DVT 対策として未分画ヘパリン or 低分子ヘパリンの皮下注射（10,000 単位/日以下）が許容されました．試験患者の約 2/3 にヘパリンが投与されました．筆者の相場観からすると，この程度の量では APTT の変動がみられない患者が多く，まさに DVT 予防を目指す量です．治療量ではなく大した量ではありません．

KyberSept 試験サブグループ解析①
本論文[2] 内に収載された priori subgroup analysis

KyberSept 試験は primary endpoint（28 日死亡率）においてアンチトロンビン投与群とプラセボ群の間に全く差がありませんでした．

母集団からヘパリン併用患者を除外し比較したところ，28 日死亡率においてアンチトロンビン群 37.8%，対照群（プラセボ）43.6%と統計的有意差はない（P=0.08）もののアンチトロンビンに有利な結果でした．

多くのサブグループ解析は，本試験の結果が報告された後，続報として別論文で報告されることが多いのですが，このヘパリン非併用患者を対象としたサブグループ解析は本試験論文内で紹介され，あらかじめ定義されていたサブグループ解析（predefined subgroup analysis）であることが強調されました．サブグループ解析については別 chapter で解説しますが（➡ p.208），あらかじめ設定されていた（priori：先験的と称されるほうが多い）サブグループ解析は，本試験後に設定されたサブグループ解析（post hoc analysis）より信頼性が高いとされます．

仮説　重症敗血症に対するヘパリン非併用高用量アンチトロンビン投与は有効

KyberSept 試験データを用いて数十個にも及ぶサブグループ解析が行われたとされます．有名な報告を 2 つ紹介しましょう．これらはあらかじめ設定されていた解析（priori subgroup analysis）ではなく，あくまで post hoc analysis（事後解析）です．

KyberSept 試験サブグループ解析②[5]

重症患者の予後（死亡率）の予測のために繁用されるスコアとして Simplified Acute Physiology Score II（SAPS II）があります．APACHE II のライバルです．年齢，心拍数，収縮期血圧，体温，GCS，PaO_2/F_IO_2，BUN，1 日尿量，血清ナト

表3　KyberSept サブグループ解析 予測死亡率による分類

SAPS II によるリスク予想	介入	死亡率		
		28日	56日	90日
I：Moderate risk 中等度リスク	アンチトロンビン群	21.9%	26.6%	29.0%
(予測死亡率 <30%)	プラセボ群	19.2%	23.3%	27.1%
II：High risk 高リスク	アンチトロンビン群	36.9%	42.0% ※	45.5%
(予測死亡率 30～60%)	プラセボ群	40.7%	48.8% ※	51.6%
III：Very high risk 超高リスク	アンチトロンビン群	58.9%	62.5%	64.5%
(予測死亡率 >60%)	プラセボ群	54.8%	60.1%	64.2%
全体	アンチトロンビン群	38.9%	43.5%	46.4%
	プラセボ群	38.7%	45.0%	48.5%

数字背景が灰色の部分は死亡率 アンチトロンビン群 < プラセボ群，※統計的有意差あり
文献 5 より改変

リウム，重炭酸イオン濃度，白血球数，既往症，入院形態がパラメーターで過去 24 時間の最も悪い値を用います．

このサブグループ解析において，SAPS II 予測死亡率が 30～60%であった患者を高リスク群とし，この高リスク群においてアンチトロンビン投与により 90 日までの観察期間において低下する傾向がみられ，56 日死亡率において統計的有意差がありました 表3．敗血症業界において，死亡率が 5%改善したらなかなかの介入であるので，「結構よいかも」です．また，ITT 解析（intention to treat analysis）によって，アンチトロンビン治療中や治療期間後にヘパリンを併用しないと，統計的有意差を伴ってアンチトロンビン投与が好ましいとされました．予測死亡率<30%の中等度リスク群や予測死亡率>60%の超高リスク群においては，統計的有意差はないものの総じてアンチトロンビン群において死亡率が高い傾向がありました．

超重症患者にアンチトロンビンは効かないが，超とまではいかないがその手前の重症患者にアンチトロンビンが効く可能性を示したと言えます．従来から外傷試験などにみられる，重症すぎると介入効果が現れる前の数時間～数日で亡くなるため，「ほどよい重症」が介入効果を発揮する現象で説明できるでしょう．

なぜ予測死亡率が低い群（いわば比較的軽症群）において，統計的有意差はないもののアンチトロンビン群に不利な傾向がみられたのか？　を説明するために，近年 immunothrombosis（免疫血栓）概念が提唱されました（➡ p.161）．

本サブグループ解析論文の結語は，「重症敗血症患者のハイリスク群に対してアンチトロンビンは有効かもしれない」でした．

KyberSept 試験の元論文と同様に本論文において DIC に触れられることはありませんでした．

仮説	予測死亡率が 30～60％の重症敗血症に対する高用量アンチトロンビン投与は有効

KyberSept 試験サブグループ解析③　通称：Kienast 試験[6]

ヘパリン非併用患者に対して，DIC 合併の有無による予後の分析がなされました．

DIC 合併患者の 28 日死亡率において，アンチトロンビン群 25.4％ vs プラセボ群 40.0％とアンチトロンビン群の死亡率が有意に低かったです（P＝0.024）．アンチトロンビンを投与すると死亡率が 15％も減少するなんて，業界的には腰を抜かすような数字です．それに対して，DIC 非合併患者の 28 日死亡率は，アンチトロンビン群 22.1％ vs プラセボ群 22.2％と全く差がありませんでした（P＞0.2）．

この論文において DIC という言葉が本文内だけでも 100 回以上登場します．本論文は国際血栓止血学会 ISTH の学会誌に掲載されました．「海外において DIC への関心は乏しい」とされますが，DIC を熱心に扱うメッカとも言える国際学会です．国際 DIC 診断基準も ISTH により 2001 年に提唱され，本論文における DIC の診断も ISTH 国際 DIC 診断基準が用いられました．

日本においては，KyberSept 試験本試験結果を脇に置き，このサブグループ解析結果が好意的に紹介されることが多いです．サブグループ解析結果はあくまで参考扱いです．例えば対象患者数に着眼すると，KyberSept 本試験の対象患者総数は 2,314 人ですが，ヘパリン非併用 DIC 患者の総数 229 人，ヘパリン非併用非 DIC 患者の総数 334 人と 1/10 程度に激減します 表 4．数が命の統計において，複雑な条件設定によりここまで対象患者数が減少したサブグループ解析結果を本試験結果以上に尊

表 4　KyberSept 試験とサブグループ解析（Kienast 試験）の対象患者数

	本試験	Predefined サブグループ解析 ヘパリン併用なし	サブグループ解析 ヘパリン併用なし	
			DIC あり	DIC なし
アンチトロンビン群	1,157	352	114	172
プラセボ群	1,157	346	115	162
計	2,314	698	229	334

重するには無理があります．そして，本サブグループ解析はあくまで，post hoc analysis（事後解析）です．

Kienast 試験の著者自身が論文の終盤において「今回の分析は，最初の分析計画に定められていない，後方視的に行われたサブグループ解析であるので重大な限界があると認識されるべきであり，それゆえに我々は仮説を作ることしか許されない」と記しました．

仮説	DIC を合併した重症敗血症に対するヘパリン非併用高用量アンチトロンビン投与は有効

低用量ヘパリン併用はなぜアンチトロンビンの効果を減弱させるのか？

従来，ヘパリンの抗凝固作用はアンチトロンビン活性に依存するとされ，あるいはヘパリン存在下でアンチトロンビンの抗凝固作用は 1,000 倍になるとされ，ヘパリンとアンチトロンビンのセット投与が常識でした．日本においてヘパリンが DIC 治療薬として認可された後，アンチトロンビンが認可されました．「ヘパリンが本命であるが，DIC によりアンチトロンビン活性が減少するとヘパリンが効果を発揮できないのでアンチトロンビンを補充しよう」が日本のアンチトロンビン補充療法の原点です（➡ p.78）．アンチトロンビンはヘパリンの adjuvant（ワクチンなどの効果を高めるために付加される物質）と長年捉えられてきました．

よって，KyberSept 試験とそのサブグループ解析で示された，「アンチトロンビンとヘパリンのセット投与はアンチトロンビンの効果を減じる可能性がある」は不思議です．KyberSept 試験の一部の著者らが，そのメカニズムをレビューしました[1]．「Unexpectedly（思いがけず），低用量ヘパリンはアンチトロンビンの抗炎症作用をブロックし，KyberSept 試験の全体的に良好な結果を阻害したのかもしれない」と率直に書かれています．抗凝固作用は損なわれていなかったので（むしろ出血性合併症は増加），抗炎症作用が損なわれたと考えられました．ヘパラン硫酸は細胞膜表面に広く存在しアンチトロンビンの抗炎症作用の一部はヘパラン硫酸に結合し発揮されるのですが，ヘパリンもヘパラン硫酸に結合するため，ヘパリンを併用すると競合的拮抗しアンチトロンビンの抗炎症作用が失われると考えられました．その他多くの機序が推理されました．凝固と炎症のカスケードは非常に近く複雑に入り乱れていることを示します．「凝固と炎症のクロストーク[7]」といった表現がなされます．筆者は，

「凝固と炎症は同じ屋根の下にある」と説明します．

ヘパリンがアンチトロンビンの効果を減弱させた明確な原因ははっきりしません．KyberSept試験とほぼ同時期に発表された，アンチトロンビンに作用機序が非常に近いプロテインC試験（次chapterで解説）はポジティブな結果⇒アンチトロンビン特有の事情があるに違いない という前提の中で先のレビュー[1)]が書かれました．このレビュー以外にも「なんでプロテインCはよくて，アンチトロンビンはダメなんだろうね」といった記事を当時多くみかけました．その後，プロテインC試験もネガティブ結果に転じたため，その前提自体が崩れました．

日本において行われた敗血症性DICに対するアンチトロンビンの効果を検証したopen-label RCT（2013年）

2005年に急性期DIC診断基準を日本救急医学会が発表しました[8)]．2006年にKienast試験[6)]が発表されたこともあり同学会主導でRCTを行う機運が高まり「急性期DIC診断基準で診断された敗血症性DICの予後をアンチトロンビン早期投与が改善する」仮説が立てられ，primary endpointを第3病日（エントリー日：0日）のDICスコアを含む凝固線溶系諸指標の改善，secondary endpointを28日転帰の改善とした試験が行われました．DICの早期診断・早期治療の意義を目指した試験です．2013年に，英語版[9)]と日本語版[10)]が発表されました．第3病日の判定前に亡くなった患者の扱いをどうするか などで英語版と日本語版の数値が微妙に異なるので，英語版を主に紹介します **表5**．

日本においてアンチトロンビンはすでにDIC治療薬として保険承認されており，保険診療の範囲で行われたことに本試験の特徴があります．日本におけるDIC治療薬アンチトロンビン（補充療法）の歴史は長く，保険認可量1,500単位/日は少なすぎるという文句はあったものの，「KyberSept試験の30,000単位/4日はいくらなんでも多すぎるやろ～．もっと少ない量で効いている実感があるで」とささやかれていました．さらに患者により体格が異なるのに一律の保険認可量設定であることに批判があったので，本試験においてはアンチトロンビンを30単位/kg/日，3日間投与するプロトコールでした．3日間設定も「保険の縛り」が意識されました．

日本においてDICへのアンチトロンビン投与は1987年に保険適応を取得しておりDICへの効果の再検証試験はRCTに限らず難しいと言われてきました．以下の理由が挙げられます．

- 被験候補者や家族に「アンチトロンビンは日本においては認可されており実績があ

表 5　海外 RCT と日本における前向き試験の PICO の違い

急性期 DIC 診断基準で診断された敗血症性 DIC に対するアンチトロンビンの効果を検証する試験の PICO

P（対象患者）	急性期 DIC 診断基準で診断された敗血症性 DIC
I（介入）	アンチトロンビン投与（日本の保険認可量）
C（比較対照）	アンチトロンビン非投与
O (outcome)	第 3 病日の DIC スコアを含む凝固線溶系諸指標の改善

Secondary endpoint：28 日転帰（28 日死亡率）

KyberSept 試験の PICO

P（対象患者）	重症敗血症
I（介入）	高用量アンチトロンビン投与
C（比較対照）	プラセボ投与
O (outcome)	28 日死亡率

Secondary endpoint：56 日・90 日死亡率，ICU 内生存期間

る薬ですが，その効果を検証するためにアンチトロンビンが投与されないかもしれない試験に参加してください」ということは相当難しく，バイアスにもなりやすい．超重症患者の家族は試験へのエントリーを断るケースが多いでしょう．そのためか本試験においてガベキサートの併用が許容されています．

- 日本において DIC に対して抗凝固療法を行う施設と行わない施設があり方針が大きく違うため，前向き観察試験を企画すると抗凝固薬投与症例は積極施設から，抗凝固薬非投与症例は非積極施設からとなると予想されてきました．

本試験において無作為に 2 群に分けられましたが盲検試験ではありません．すなわち，治療者はアンチトロンビン使用の有無がわかります．2008 年 4 月から 2012 年 2 月までの間に，アンチトロンビン群 30 例，対照群 30 例が登録された時点で中間解析されました（中間解析で終了）．

第 3 病日（エントリー日：0 日）の急性期 DIC 診断基準を用いた DIC 判定による DIC 離脱率が約 2.5 倍に有意に上昇しました［DIC 離脱 アンチトロンビン群 16/30（53.3%）対照群 6/30（20.0%），P=0.015］．第 3 病日の SIRS スコア・SOFA スコアに有意差はありませんでしたが，平均値はアンチトロンビン群のほうが高値でした．凝固線溶系諸指標の改善（primary endpoint）はなく，ほぼ同じ値でした．28 日死亡率はアンチトロンビン群 10.0% vs 対照群 13.3%（P=1.000）であり，アンチトロンビン投与は 28 日転帰（secondary endpoint）に影響を与えませんでした．

本試験結果から「アンチトロンビンにより急性期 DIC の離脱率が約 2.5 倍に有意に上昇」とし，「アンチトロンビンは DIC 離脱を高める根拠」「DIC 試験の予後を急性期 DIC 診断基準による DIC 離脱率で判定すべき根拠」としてしばしば引用され

JCOPY 498-16638

ます.

急性期 DIC 診断基準は「診断基準」であり「離脱診断基準」ではありません．第3病日の DIC スコア点数を論文内のグラフから読み取ると，急性期 DIC 診断基準（診断閾値 4 点）アンチトロンビン群 3.5±1.9，対照群 4.3±1.9 程度，ISTH DIC 診断基準（診断閾値 5 点）アンチトロンビン群 4.6±1.4，対照群 5.1±1.5 程度でした（平均値±SD）．平均値の差より SD がかなり大きいですが，急性期 DIC 診断基準による 0.8 点の平均値改善が診断閾値の 4 点をまたいだことにより，「急性期 DIC の離脱率が約 2.5 倍に有意に上昇」に結びついたと考えます．例えば，第 3 病日 DIC スコアの平均が 1 点ずつ高く 4.5 点と 5.3 点であれば，全く別の数字になったでしょう．10 倍になったかもしれないし，1 倍となったかもしれません．Open-label 試験であることが DIC スコア計算に影響を与える可能性も考慮しなければなりません．

この試験が期待に応えられなかった原因があるとするなら，おそらく「28 日死亡率が 10％程度と低すぎた＝患者が軽症すぎた」です．

仮説　予測死亡率が 30～60％の重症敗血症に対する高用量アンチトロンビン投与は有効

がありましたよね（ただし本試験のアンチトロンビンの投与量は高用量ではなく，敗血症性 DIC を対象とします）．本試験は当初，死亡率 40％程度の敗血症性 DIC への介入効果を示すことを目標としていたようです．国際敗血症診療ガイドラインが 2004 年に発行され 4 年おきに改訂されるようになり，わが国の多くの施設の敗血症診療レベルが各段に上がり（やるべきことをやるようになり），死亡率が激減したことも関係するのではないでしょうか．他 chapter でも紹介しますが，敗血症試験において介入効果を出すためには，重症度が高い患者を対象とすることが非常に重要です.

参考文献

1) Opal SM, Kessler CM, Roemisch J, et al. Antithrombin, heparin, and heparan sulfate. Crit Care Med. 2002; 30: S325-31.
2) Warren BL, Eid A, Singer P, et al. Caring for the critically ill patient. High-dose antithrombin III in severe sepsis: a randomized controlled trial. JAMA. 2001; 286: 1869-78.
3) 日本救急医学会．全身性炎症反応症候群．In：医学用語解説集．日本救急医学会 HP https://www.jaam.jp/dictionary/dictionary/word/0730.html（最終閲覧 2021 年

11月30日）
4）「医薬品・医療機器開発に対する理解増進に関する研究」研究班．II 新薬の研究開発・承認のプロセス．In：医薬品・バイオ研究の実用化に向けて～知っておきたい薬事規制～改訂版．医薬基盤研究所；2010．https://www.nibiohn.go.jp/nibio/guide/guide.pdf（最終閲覧 2021年11月30日）
5）Wiedermann CJ, Hoffmann JN, Juers M, et al. High-dose antithrombin III in the treatment of severe sepsis in patients with a high risk of death: efficacy and safety. Crit Care Med. 2006; 34: 285-92.
6）Kienast J, Juers M, Wiedermann CJ, et al. Treatment effects of high-dose antithrombin without concomitant heparin in patients with severe sepsis with or without disseminated intravascular coagulation. J Thromb Haemost. 2006; 4: 90-7.
7）今村隆寿．血液凝固系と炎症・免疫系のクロストーク．日本集中治療医学会雑誌．2004; 11: 9-17.
8）丸藤 哲，射場敏明，江口 豊，他．学会通信 急性期DIC診断基準 多施設共同前向き試験結果報告．日本救急医学会雑誌．2005; 16: 188-202.
9）Gando S, Saitoh D, Ishikura H, et al. A randomized, controlled, multicenter trial of the effects of antithrombin on disseminated intravascular coagulation in patients with sepsis. Crit Care. 2013; 17: R297.
10）丸藤 哲，齋藤大蔵，石倉宏恭，他．急性期DIC診断基準で診断された敗血症性DICに対するアンチトロンビンの効果．日本救急医学会雑誌．2013; 24: 105-15.

CHAPTER 02

こういうことだったのか!! DIC

プロテインCの10年

2007年ごろの敗血症事情通友人との会話
筆者「欧米では敗血症にプロテインCが推奨されているんだろう？　日本では使用できないけれど，使用できるようになるのかな.」
友人「日本で思われるほど盛り上がっていないらしいで．日本における敗血症治療目的プロテインC製剤の治験計画は現時点では全くなしや.」

日本にもプロテインC製剤（アナクトC®）があり，血漿分画製剤です．先天性プロテインC欠乏症に合併するDVT，急性肺血栓塞栓症，電撃性紫斑病に保険適応があります．本chapterのテーマとなる薬剤は遺伝子組み換えプロテインC製剤です．

敗血症治療薬としての活性型プロテインC製剤は日本への導入どころか，その後世界から消えました．華々しい登場から退場までの経過を振り返ってみましょう．新薬評価の難しさ，さらに言えば集中治療分野における臨床試験の難しさも含めてみえてきます．重症敗血症治療薬としての話題がメインであるので厳密にはDICの話ではないのですが，DIC臨床試験の難しさもみえてきます．

活性型プロテインCとは 図1

トロンボモジュリン（➡ p.58）がトロンビンに結合するとトロンビン-トロンボモジュリン複合体が形成されます．放火魔のボスであるトロンビンはフィブリノゲンへ作用できなくなり凝固活性を失います．さらに，トロンビン-トロンボモジュリン複合体がプロテインCを活性型プロテインCに変化させます．活性型プロテインCは，凝固系を促進する第Va因子と第VIIIa因子を抑制します．トロンビン形成が抑制されるとともに，活性型プロテインCは抗炎症作用も発揮します．

論文において基礎医学的な話は活性型プロテインC（activated protein C），試験の解説においてはドロトレコギンアルファ活性型（drotrecogin alfa activated）

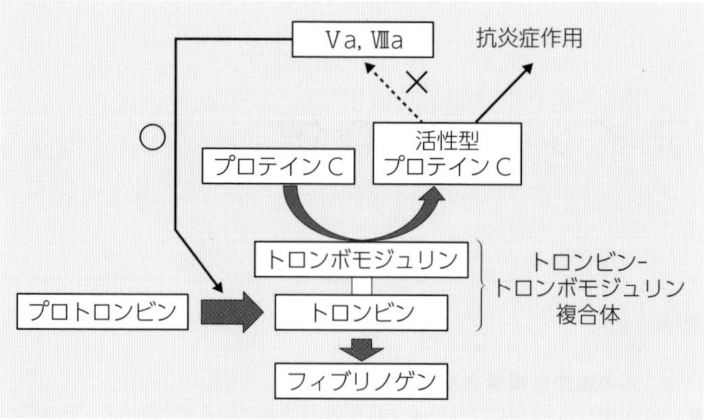

図1 プロテインCの作用

名称が主に使われます．使用される略称も rhAPC（recombinant human activated protein C），DrotAA と英語論文によって異なります．活性型プロテインCが本邦において馴染みのある名前です．本 chapter においては活性型プロテインCをプロテインCと呼称します．

PROWESS 試験[1)]と KyberSept 試験[2)]

1990 年ごろから敗血症に伴う炎症反応の暴走を食い止めるべくさまざまな薬の治験が行われてきました．炎症カスケード上流のブロックを期待した抗エンドトキシン抗体や抗 TNF 抗体は結果を残せませんでした．近年では，細胞の表面にある Toll like receptor 4（TLR4）にエンドトキシンが結合して細胞内にシグナルが伝わるので，重症敗血症に対する抗 TLR4 抗体（eritoran）の効果が検討されました[3)]（臨床第 III 相試験，RCT）．Primary endpoint である 28 日死亡率は抗 TLR4 抗体群 28.1% vs プラセボ群 26.9%（P=0.59），secondary endpoint である 1 年死亡率は抗 TLR4 抗体群 44.1% vs プラセボ群 43.3%（P=0.79）と失望する結果でした．Eritoran 認可のチャンスは失われました．ちなみに eritoran を開発し治験を行った製薬会社は日本のエーザイです．このように，動物実験で良好な効果を示した敗血症治療薬を用いて，ヒトを対象とする治験が 20 以上行われたとされるのですが，販売にたどりついた薬は現在においてもゼロです．1990 年代の熱気の中で，敗血症における抗炎症作用を期待し，アンチトロンビンやプロテインCの敗血症への効果を検

表1 PROWESS試験とKyberSept試験の比較

	PROWESS試験	KyberSept試験
Patient	重症敗血症	重症敗血症
Intervention	プロテインC 4日間投与	アンチトロンビン 4日間投与
Comparison	プラセボ	プラセボ
Outcome	28日死亡率 24.7% vs 30.8%	28日死亡率 38.9% vs 38.7%
ヘパリンの併用	15,000単位/日まで許容, 65.3%※	10,000単位/日まで許容, 69.8%
重大出血性合併症	3.5% vs 2.0%	10.0% vs 5.7%
データ収集期間	1998年7月〜2000年6月	1997年3月〜2000年1月
対象患者数	プロテインC群 850人 プラセボ群 840人	アンチトロンビン群 1,157人 プラセボ群 1,157人
発表雑誌	NEJM 2001年3月号	JAMA 2001年10月号

vsは介入薬群 vs プラセボ群の順に記載. ※多臓器障害患者における割合
文献1, 2, 4より引用.

証する試験も行われました.

細菌を原因とする敗血症に対しては「現在においても治療薬なし」ですが, COVID-19感染症に対して抗ヒトIL-6レセプターモノクローナル抗体（アクテムラ®, 中外製薬）など既存の薬剤が治験や緊急使用許可されています. 抗体カクテル療法ロナプリーブ®, モノクローナル抗体ゼビュディ®も認可されました. COVID-19ウイルス感染症というhomogeneous（均質的, heterogeneity⇒p.118の反対語）な疾患と危機における薬事審査によりついに感染症への抗体薬が認可されたと言えます.

活性型プロテインC製剤の敗血症への効果を検証した大規模第III相試験がPROWESS試験です. アンチトロンビンに対して行われたKyberSept試験とほぼ同時期に行われ, 発表も同時期です 表1 . お互いを意識したことは想像に難くありません.

そして, 試験開始・終了ともに遅かったPROWESS試験がわずかに早くポジティブな結果を出し重症敗血症薬として認可されました. KyberSept試験結果はネガティブであり, アンチトロンビンの敗血症治療薬としての道が閉ざされました.

PROWESS 試験[1)]

（2001 年，本文中 inflammation 7 個，DIC 0 個，coagulation 3 個，coagulopathy 3 個）表 1

プラセボ群の死亡率を比較することにより試験対象患者の重症度を推測します．KyberSept 試験と同様に重症敗血症を対象としましたが，プラセボ群死亡率が KyberSept 試験より低いです．

Primary endpoint である 28 日死亡率において，プロテイン C 群 24.7% vs プラセボ群 30.8%（P=0.005）と統計的有意差をもってプロテイン C に効果があるとする結果でした．

DVT 予防目的の未分画ヘパリン（15,000 単位/日以下）併用は許されており，7 割弱程度の患者に併用されました[4)]．

凝固障害（coagulopathy）の指標として D-dimer，炎症（inflammation）の指標として IL-6 が連日測定されました．D-dimer は第 1～6 日，IL-6 は第 1～7 日においてプロテイン C 群において有意に低かったです（開始日は 0 日）．またプロテイン C 投与終了後 D-dimer が上昇傾向を示したことから，終了時点では敗血症による炎症が完全に治まっていなかったことを示唆するとされました．

重大出血性合併症 表 2

重大出血性合併症はプロテイン C 群において多い傾向がありました．逆に塞栓エピソードは少ない傾向がありました．筆者の感覚からすれば，「重大出血性合併症と言っても，上部消化管出血はなんとかなる．頭蓋内出血はおそらく死を意味することとなり怖い」です．頭蓋内出血はプロテイン C 群 2 例，プラセボ群 1 例であり最小限と言えるものでした．

ただし，解釈には注意が必要です．PROWESS 試験の除外基準に血小板数＜

表 2　重大出血性合併症

	プロテイン C 群	プラセボ群	P
重大出血性合併症	3.5%	2.0%	0.06
頭蓋内出血	0.2%	0.1%	
上部消化管出血	1.1%	1.1%	
血栓性塞栓合併症	2.0%	3.0%	0.20

文献 1 より引用

30,000/μL がありました．血小板数≧30,000/μL であれば重大出血性合併症リスクは相当低いでしょう．よって，血小板数＜30,000/μL といった真の重症 DIC 患者においてプロテイン C の重大出血性合併症が少ないかはわかりません．販売後の適応においても「たとえ血小板輸血により≧30,000/μL であっても不可」とされました．

もっとも，「感染症に合併する DIC は PAI-1 が活性化するため線溶亢進型ではなく線溶抑制型であり，出血症状ではなく臓器障害症状が主となる（➡ p.153）」は DIC のイロハのイであり，日本においてはよく知られています．筆者も血小板数が 10,000/μL に近づくような DIC を多く経験し，もちろん脳出血合併を恐れて血小板輸血を余儀なくされることもありますが，実際に脳出血を合併した経験は少ないです．ゼロではないのが難しいところです．

日本において DIC 患者に血小板数＜30,000/μL がみられた時，むしろ「DIC 治療薬を使用しなければならない」となります．担当医によっては血小板輸血をしながら DIC 治療薬を投与します．筆者も敗血症性 DIC に対して DIC 治療薬を投与するのであれば，血小板数＜30,000/μL といった最重症群こそが恩恵を受けるのだろうと思います．ここらへんに 1980 年代から DIC の認知度が上がり DIC 治療薬を使用し経験を積んできた日本と，1990 年代半ばから重症敗血症に対する新規バイオ薬としておそるおそる抗炎症かつ抗凝固治療に取り組んだ欧米との差があると感じます．

ついに出た !!　敗血症治療薬

先述した通り，1990 年代，敗血症に効果があると考えられた炎症性サイトカインへの抗体などが片端から検証され，すべてが結果を出せませんでした．さらに血管内凝固障害と炎症過多をコントロールすればよいのではないか？　と発想され，プロテイン C やアンチトロンビンの臨床第 III 相試験が行われました．そして PROWESS 試験によって，「ついに敗血症治療薬の誕生 !!」となりました．

PROWESS 試験が掲載された NEJM 誌の editorial[5]（注目掲載論文に対する有力研究者による論説）は，当時そして今も集中治療業界の重鎮である Dr. Matthay に託されました．タイトル Severe sepsis--a new treatment with both **anticoagulant** and **antiinflammatory** properties が印象的です．プロテイン C の機序として抗凝固作用と抗炎症作用の両方を等しく強調し，landmark trial（画期的な，転機となる試験）と表現しました．製薬会社は同社の株主への年次報告（2001 年）において，「Xigris（商品名）は，炎症と血栓を減少する」と，炎症を先に挙げて表現しました．アメリカの一般マスコミは「FDA（Food and Drug Administration：アメ

表 3　APACHE II スコアによる死亡率

APACHE II スコア	28 日死亡率（%）				プラセボ群への絶対差（%）	
	プロテイン C 群		プラセボ群			
3〜19 点	15	19	12	19	3	0
20〜24 点	22		26		−4	
25〜29 点	24	31	36	44	−12	−13
30〜53 点	38		49		−11	

文献 6 より引用

リカ食品医薬品局）は敗血症に対する初めてのバイオ薬を認可した」と当時報道しました．

ついにプロテイン C は承認された

FDA から求められたサブグループ解析[6]（事後設定）の 28 日死亡率において APACHE II≧25 であればプロテイン C 投与群 31% vs プラセボ群 44%・絶対リスク低下 −13%，APACHE II <24 であれば両群ともに 19%程度とほぼ同じ・絶対リスク低下 0%であり，重篤な出血性合併症は増える傾向にありました 表 3．

仮説　APACHE II≧25 の重症敗血症にプロテイン C は有効

仮説　APACHE II<25 の重症敗血症にプロテイン C は無効

同じくサブグループ解析[4]において臓器障害数が 1 → 2 → 3 → 4 以上と上がるにつれて，死亡率の絶対リスク低下が 1.8%→ 5.3%→ 8.2%→ 10.6%と増加しました．単臓器障害患者の 28 日死亡率はプロテイン C 群 19.4% vs プラセボ群 21.2%であったのに対して，多臓器障害患者の 28 日死亡率はプロテイン C 群 26.5% vs プラセボ群 33.9%でした．

仮説　多臓器障害を呈する重症敗血症にプロテイン C は有効

2001 年 11 月，FDA は死亡リスクが高い成人重症敗血症（APACHE II≧25）に限定してプロテイン C を認可しました．2002 年，EMA（European Medicines

Agency：欧州医薬品庁）は多臓器障害を合併する重症敗血症を適応症として認可しました．プロテインC製剤は最終的に50カ国以上で販売されました．アメリカとヨーロッパは適応症が異なります．

この認可自体に批判がありました．

- 中間解析時点において，プロテインC群における死亡率低下が明らかであるとして早期終了されました．良好な結果が得られたことによる早期試験終了（early termination for benefit）は，しばしば過大な結果につながるとされます．
- 規制当局が求めたとは言え，事前に設定されていない（prioriではない）サブグループ解析に基づいたことに批判があります[7]．FDA自身がそれまで薬剤の審査において築いた方法論やガイドラインを，自ら破壊したと批判されました．EMAも同様であったと批判されました．
- APACHE II点数を薬剤の適応基準としたことも批判があります．APACHE IIは重症患者の予後を予測するために開発されたスコアであり，特定の患者に特定の薬を投与するかどうか判定するためのスクリーニング検査としての有効性があるかは別問題だからです．ヨーロッパ側が投与条件としてAPACHE IIを採用しなかった理由の一部でもあるようです．

かなり物言いがついた中での条件付承認だった

PROWESS試験途中の1999年6月，臓器移植患者や転移がん患者などを除外するプロトコール変更が製薬会社によって行われました[7-9]．DNAR（Do Not Attempt Resuscitation）患者を除外する変更も行われました．まもなくプロテインC製造に用いるマスター細胞の変更も行われました．これらの変更により，プラセボ群に対するプロテインC群の28日死亡率の減少幅が2%→9%と拡大しました 表4．この拡大がなければ「ついにプロテインCは承認された」はありませんでした．時間経過による累積死亡率の変化を示すグラフ[8]（FDAの内部資料）が開示され，当初両群の累積死亡率の差が平行であったのが，プロトコール変更後ワニの口が開くように差が増加しました．良好な結果が得られことによる早期の試験終了（early termination for benefit）がワニの口の先端で行われた印象があります．プロトコールの変更や早期終了は製薬会社が決定しました．このような資料に加えて，敗血症に対する初の“バイオ製剤”であり重大出血性合併症があり得ることや，28日死亡率だけでなく長期的な影響が危惧されました．

プロテインCの認可に影響を与えるFDAの諮問委員会の投票は10：10に分かれ，FDAとEMAの双方から当局が求める販売後調査を行う条件下で認可されまし

表4　PROWESS試験中プロトコール修正の28日死亡率への影響

	修正前患者における死亡率		プラセボ群への絶対差	修正後患者における死亡率		プラセボ群への絶対差
	プロテインC群	プラセボ群		プロテインC群	プラセボ群	
全患者	28%	30%	−2%	22%	31%	−9%
APACHE II <25	25%	18%	7%	14%	19%	−5%
APACHE II ≧25	33%	43%	−10%	30%	44%	−14%

修正後プロテインC群の死亡率は激減した

修正前後プラセボ群の死亡率に大きな違いはない

修正クライテリアに適合するかどうかにより分類した患者での検討

不適合の可能性が高い患者	14/41 (34%)	17/40 (42%)	−8	0/0	0/0	
適合の可能性が高い患者	88/319 (28%)	92/320 (29%)	−1	108/490 (22%)	150/480 (31%)	−9

文献6より引用

た[8].

国際敗血症診療ガイドライン初版（SSCG2004, 2004年）に推奨記載!!

国際敗血症診療ガイドライン初版（Surviving Sepsis Campaign 2004: SSCG2004）[10]において，出血リスクがないという条件はあるものの，死亡リスクが高い患者（APACHE II スコア≧25点，敗血症性多臓器障害，敗血症性ショック，敗血症性ARDS）へのプロテインC投与が推奨されました．「リスク評価の不確かさや，重症敗血症や敗血症性ショックは急速に悪化する可能性があるので，死亡リスクが高いと認識されたら，できる限り早く治療（プロテインC投与）を始めるべきである」と解説されました．最大限の推奨と言ってよいでしょう．

経済紙から上がった火の手

今でこそSSCGはメジャーですが，日本において認知度が上がったのは

SSCG2008 からであり，当初はそれほど注目されていませんでした．筆者は SSCG2004 をたまたま 2005 年に所属施設抄読会で読み，敗血症診療の面白さにのめりこみました．「プロテイン C の製薬会社が SSCG2004 のスポンサーであったことが後に批判を浴びた」という文章を散見するようになった時，SSCG ファンである筆者は「まあ，何事もお金が必要であるし，後援ぐらいありかな」と捉えました．しかし，アメリカの有力経済紙 Wall Street Journal（WSJ）の記事[11]「高価な薬を売るために，製薬会社は rationing をめぐる論争を劇化させる」(2003 年) を 2010 年ごろ読んで，それほど甘くないことを知りました．なによりアメリカの医療制度は特異であり（日本は別の意味で特異であり），プロテイン C をめぐる混迷を知ることは，アメリカで「画期的な」新薬発売（≒世界マーケット）を狙う時のハードルの高さを知るための教材となる と感じました．

Health care rationing

まず，ration，rationing という言葉を知らなければなりません．Ration は名詞形であれば，配給や割当量，動詞形であれば割り当てる，制限する を意味します．Health care rationing を PubMed で検索すると本書執筆時点で約 13,000 件ヒットします．Health care rationing の日本語訳は定まっていないのですが医療の供給制限といったところでしょうか．当然，倫理問題 ethics が生じます．やはり PubMed で health care rationing ethics を検索すると 4,000 件以上ヒットします．COVID-19 禍においても rationing は注目ワードとなりました．

Health care rationing と言えば，どの患者が移植臓器を得るのか or 人工呼吸器数が限られた時どの患者が機会を得るのか といった患者間の対立をイメージしやすいのですが，通常の状況において問題が生じるのは，治療や医薬品などのサービスの優先順位 or 取捨選択です[12]．

集中治療における rationing の国際比較[13]（イングランド，イタリア，スペイン，フランス，アルゼンチン，カナダ，アメリカ）があります．アメリカ以外の国では政府レベルはともかく医療現場において rationing を明確に意識しないのですが，アメリカは状況が違うようです．アメリカにおいて「rationing という言葉は “the R word” と称され，公共の場での談話における使用は，強い否定的な反応を引き起こす．それにもかかわらず，(rationing が関係する) 決定が政策レベル，ベッドサイドレベルの両方で頻回になされる」「40%以上の医師が，重症患者にどちらの治療を行うかの決定にコストを考慮することを認める」「rationing に関係する正式な政策と，乏しい資金を他の（医療と）競合する社会問題に割り当てなければならない現実の間には，明確な断絶がある」とされました．

前例のないプロモーションが展開された[11, 14-16)]

2001 年に PROWESS 試験が発表され同年秋にプロテイン C 製剤が発売されました．2003 年に WSJ の記事，2004 年に SSCG2004 が発表されました．2006 年，PROWESS 試験を掲載した NEJM 誌に，SSCG が製薬会社のマーケティングの一環で行われたことを批判する記事[14)] が掲載されました．

- 製薬会社や株式市場アナリストは，プロテイン C 製剤が blockbuster［超大ヒット作，製薬業界においてはピーク年の売上高が 10 億ドル（約 1,000 億円）を超える製品を指す］になると予想しました．10 億ドルであれば 150,000 人程度に処方されることになり，アメリカの敗血症患者数は当時 750,000 人/年程度とされていたので，1/5 への使用が期待されたことになります．
- アメリカの病院は高額医療に対して厳しいです．プロテイン C 製剤が高額であり副作用があることを理由に，それぞれの病院において使用方針が作成されました．認可試験（PROWESS 試験）において，血小板数 30,000/μL 未満・担がん・妊娠・80 歳以上・慢性透析患者・最近までの抗血小板薬使用等々さまざまな条件により患者が除外されたのですが，実臨床においてもプロテイン C 製剤を使用しない理由とされました．
- 販売成績が伸びない理由として，敗血症が敗血症として認知されていないことや，プロテイン C 製剤使用に対して医療費の償還制度がないことが原因と考えられました．ロビー活動により重症敗血症に対する診断コードが新たに制定され，各病院に重症敗血症数の報告義務ができました．また，社会的弱者対象の医療保険から，50%償還（上限 3,400 ドル）が得られるようになりました．特定の薬剤に償還制度が適用されたのは初めてでした．
- 2002 年春，売り上げが伸びなかったので，以下の 3 方向マーケティング戦略が練られました．

①医師や医療関連メディアをターゲットとした販売促進戦略

「プロテイン C 製剤を使用しないことは非倫理的である」をプロモーション方針とする広告会社が選定されました．

②プロテイン C 製剤が高額であることから，rationed（制限）されており，医師は所属組織から rationing を強制されていることを問題提起する．

製薬会社から資金が提供され，ICU における rationing 問題を包括的に考えるプロジェクト VERICC（Values, Ethics, and Rationing in Critical Care）

が設立されました．VERICCは後に，ICUにおけるrationing問題を整理した論文[17]を出しました．

③Surviving sepsis campaignを設立することにより重症敗血症への意識を高める．

Surviving sepsis campaignは，ヨーロッパ集中治療医学会学術集会で最初に紹介され（2002年10月），2004年3月に出版されました．資金の90%以上をプロテインC製剤の製薬会社が提供しました．会議参加者の多くは金銭的な援助を受けていました．

- SSCG2004において，新薬（プロテインC製剤：grade B）が高評価であった一方，敗血症に対して確立した治療（抗菌薬，輸液，昇圧薬など）はRCTが行われていないため低い推奨（grade D or E）でした．
- アメリカ感染症学会（Infectious Diseases Society of America：IDSA）はSSCG2004に参加しませんでした．IDSAのHP（2007年）に，「科学的厳格さと公平性に関するIDSA基準を満たす」ことを同学会のガイドラインを支持する方針とし，「IDSAは，重症敗血症の管理に関わるSSCG2004を支持することを拒否した数少ない専門家（professionals）組織」と明記されました[18]．

アメリカと日本の医薬品価格決定や支払い制度の違い

そもそも，アメリカの医薬品価格決定プロセスは特異です[19]．日本も含めた大半の国は政府が決定しますが，アメリカにおいては製薬会社自身がその薬の画期性・安全性・シェア・他社製品の価格などを参照し決定します．政府が価格決定に干渉するのはタブーとされてきたからです．製薬会社による価格決定の重要ポイントは，①患者のアンメットニーズ（まだ満たされていない患者の医療ニーズ），②トータルヘルスケアコスト削減への貢献，③既存薬に対する価格の明確化，④FDAが製薬企業に要求する治験の精度向上への対応，とされます[19]．また日本においてもクリニカルパスはかなり浸透しましたが，治療プロセスの標準化のみならず医療資源の利用管理にも用いられます．このクリニカルパス作成への保険会社の影響力が増しているとされます．すなわち，FDAが認可してもクリニカルパスに含まれなければ，その薬は「売れない」こととなります．近年は，製薬会社と保険会社が，薬剤が奏効すれば価格が高く設定されるvalue based contract（価値に基づいた契約）や，パフォーマンスに応じて出来高払いをするACO（Accountable Care Organization）がヘルスケア改革の中で新たに台頭してきました[19]．

PROWESS 試験グループは，2003 年，プロテイン C を使用した時の治療コストの上昇は最初の 28 日において 9,800 ドルに達するが，質調整生存率（QALY: Quality Adjusted Life Years，1QALY は健康な 1 年間に相当し，介入により QALY が延びることは生命の質的側面からも高い評価となる）を用いると，APACHE II≧25 であれば 27,400 ドル/QALY となるとしコストの面からも合理的であるとしました[20]．9,800 ドルかかっても 27,400 ドル取り戻せるとしたのですね．ただし，利益を得るのは，本人や家族や社会全体という意味であって，医療機関ではありません．

日本の DPC（包括医療支払い）制度は，DPC ではあるものの諸外国に比してユニークであると言われます．かつて急性期医療において診療行為ごとの点数をもとに計算する出来高計算が中心でしたが，「入院患者の病状をもとに，処置などの内容に応じて定められた 1 日当たりの定額の点数をもとに医療費の計算を行う」のが DPC 制度です．

DIC においてアンチトロンビンやトロンボモジュリン（リコモジュリン®）を使用すると，かなり優遇されます 表5．アンチトロンビンとトロンボモジュリンの 2 剤を併用してもどちらかのコードしか使えない点に注意が必要です．

ただし，DIC の多くは敗血症性 DIC でしょう．敗血症に対して CHDF やエンドトキシン吸着療法（トレミキシン®，東レ・メディカル）を施行するのであれば，DIC 治療薬を使用しても敗血症コードを選択することになります．この場合には，敗血症＋CHDF であっても，敗血症＋CHDF＋DIC 治療薬であっても同じ診療報酬である点に注意が必要です．医療コストに非常に厳しい医療グループで働く筆者知人医師は「ウチでは敗血症に対して DIC 治療薬を使わせてもらえない」と嘆いていました．日本版 rationing 問題でしょうか．

CHDF を伴わない人工呼吸患者においては敗血症コードより DIC コードを選択したほうがよいです．ここらへんが日本の DPC 制度の難しいところであり，経営が上手な病院はこういった点を徹底的に研究しコーディングすると噂されます．

日本においては必ずしも DIC に該当しないのに（≒DIC 診断基準を用いて DIC と診断していないのに）DIC 治療薬を使用するアップコーディング（より高い診療報酬を得るために意図的に高い価格の傷病名コードを選択）が問題となっており，平成 26 年度，厚生労働省は DIC 治療薬を使用する時には以下の通達[21]を出しました．

> 診断群分類番号 130100 播種性血管内凝固症候群（以下「DIC」という.）によって請求する際は，一連の入院の中で医療資源を最も投入した DIC であるか

否かについて，より的確な診療報酬明細書審査を行うため，以下の内容が記載された症状併記を添付すること．

- DICの原因と考えられる基礎疾患
- 厚生労働省DIC基準によるDICスコア又は急性期DIC診断基準（日本救急医学会DIC特別委員会）によるDICスコア
- 入院期間中に実施された治療内容（DIC及びDICの原因と考えられる基礎疾患に対する治療を含む．）及び検査値等の推移

医師読者の皆さん，DIC治療薬を使用する時，DICスコアを計算し必ずカルテに記録してくださいね．敗血症においてもアップコーディングが問題となっています．平成29年度より敗血症のコーディングをする時にはSOFAスコアを計算しカルテに記載しなければならなくなりました．qSOFA（quick SOFA）は不可です．

表5　DICに関連するDPC点数

症病名・コード	介入	入院期間①	点数/日	入院期間②	点数/日	入院期間③	点数/日
130100 播種性血管内凝固症候群	なし	1～8日	3,377	9～17日	2,563	18～60日	2,081
	中心静脈注射	1～14日	3,611	15～31日	2,760	32～90日	2,218
	血漿交換療法	1～7日	7,295	8～27日	3,534	28～90日	3,003
	人工呼吸	1～13日	5,803	14～28日	2,656	29～90日	2,257
	アンチトロンビンIII投与	1～12日	6,631	13～25日	2,529	26～60日	2,150
	トロンボモデュリンアルファ	1～20日	6,341	21～42日	2,397	43～120日	2,037
180010 敗血症 1歳以上	なし	1～9日	3,001	10～17日	2,218	18～60日	1,885
	ガンマグロブリン	1～10日	4,743	11～20日	2,221	21～60日	1,888
	中心静脈注射 人工腎臓 人工呼吸	1～14日	3,492	15～31日	2,660	32～90日	2,192
	持続緩徐式血液濾過 吸着式血液浄化法	1～14日	9,880	15～36日	3,361	37～120日	2,857

トロンボモデュリンアルファは，一般的にはトロンボモジュリンと表現される．
DPC点数早見表2020年4月版．医学通信社より引用

DIC合併の有無で検討したPROWESS試験サブグループ解析[22]（2004年，本文中inflammation 5個，DIC 174個）

PROWESS試験のサブグループ解析（事後設定）です．ISTH overt DICスコアを用いてDIC合併の有無による予後（28日死亡率）が検討されました 表6 表7．

- プラセボ群においてDICスコアが3点なら28日死亡率が25%程度，4点なら30%程度であったのが，点数が上昇するにつれ死亡率が上がり最高点7点において死亡率は70%程度に達するグラフが示されました．DICスコアこそが，重症敗血症予後判定において有用であるとされました．

表6 Dhainaut 2004試験に用いられた修正ISTH overt DIC診断基準

		スコア
血小板数（×10^4/μL）	＜5	2
	＜10	1
	≧10	0
D-dimer（μg/mL）	＞4	3
	＞0.39	2
	≦0.39（正常下限値）	0
PT時間（秒）	＞20.5	2
	＞17.5	1
	≦17.5	0
		計5点以上でovert DIC

PROWESS試験においてフィブリノゲン値の収集がなされていなかったので，フィブリノゲン値を除外し計算．計5点以上は同じであること，敗血症においてはフィブリノゲンは下がりづらいことを考慮すると修正による影響は少ないとされた．PT時間も正常上限を14.5秒とした修正が行われている．
文献22より引用

表7 DICの有無によるプロテインCの重症敗血症への効果

	プロテインC群	プラセボ群	リスク比（95%CI）
DIC合併なし	567例，22.1%	547例，27.1%	0.81（0.66-1.00）
DIC合併あり	233例，30.5%	221例，43.0%	0.71（0.55-0.91）

症例数，28日死亡率を掲載．
文献22より引用

JCOPY 498-16638

仮説 重症敗血症の予後判定にDICスコアは有用

- プロテインC群，プラセボ群の双方においてDICを合併すると死亡率が高かったです **表7**.
- DICの合併がないとプロテインC群におけるリスク比の低下が18.5%（RR 0.81）であったのに対して，DICを合併するとプロテインC群におけるリスク比の低下は29.1%（RR 0.71）でした（リスク比低下のP=0.261）．また，時間経過によるDICスコアの改善がプロテインC群において速いことを示すグラフが提示されました．

仮説 DICを合併した重症敗血症にプロテインCは有効

「DIC合併重症敗血症（敗血症性DIC）に抗炎症凝固薬治療が有効」仮説のスタートとなった論文であると筆者は考えています．

死亡リスクが低い重症敗血症へのプロテインCの効果を検証したADDRESS試験

(RCT，2005年，本文中inflammation 0個，DIC 0個)[23]

PROWESS試験を受けて，FDAはAPACHE II≧25の重症敗血症を条件としてプロテインC承認を与えましたが，製薬会社に「軽症患者への効果や安全性は？」という宿題（追加試験）を要求しました．

ADDRESS試験は，死亡リスクが低い“less severe”敗血症への有効性の検証を目的としたRCTです **表8**．PROWESS試験発表直後の2002年9月～2004年2月までデータが収集されました．“less severe”敗血症の条件は，APACHE IIスコア<25点 or 単臓器障害 でした．本試験は事前に設定された，介入効果がみられない時の早期終了基準（early termination for futility）「プロテインCにより28日死亡率の有意な低下がみられない数値（5%未満）」を満たしたため，早期終了しました．ただし，2,640人ものデータが収集された巨大RCTです．

28日死亡率は，プロテインC群18.5% vs プラセボ群17.0%（P=0.34）であり，死亡リスクが低い重症敗血症に対してプロテインCは不利ともとれる結果でした．

PROWESS試験の長期追跡[24]において，介入1年後においても死亡リスクが高い重症敗血症に対するプロテインCの良好な効果が残っており副作用の増加はありませんでした．そこで，死亡リスクが低い重症敗血症に対する1年間の予後追跡を

表 8　死亡リスクが低い患者に対するプロテイン C の効果を検証した ADDRESS 試験

P（対象患者）	死亡リスクが低い重症敗血症（APACHE II<25 点 or 単臓器障害）
I（介入）	プロテイン C 投与
C（比較対照）	プラセボ投与
O（outcome）	28 日死亡率
Primary outcome 結果（28 日死亡率）結果	
プロテイン C 投与群 18.5% vs プラセボ群 17.0%	

文献 23 より引用

FDA から求められました．ADDRESS 試験の当初のプロトコールになかったのですが，ADDRESS 試験の途中に行われ（2004 年 3 月～2005 年 1 月），2007 年に発表されました[25]．90%の患者を追跡できたのですが，プロテイン C 群とプラセボ群の長期死亡率曲線が最初から最後までほぼ完全に重なりました．

なぜか死亡リスクが高い重症敗血症を検討することになり…

ADDRESS 試験は “less severe” 敗血症（APACHE II<25 or 単臓器障害）への有効性の検証を目的とした RCT であったはずですが，多くの国・施設にまたがった国際共同・多施設試験である上にアメリカとヨーロッパでは適応が異なったこともあり less severe の定義の徹底が難しく，“less severe” ではない患者（APACHE II≧25 or 多臓器障害）が相当数含まれました．そこで，いつも波乱を呼ぶサブグループ解析が，APACHE II が低いか高いか，単臓器障害か多臓器障害で行われました[25] **表 9**．明記されていないのですが，おそらく事後設定サブグループ解析です．結果的に，死亡リスクが高い重症患者に対してプロテイン C の効果があるか？　を問うことになりました．

APACHE II≧25 の 1 年死亡率はプロテイン C 群 49.7% vs プラセボ群 48.3%（P＝0.81）とプロテイン C に不利な結果でした．死亡リスクが低い重症敗血症へのプロテイン C 介入予後を検証するために行った ADDRESS 試験により，死亡リスクが高い重症敗血症へのプロテイン C 投与の有効性を疑わせるという皮肉な結果となりました．もちろん，これは事後設定のサブグループ解析結果であり，PROWESS 試験の即否定とはなりません．

表 9　APACHE II スコアと臓器障害によるサブグループ解析

	1 年死亡数・死亡率			28 日死亡数・死亡率		
	プロテイン C 群	プラセボ群	P 値	プロテイン C 群	プラセボ群	P 値
APACHE II＜25	336/1,051 32.0%	330/1,030 32.0%	0.97	195/1,153 16.9%	182/1,138 16.0%	0.55
APACHE II≧25	74/149 49.7%	70/145 48.3%	0.81	48/163 29.5%	39/158 24.7%	0.34
単臓器障害	261/786 33.2%	253/807 31.4%	0.43	148/853 17.4%	131/886 14.8%	0.15
多臓器障害	148/409 36.2%	146/366 39.9%	0.29	94/455 20.7%	89/407 21.9%	0.67

文献 25 より引用

プロテイン C とヘパリン併用を検証した XPRESS 試験 (RCT, 2007 年)[26]

アンチトロンビンや TFPI の RCT においてはヘパリンを併用すると介入薬の生存率寄与効果が失われ合併症が増加する傾向がありました．プロテイン C とヘパリンの相互作用があるのか，すなわちヘパリン併用の死亡率や重大合併症発生率への影響を検討したのが XPRESS 試験（1,994 例）です．

28 日死亡率は，プロテイン C＋低用量ヘパリン群（972 例）28.3% vs プロテイン C＋プラセボ群（955 例）31.9%（P＝0.08）でした．第 6 病日までの出血イベントは 105 例 vs 78 例（P＝0.049）とヘパリン併用群に多く，第 6 病日までの脳虚血イベントは 3 例 vs 12 例（P＝0.02），第 28 病日までは 5 例 vs 17 例（P＝0.009）とヘパリン併用群に減少がみられました．

サブグループ解析（事前設定）において，試験開始時点（baseline）までヘパリンが使用され，その後プラセボ併用群にあたりヘパリンが中止された患者の死亡率が 35.6%と，ヘパリンが続行された患者の死亡率 26.9%に比して高かったです（P＝0.005）．Baseline にヘパリン投与がなかった患者においては，ヘパリン併用群 29.5% vs プラセボ併用群 28.9%でした．ヘパリンは突然止めると反跳性に過凝固状態を引き起こすことがあることが知られています．よって，本試験においてヘパリン併用群の死亡率が低かった理由はヘパリン併用が好ましいというより，ヘパリン使用中患者⇒プラセボ併用群にあたりヘパリン中止⇒反跳性過凝固⇒プラセボ併用群の

死亡率上昇 によるものと推測されました.

プロテイン C に低用量ヘパリンを併用してもプロテイン C の効果を減じないことを示した試験と言えます.

小児を対象としたRESOLVE 試験
(RCT, 2007 年, 本文中 DIC 5 個)[27] 表 10

プロテイン C の承認は成人敗血症に限定されており, 小児への有効性を検証した試験です.

38 週～17 歳の小児を対象とし, primary endpoint として CTCOFR (Composite Time to Complete Organ Failure Resolution) スコアを利用しました. 心血管系因子 (ドーパミン・ドブタミンが 5 μg/kg/分以下 or アドレナリン・ノルアドレナリン・フェニレフリンからの離脱), 呼吸因子 (人工呼吸からの離脱), 腎因子 (腎代替療法の停止) の 3 項目から離脱できるまでの日数で, 14 日までに解決しなければ CTCOFR 15 点, 死亡した場合は 16 点とします. Secondary endpoint は 28 日死亡率でした.

14 日までに解決した患者の中央値は, プロテイン C 群 6.0 日, プラセボ群 6.0 日と有意差はなく (P=0.72), 観察期間を過ぎた割合はプロテイン C 群 19.2%, プラセボ群 19.8%でした. 28 日死亡率はプロテイン C 群 17.2%, プラセボ群 17.5% (P=0.93) でした.

小児への有効性を示せなかったと言えます.

SSCG2008 におけるプロテイン C 記載

これらの結果を受けて国際敗血症診療ガイドライン (SSCG2008)[28] の推奨は後退しました. 成人への適応は, 死亡リスクの高い成人患者 (APACHE II≧25 or 多

表 10 小児敗血症へのプロテイン C の効果を検証した RESOLVE 試験

P (対象患者)	敗血症による循環障害・呼吸障害のある小児患者
I (介入)	プロテイン C 投与
C (比較対照)	プラセボ投与
O (outcome)	CTCOFR スコア

文献 27 より引用

JCOPY 498-16638

臓器障害）であり同じなのですが，recommend（推奨する）から suggest（考慮する）に変更されました．死亡リスクの低い成人患者（APACHE II＜20 or 単臓器障害）や小児患者へプロテイン C を投与しないことが推奨（recommend）されました．

最終決戦 PROWESS-SHOCK 試験
（RCT，2012年，文中 DIC 0個）[29] 表11

2007年の情勢を受けて EMA（European Medicines Agency：欧州医薬品庁）は，製薬会社に新たなる RCT を求め，PROWESS-SHOCK 試験が行われました．PROWESS 試験開始からちょうど10年の時を経て再試験が開始されたことになります．

PROWESS 試験は重症敗血症を対象としたのに対して，PROWESS-SHOCK 試験は敗血症性ショックを対象とした点が最大の違いです．PROWESS-SHOCK 試験は敗血症 and ショック and 臓器低灌流（hypoperfusion）を有する成人を対象としました．少なくとも30 mL/kg の輸液をした状況下でノルアドレナリン5μg/分あるいは同等の昇圧薬を流す必要性がある状況をショックとしました．代謝性アシドーシス（Base excess≦5.0 mmol/L，静脈血 HCO_3^-＜18 mmol/L，乳酸値＞2.5 mmol/L）or 腎障害 or 肝障害の存在を臓器低灌流としました．実際，PROWESS 試験における2臓器以上障害は45%であったのに対して，PROWESS-SHOCK 試

表11　PROWEESS-SHOCK 試験と PROWESS 試験

	PROWESS-SHOCK 試験	PROWESS 試験
Patient	敗血症性ショック	重症敗血症
Intervention	プロテインC 4日間投与	プロテインC 4日間投与
Comparison	プラセボ群	プラセボ群
Outcome	28日死亡率	28日死亡率
データ収集期間	2008年3月～2011年9月	1998年7月～2000年6月
患者数	プロテインC群 846人 プラセボ群 834人	プロテインC群 850人 プラセボ群 840人
28日死亡率	プロテインC群 26.4% vs プラセボ群 24.2%（P=0.31）	プロテインC群 24.7% vs プラセボ群 30.8%（P=0.005）
重大出血性合併症	プロテインC群 1.2% vs プラセボ群 1.0%（P=0.81）	プロテインC群 3.0% vs プラセボ群 2.0%（P=0.06）

文献1，29より引用

験において84%でした[30]．

より重症を対象とした理由は想像に難くありません．PROWESS試験が死亡リスクが高い患者に限定的なプロテインCの予後改善効果を示したこと，アンチトロンビン試験においても同様の傾向がみられており，PROWESS試験より重症である患者を対象とすることによって確実な結果を狙いにいったのでしょう．PROWESS-SHOCK試験研究者は，「敗血症死亡率が治療の進歩により減少し，（そのままであると）試験の結果を出す母集団数に影響が及ぶ（さらに患者数を増やさなければならない）」[31] ことを，より重症患者を対象とした理由としています．プラセボ群の28日死亡率を比較すると，PROWESS試験30.8%，PROWESS-SHOCK試験24.2%でした．SSCG2004の影響もありPROWESS試験からPROWESS-SHOCK試験に至る10年間に敗血症管理は全世界的に大きく改善されました．PROWESS-SHOCK試験研究者は，PROWESS-SHOCK試験においても統計のパワーを出すためにプラセボ群の死亡率が30%以上を目指し，より重症患者を対象とした[31] のですが，24.2%にまで低下しました．PROWESS試験が早期終了したことに批判があったので，PROWESS-SHOCK試験研究者は試験の早期終了基準も厳しくし，容易に終了できないように設定しました[31]．PROWESS試験から延々と続く議論に終止符を打とうとする真摯な姿勢だったのではないでしょうか．

PROWESS-SHOCK試験の28日死亡率は，プロテインC群26.4% vs プラセボ群24.2%（P=0.31）とプロテインCの有効性をまったく示せませんでした．

PROWESS-SHOCK試験の結果を受けて…

2011年10月25日，FDAとEMAはプロテインC製剤の認可を取り消し，投与中の患者についても使用を止めるよう求めました．

同日，製薬会社はコメント[32] を発表しました．撤退コメントに「（プロテインC製剤が効果を示せなかった）近年の結果に影響を与えた要素として，過去10年間の敗血症の標準治療の進歩があるかもしれません」がありました．

SSCG2012におけるプロテインC記載

2011年，プロテインC製剤は販売中止となり，2012年版国際敗血症診療ガイドライン（SSCG2012）[33] に推奨は掲載されず，プロテインC推奨のスタートと後退，消滅の歴史が記載されました．

筆者なりのプロテインC総括

製薬会社に反感を抱く読者もいるかもしれませんが，筆者には同情的に思える部分が多々あります．

プロテインC製剤発売まで20年以上の時間を要しています．活性型プロテインCというタンパク質を安定的に合成・精製し，培養細胞⇒ネズミなど小動物⇒ヒヒなど大型動物の実験を通じて薬効を確認し，第I相試験→第II相試験→第III相試験（PROWESS試験）を通じてやっと発売です．莫大な労力と資金を要したことは想像に難くありません．また，開発から販売までの経過にかかわったプロテインCへの愛情がある当事者の思いは，「理論的には完璧に効くはず」であり，おそらく最後までその薬効を疑うことはなかったでしょう．PROWESS試験を補強すべく邁進した一連の試験名のENHANCE[34]（強化する，プロテインC投与患者を追跡した単一群試験），ADDRESS（ゴルフボールをショットするために構える），RESOLVE（解決する）からも思いが伝わります．一方でPROWESS試験後の思わしくないRCT結果へのいらだちは相当なものであっただろうと想像します．

そして，10年の月日を要したものの，プロテインC製剤をめぐってさまざまな議論が行われました．プロモーションへの批判も行われました．製薬会社と規制当局間の緊張感のあるやりとりが，プロテインC製剤退場を決定づけるPROWESS-SHOCK試験につながりました．果して，同調圧力が強い日本は，このままでよいのでしょうか．

結果的にプロテインC製剤は国際敗血症診療ガイドラインを産み出し，4年ごとに改訂が行われています．世界的に敗血症診療のレベルが各段に上がりました．日本においても日本版敗血症診療ガイドラインが誕生し，やはり4年ごとに改訂が行われるようになりました．先に紹介した製薬会社のプロテインC製剤撤退時のコメント「(プロテインC製剤が効果を示せなかった）近年の結果に影響を与えた要素として，過去10年間の敗血症の標準治療の進歩があるかもしれません」である可能性は十分あると筆者は思います．プロテインC製剤のプロモーションにより，敗血症の診療レベルが上がり死亡率が激減した末に，皮肉なことにプロテインC製剤の住む場所が失われたのかもしれません．そして，プロテインC製剤に続く敗血症治療新薬は，恐ろしく高いハードルを課されることとなります．

参考文献

1) Bernard GR, Vincent JL, Laterre PF, et al. Efficacy and safety of recombinant human activated protein C for severe sepsis. N Engl J Med. 2001; 344: 699-709.
2) Warren BL, Eid A, Singer P, et al. Caring for the critically ill patient. High-dose antithrombin III in severe sepsis: a randomized controlled trial. JAMA. 2001; 286: 1869-78.
3) Opal SM, Laterre PF, Francois B, et al. Effect of eritoran, an antagonist of MD2-TLR4, on mortality in patients with severe sepsis: the ACCESS randomized trial. JAMA. 2013; 309: 1154-62.
4) Dhainaut JF, Laterre PF, Janes JM, et al. Drotrecogin alfa (activated) in the treatment of severe sepsis patients with multiple-organ dysfunction: data from the PROWESS trial. Intensive Care Med. 2003; 29: 894-903.
5) Matthay MA. Severe sepsis--a new treatment with both anticoagulant and antiinflammatory properties. N Engl J Med. 2001; 344: 759-62.
6) Siegel JP. Assessing the use of activated protein C in the treatment of severe sepsis. N Engl J Med. 2002; 347: 1030-4.
7) Poole D, Bertolini G, Garattini S. Withdrawal of 'Xigris' from the market: old and new lessons. J Epidemiol Community Health. 2012; 66: 571-2.
8) Warren HS, Suffredini AF, Eichacker PQ, et al. Risks and benefits of activated protein C treatment for severe sepsis. N Engl J Med. 2002; 347: 1027-30.
9) Mackenzie AF. Activated protein C: do more survive? Intensive Care Med. 2005; 31: 1624-6.
10) Dellinger RP, Carlet JM, Masur H, et al. Surviving sepsis campaign guidelines for management of severe sepsis and septic shock. Crit Care Med. 2004; 32: 858-73.
11) Regalado A. To sell pricey drug, Lilly fuels a debate over rationing. Wall St J (East Ed). 2003 Sep 18; A1, A2.
12) グレッグ・ボグナー，イワオ・ヒロセ．誰の健康が優先されるのか―医療資源の倫理学．岩波書店；2017.
13) Evans TW, Nava S, Mata GV, et al. Critical care rationing: international comparisons. Chest. 2011; 140: 1618-24.
14) Eichacker PQ, Natanson C, Danner RL. Surviving sepsis--practice guidelines, marketing campaigns, and Eli Lilly. N Engl J Med. 2006; 355: 1640-2.
15) Report: Lilly promoted drug under false pretenses. NPR HP. 2006 Oct 18. https://www.npr.org/templates/story/story.php?storyId=6298643（最終閲覧 2021 年 11 月 30 日）
16) Barclay L. Controversy brews over Xigris' role in treating sepsis. Medscape HP. 2002 Sep 30. https://www.medscape.com/viewarticle/442255（最終閲覧 2021 年 11 月 30 日）
17) Truog RD, Brock DW, Cook DJ, et al. Rationing in the intensive care unit. Crit Care Med. 2006; 34: 958-63.
18) IDSA Practice guidelines: valuable, credible, flexible. IDSA news. 2007 Jan 1. http://news.idsociety.org/idsa/issues/2007-01-01/17.html（最終閲覧 2021 年 2 月 13 日）
19) 恩田光子．米国の薬価制度．病薬アワー，ラジオ Nikkei．2016 年 10 月 10 日．http://

medical.radionikkei.jp/byoyaku/byoyaku_pdf/161010.pdf（最終閲覧2021年11月30日）
20) Angus DC, Linde-Zwirble WT, Clermont G, et al. Cost-effectiveness of drotrecogin alfa (activated) in the treatment of severe sepsis. Crit Care Med. 2003; 31: 1-11.
21) 厚生労働省. 保医発0319第4号. 厚生労働大臣が指定する病院の病棟における療養に要する費用の額の算定方法の一部改正等に伴う実施上の留意事項について 第3 費用の算定方法 1 診療報酬の算定. 平成26年3月19日.
22) Dhainaut JF, Yan SB, Joyce DE, et al. Treatment effects of drotrecogin alfa (activated) in patients with severe sepsis with or without overt disseminated intravascular coagulation. J Thromb Haemost. 2004; 2: 1924-33.
23) Abraham E, Laterre PF, Garg R, et al. Drotrecogin alfa (activated) for adults with severe sepsis and a low risk of death. N Engl J Med. 2005; 353: 1332-41.
24) Angus DC, Laterre PF, Helterbrand J, et al. The effect of drotrecogin alfa (activated) on long-term survival after severe sepsis. Crit Care Med. 2004; 32: 2199-206.
25) Laterre PF, Abraham E, Janes JM, et al. ADDRESS (ADministration of DRotrecogin alfa [activated] in Early stage Severe Sepsis) long-term follow-up: one-year safety and efficacy evaluation. Crit Care Med. 2007; 35: 1457-63.
26) Levi M, Levy M, Williams MD, et al. Prophylactic heparin in patients with severe sepsis treated with drotrecogin alfa (activated). Am J Respir Crit Care Med. 2007; 176: 483-90.
27) Nadel S, Goldstein B, Williams MD, et al. Drotrecogin alfa (activated) in children with severe sepsis: a multicentre phase III randomised controlled trial. Lancet. 2007; 369: 836-43.
28) Dellinger RP, Levy MM, Carlet JM, et al. Surviving sepsis campaign: international guidelines for management of severe sepsis and septic shock: 2008. Crit Care Med. 2008; 36: 296-327.
29) Ranieri VM, Thompson BT, Barie PS, et al. Drotrecogin alfa (activated) in adults with septic shock. N Engl J Med. 2012; 366: 2055-64.
30) Holder AL, Huang DT. A dream deferred: the rise and fall of recombinant activated protein C. Crit Care. 2013; 17: 309.
31) Thompson BT, Ranieri VM, Finfer S, et al. Statistical analysis plan of PROWESS SHOCK study. Intensive Care Med. 2010; 36: 1972-3.
32) Lilly announces withdrawal of Xigris® following recent clinical trial results. 2011 Oct 25. https: //investor.lilly.com/news-releases/news-release-details/lilly-announces-withdrawal-xigrisr-following-recent-clinical（最終閲覧2021年11月30日）
33) Dellinger RP, Levy MM, Rhodes A, et al. Surviving sepsis campaign: international guidelines for management of severe sepsis and septic shock: 2012. Crit Care Med. 2013; 41: 580-637.
34) Vincent JL, Bernard GR, Beale R, et al. Drotrecogin alfa (activated) treatment in severe sepsis from the global open-label trial ENHANCE: further evidence for survival and safety and implications for early treatment. Crit Care Med. 2005; 33: 2266-77.

TFPI，お前もか

アンチトロンビン，プロテインCの知名度が高いのに比べてTFPI（tissue factor pathway inhibitor）の知名度は低いです．アンチトロンビン，プロテインCは先天性欠乏症患者が存在し，研究の端緒となったのに対して，TFPI欠乏症患者は確認されていないことが関係するのかもしれません．アンチトロンビンとTFPIが外因系凝固反応を制御するとされます．

TFPIは血液中に存在する生理的な抗凝固因子です．重症敗血症に対するTFPI投与の効果がやはり検討されました．1990年代の生体内タンパク質研究，抗体研究や合成技術の進歩の中行われました．先輩の成功（その時点のプロテインC）や失敗（アンチトロンビン）の嵐に，後輩（TFPI）が巻き込まれていくTFPI劇場をお楽しみください．

重症敗血症に対するTFPIの効果を検証した第III相試験 OPTIMIST試験

（RCT, 2003年, 本文中 inflammation 0個, DIC 0個, coagulation 10個）[1)] 表1

OPTIMISTの意味は“楽観主義者”です．敗血症への多くの抗体薬試験が失敗する流れの中で，「きっとなんとかなるさ」という思いで開始したのでしょうか．アンチトロンビンやプロテインCは，抗炎症作用＞抗凝固作用の観点で期待されたのに対して，TFPIは抗炎症作用があることはあるのですが（凝固系と炎症系は同じ屋根の下にあると考えたほうがよく，片方だけの作用などないのです），より抗凝固作用側の薬です．「敗血症患者において，TFPIは微小血管内皮を，凝固と敗血症による障害から保護する」という仮説を検証するためにOPTIMIST試験は行われました．

本試験の特徴は，当初PT-INR（INR）≧1.2患者の有効性と安全性の評価を目的として開始し，途中から並行してINR＜1.2についても安全性の評価を目的として組

表 1　OPTIMIST 試験，PROWESS 試験，KyberSept 試験の比較

	OPTIMIST 試験	PROWESS 試験	KyberSept 試験
Patient	INR≧1.2 の重症敗血症（SIRS 2 項目＋2 臓器以上障害±臓器灌流障害）試験途中から INR＜1.2 も組み入れ	重症敗血症（SIRS 3 項目以上＋1 臓器以上障害）	重症敗血症［高 or 低体温＋高 or 低白血球数＋6 項目（頻脈，頻呼吸，人工呼吸，低血圧，低血小板，高乳酸血症）中 3 項目］
Intervention	TFPI 4 日間投与	プロテイン C 4 日間投与	アンチトロンビン 4 日間投与
Comparison	プラセボ群	プラセボ群	プラセボ群
Outcome（28 日死亡率）	INR≧1.2 34.2% vs 33.9% （P＝0.88）	24.7% vs 30.8% （P＝0.005）	38.9% vs 38.7% （P＝0.94）
患者数	INR≧1.2 TFPI 880 プラセボ 874 INR＜1.2 TFPI 83 プラセボ 118	プロテイン C 850 プラセボ 840	アンチトロンビン 1,157 プラセボ 1,157
少量ヘパリン併用	許容，量不記載	15,000 単位/日まで許容	10,000 単位/日まで許容
ヘパリン併用割合	68.4%	65.3%	69.8%
重大出血性合併症	INR≧1.2 6.5% vs 4.8%	3.5% vs 2.0%	10.0% vs 5.7%
データ収集期間	2000 年 3 月～ 2001 年 9 月	1998 年 7 月～ 2000 年 6 月	1997 年 3 月～ 2000 年 1 月
特記事項	INR≧1.2 の検討において試験前半と後半で死亡率が逆転	有意な差が出たとして早期終了．凝固障害の指標として D-dimer，炎症の指標として IL-6 測定	サブグループ解析（事前設定）において，ヘパリン非併用患者 28 日死亡率 37.8% vs 43.6%（P＝0.08）
発表雑誌	JAMA 2003 年 7 月号	NEJM 2001 年 3 月号	JAMA 2001 年 10 月号

vs は介入群 vs プラセボ群を表す．INR＝PT-INR．
文献 1～3 より引用

み入れたことです．INR≧1.2 は，TFPI の第 II 相試験の多変量解析において INR 高値が TFPI の有効性に寄与すると判断され設定されました．INR＜1.2 は少数患者（201 人）における安全性の検討であり（有効性は目的ではない），おそらく規制当局からの要求に応じて行われました．論文の中でもオマケ感が漂い，primary endpointの母集団に含まれていません．

ドラマチックな試験経過 表2

INR≧1.2の28日死亡率（primary endpoint）は，TFPI群34.2% vs プラセボ群33.9%（P＝0.88）と介入による差がまったくありませんでした．ところが，INR＜1.2であれば，TFPI群12.0% vs プラセボ群22.9%（P＝0.051）とTFPIの有効性を示唆する結果でした．先に述べたように，TFPI第II相試験の多変量解析においてINR高値がTFPIの有効性に寄与すると判断されINR≧1.2と設定されたのに，逆の結果では収拾がつきません．

さらに混乱は続きます．INR≧1.2試験開始時点の28日死亡率はTFPI群30%未満 vs プラセボ群40%程度でした．その後も同様の傾向が続き，722人目の解析時点（最終1,754人）では，TFPI群29.1% vs プラセボ群38.9%（P＝0.006）と素晴らしい結果でした．しかし，2001年1月ごろ組み入れられた患者において両群の差はゼロとなり，以後の患者の死亡率はTFPI群＞プラセボ群でした．結局，前半はTFPI群の勝ち，後半はプラセボ群の勝ちであり，全期間を通すと引き分けと言える結果となりました．

当然なぜこのような奇妙な結果になったのかが考察の中心となりました．時間経過に応じて組み入れた患者層が変わった？　ランダム化の失敗？　薬の性質が変わった？　等々検討されましたが，明確な答えはありませんでした．

もし，OPTIMIST試験の早期において，TFPI投与の利益は明らかであるとして治験を終了していればTFPIは認可，発売に至っていたでしょう．「良好な成績であることによる試験の早期終了（early termination for benefit）はポジティブな結果

表2　重症敗血症へのTFPI投与の影響

	28日死亡率		P
	TFPI群	プラセボ群	
INR≧1.2	34.2%	33.9%	P＝0.88
INR＜1.2	12.0%	22.9%	P＝0.051 ※
722人時点での解析（最終1,754人）			
INR≧1.2	29.1%	38.9%	P＝0.006

INR＝PT-INR.　※Logistic regressionモデルにおいてはP＝0.03
文献1より引用

表 3 ヘパリン併用の有無による 28 日死亡率

ヘパリン併用あり N=1,200	28 日死亡率		P
	TFPI 群	プラセボ群	
INR≧1.2	34.0%	29.8%	P=0.12
INR＜1.2	12.3%	19.8%	P=0.23

ヘパリン併用なし N=554	28 日死亡率		P
	TFPI 群	プラセボ群	
INR≧1.2	34.6%	42.7%	P=0.05
INR＜1.2	11.1%	29.7%	P=0.18

INR=PT-INR．文献 1 より引用

を示しやすい」例として OPTIMIST 試験は後世に語り継がれる試験となりました．

ヘパリン併用がなければ… 表 3

KyberSept 試験（アンチトロンビン）において，ヘパリン非併用患者を対象にサブグループ解析（事前設定）をするとアンチトロンビンに有利な結果が出ました（➡ p.7）．

OPTIMIST 試験においても同様にサブグループ解析（事後設定）がなされ同様の結果が出ました．

ヘパリンを併用しなければ 28 日死亡率は TFPI 群 34.6% vs プラセボ群 42.7%（P=0.05）です．TFPI はヘパリンを併用しなければ意義があるのではないか？　です．考察において，TFPI にヘパリンに結合する部分があり，ヘパリンにより血管内皮から離れることが紹介されました．

仮説 重症敗血症に対してヘパリン非併用 TFPI は有効

ただし，ヘパリン非併用の母集団数は本試験（OPTIMIST 試験，1,754 例）の 1/3 程度であり，まして事後設定サブグループ解析です．あくまで仮説です．本試験 primary endpoint 結果を上回る，あるいは同等の価値はありません．

TFPI 投与に伴う合併症 表 4 表 5

TFPI 群・プラセボ群問わず重大合併症は 51%と目をむくような数字です．特に問題となる重大出血性合併症は TFPI 投与によってやや増える傾向がある程度であり，プロテイン C やアンチトロンビン似た数字でした 表 1．ヘパリン併用の有無の出血性合併症への影響はありませんでした．

表 4　TFPI 投与による合併症

INR≧1.2	本試験（全体）		P
	TFPI 群	プラセボ群	
重大合併症	51%	51%	0.96
重大出血性合併症	6.5%	4.8%	0.13
脳出血	1%	0.3%	0.08

INR<1.2	追加試験（全体）		P
	TFPI 群	プラセボ群	
重大合併症	36%	43%	0.31
重大出血性合併症	6.0%	3.3%	0.37
脳出血	2%	0%	0.09

文献 1 より引用

表 5　ヘパリン併用の有無による TFPI 投与による合併症

INR≧1.2	ヘパリン併用あり		P	ヘパリン併用なし		P
	TFPI 群	プラセボ群		TFPI 群	プラセボ群	
重大合併症	23%	19%	0.09	28%	20%	0.03
重大出血性合併症	7%	5%	0.21	6%	5%	0.39

INR<1.2	ヘパリン併用あり		P	ヘパリン併用なし		P
	TFPI 群	プラセボ群		TFPI 群	プラセボ群	
重大合併症	25%	20%	0.48	22%	24%	0.86
重大出血性合併症	8%	2%	0.14	0%	5%	0.32

INR＝PT-INR.　文献 1 より引用

重症市中肺炎に対する TFPI の効果を検討 OPTIMIST 試験サブグループ解析（2009 年）[4)]

OPTIMIST 試験データを用いて，重症市中肺炎（severe community-acquired pneumonia）への TFPI の効果についてサブグループ解析（事後設定）されました．

- 重症市中肺炎は敗血症の最大の原因であり，広域抗菌薬を用いても治療成績がおもわしくない
- 組織因子（tissue factor: TF）は 細胞・組織由来の凝固因子であり血液凝固系の

開始機能を担うが，重症市中肺炎において，細胞表面の TF 発現が増加し，トロンビンやフィブリン生成を促す．肺炎における TF 発現は線維素溶解を抑制するだけでなく，炎症や凝固を誘発する

とし，

- TFPI は TF の pathway（経路）を inhibit（抑制する）する．急性肺障害（TF 高値）の動物モデルに TFPI を投与することにより急性肺障害とサイトカイン反応が抑制されたので，TF の阻害に有益な効果がある

という仮説のもとに行われました．市中肺炎に着目した理由として，死亡リスクが高い（APACHE II スコアが高い）重症市中肺炎においてプロテイン C が有効であるという PROWESS 試験のサブグループ解析[5)]（事後設定，同一著者）が関係するかもしれません．

敗血症試験の最大の問題は常に heterogeneity（不均質）です（➡ p.118）．原因疾患，原因菌，年齢，性別，既往症，病態，介入のタイミング…無数のファクターが絡みあいます．海外では人種もファクターとして重視されます．初期治療がうまいか下手かも大きなファクターですが，評価は難しいでしょう．

本サブグループ解析は，heterogeneity を減らしたい，でも母集団数を確保したい⇒敗血症の最大原因である肺炎は TF も絡んでいるし，これに絞ろう　と行われたことは間違いありません．

ところが，全重症市中肺炎において，TFPI 群の 28 日死亡率が低い傾向はあるものの統計的有意差はありませんでした **表 6**．さらにさまざまな要素を検討すると，ヘパリン非併用であれば統計的有意差はないものの，TFPI 群 29.1% vs 42.3%（P

表 6　重症市中肺炎への TFPI の効果を検証（OPTIMIST 試験サブグループ解析）

	患者総数	28 日死亡		P
		TFPI 群	プラセボ群	
全重症市中肺炎	496	27.9%	32.7%	0.25
ヘパリン併用あり	339	27.3%	28.1%	0.87
ヘパリン併用なし	157	29.1%	42.3%	0.08
ヘパリン併用なし原因菌判明	112	29.3%	51.9%	0.02
ヘパリン併用なし原因菌不明	45	28.6%	20.8%	0.54

OPTIMIST 試験の総数 1,754.
文献 4 より引用

＝0.08）と TFPI に有利な傾向がありました．

ヘパリン非併用 and 原因菌判明で検討すると 29.3% vs 51.9%（P＝0.02）と統計的有意差があり，summary において「微生物学検査的に感染が確認されたヘパリン非併用患者の生存率が改善した」ことが強調されました．「原因菌が判明」するとしても初期治療後であり，それにどのような意義があるの？　ですが，著者は，PROWESS 試験のサブグループ解析[6]において同様の現象がみられ原因菌が判明した群において凝固や炎症パラメーターが亢進していたことを引用し，TFPI が凝固や免疫を調整，あるいは菌のクリアランスに関与した可能性を指摘しました．「原因菌が判明⇒菌量が多い」「原因菌が判明しなかった⇒細菌性ではないかも」であり，「本当に細菌性であれば，あるいは菌量が多ければ TFPI は効く」と言いたいのでしょう．いずれにしても，複雑な条件でサブグループ解析を行うと対象患者数は激減します（1,754 → 112）．

仮説　ヘパリン非併用かつ原因菌が判明した重症市中肺炎に TFPI は有効

その他，28 日死亡率（TFPI 群 vs プラセボ群）ショックあり 30.7% vs 36.4%（P＝0.27），人工呼吸 31.1% vs 37.5%（P＝0.18），3 個以上の臓器障害 32.3% vs 38.7%（P＝0.22）と，総じて重症患者に TFPI が有利な印象がありました．

APACHE II で検討すると，＜20，20～24，30≧より 25～29 で 28 日死亡率 TFPI 群 29.9% vs プラセボ群 40.0%（P 値記載なし）と最も差がありました．死亡リスクが高くかつ高すぎない群に効果があるかも　です．

次の RCT への前宣伝だった

この OPTIMIST 試験サブグループ解析が発表された時点で，次に紹介する RCT はすでに開始されており，結語において現在進行中の RCT の理論的根拠となると語られました．むしろ，このサブグループ解析結果に基づいて RCT が開始されたようです．著者は考察の最終において「典型的な後方視的サブグループ解析であり，重症市中肺炎の小規模なサブグループ解析は単に仮説を作るのみである．生物学的原理が，設定された母集団への薬剤の使用を裏づけるのであれば（理屈にあっているのであれば），サブグループ解析によって提唱された仮説を検証するために行われる次の試験の成功する確率は高くなる」としました．

「サブグループ解析により仮説を提唱⇒ RCT により実証」こそサブグループ解析の最大の役割であり，素晴らしいと感じました．

仮説はRCTにより実証されるか？ 重症市中肺炎へのTFPIの効果を検証した第III相試験 CAPTIVATE試験

〔RCT，2011年，本文中 inflammation 1個，DIC 0個，coagulation 15個（うち disseminated intravascular coagulation 2個）〕[7] 表7

2005年7月から2008年6月まで症例の収集が行われました．筆頭著者を含めた多くが先のサブグループ解析の著者です．発表媒体は呼吸器内科医・呼吸器外科医の世界の超有名雑誌です．

Captivateの意味は「魅了する，とりこにする」です．果たして我々の心をとりこにする結果となったでしょうか．

仮説は「ヘパリン非併用かつ原因菌が判明した重症市中肺炎にTFPIは有効」でしたが，原因菌が判明するのは多くのケースにおいて治療介入数日後であるので，さすがに「原因菌が判明した」を対象の条件とはできません．よって，事前設定サブグループ解析において「原因菌が判明」の検討が行われました．ヘパリン併用禁止は徹底されました．「ヘパリンを併用すると抗炎症凝固薬が重症敗血症に対して効果を発揮できない」が歴代の抗炎症凝固薬試験サブグループ解析をもとに語られてきたのですが，ついにRCTにより検証されることになりました．CAPTIVATE試験の意義の1つはそこにあります．

TFPI群は当初，低濃度群0.025 mg/kg/時と高濃度群0.075 mg/kg/時が設定されました．プラセボ群とあわせて3-arm studyと呼ばれます．なぜOPTIMIST試験になかった高濃度群を設定したか？　ですが，敗血症への一連の試験が失敗した原因として，too little too late（介入薬の量が少なすぎる．介入が遅すぎる）が言われており[8]，高濃度群追加により勝負に出たと推測します．しかし，28日死亡率において高濃度群は低濃度群にもプラセボ群にもまったく優位性を示せず 表7，最初の中間解析において試験結果の無効が明らかなことによる早期中止（early termination for futility）されました．高濃度群は，試験組入基準の大項目（人工呼吸or昇圧薬）の両方を満たした重症患者群，肺炎重症度が最も高い患者群において，低濃度群やプラセボ群より28日死亡率がむしろ高く，まったくの期待外れでした．

Primary endpointは28日死亡率でしたが，28日まで完全に重なった低濃度群とプラセボ群の死亡率曲線が示されました．28日死亡率は低濃度群18.0% vs プラセボ群17.9%（P＝0.56）でした．

肺炎球菌（市中肺炎の最大原因）を原因とした重症市中肺炎に対する事前設定サブ

表 7　OPTIMIST 試験と CAPTIVATE 試験の比較

	CAPTIVATE 試験	OPTIMIST 試験
Patient	ICU を必要とする重症市中肺炎＋大項目（人工呼吸 or 昇圧薬）or 小項目 2 個以上（低収縮期血圧，低平均血圧，低肺酸素化，頻呼吸，多発肺炎，白血球減少，低体温，血小板減少，意識レベル低下，尿毒症）	INR≧1.2 の重症敗血症（SIRS 2 項目＋2 臓器以上障害±臓器灌流障害） 試験途中から INR<1.2 も組み入れ
Intervention	TFPI 4 日間投与 低濃度群 0.025 mg/kg/時 高濃度群 0.075 mg/kg/時	TFPI 4 日間投与 0.025 mg/kg/時
Comparison	プラセボ群	プラセボ群
Outcome （28 日死亡率）	最後の高濃度群患者が登録された時点：低濃度群 20.2% vs 高濃度群 19.3% vs プラセボ群 20.3% 最終：低濃度群 18.0% vs プラセボ群 17.9%（P＝0.56）	INR≧1.2 34.2% vs 33.9%（P＝0.88）
患者数	低濃度群 946 高濃度群 238 プラセボ群 918	INR≧1.2 TFPI 群 880 プラセボ群 874 INR＜1.2 TFPI 群 83 プラセボ群 118
少量ヘパリン併用	禁止	許容，量不記載
ヘパリン併用割合	0%	68.4%
重大出血性合併症	低濃度群 2.3% vs プラセボ群 2.1%	INR≧1.2 6.5% vs 4.8%
データ収集期間	2005 年 7 月〜2008 年 6 月	2000 年 3 月〜2001 年 9 月
特記事項	当初，低濃度群：高濃度群：プラセボ群＝1：1：1 でスタートしたが，途中で高濃度群を中止，低濃度群とプラセボ群について最後まで行った	INR≧1.2 の検討において試験前半と後半で死亡率が逆転
発表雑誌	AJRCCM 2011 年 6 月号	JAMA 2003 年 7 月号

OPTIMIST 試験の vs は介入群 vs プラセボ群を表す．INR＝PT-INR.
文献 1，7 より引用

グループ解析が行われましたが，TFPI の効果はまったくありませんでした．「原因菌が判明した重症市中肺炎に TFPI は有効である」も否定されたことになります．

トロンビン産生（凝固過多）の指標となる prothrombin fragment 1＋2，TAT（thrombin-antithrombin complex）の変化率は，プラセボ群に比して TFPI 投与

により２割強程度低下する傾向はありましたが，低濃度群と高濃度群の間に差はありませんでした．

TFPI も第 III 相試験の壁を乗り越えられなかった…

TFPI は CAPTIVATE 試験において結果を出せず，重症敗血症治療薬としての未来は閉ざされました．

著者は「もっともらしい（plausible)」説明として以下を主に挙げました．

- TF の活性化は敗血症の早期イベントであり，TFPI を投与するころには凝固・炎症カスケードは不可逆的に活性化されている．
- 肺は compartment（閉鎖された空間）と言える組織であり，炎症反応も限局化されており TFPI の効果は鈍かったのではないか？

そして，最も論理的な説明として

- TF 活性化は重要ではあるものの，重症市中肺炎や敗血症の死亡原因の臨界となるステップ（critical step）ではないのだろう

としました．また，従来の敗血症試験は heterogeneity（不均質）との戦いだったわけですが，この試験の意義，そして PROWESS 試験など先だった試験への優位性として，単一感染臓器による敗血症を対象としたことでより homogenous（同質な，均質な）となったことを強調しました．だからこそ，TF は critical step ではないと言い切ったのですね．

OPTIMIST 試験のプラセボ群の 28 日死亡率が 33.9％であったのに対して，CAPTIVATE 試験は 17.9％と激減したことが痛かったように筆者には思えます．抗炎症凝固薬は重症患者でないと効果を発揮しない（➡ p.119）のに，17.9％では厳しすぎます．OPTIMIST 試験と CAPTIVATE 試験の開始時期の違い（2000 年 vs 2005 年）がこの差を生んだと思われます．

最後に，筆者が考える CAPTIVATE 試験の最大の意義です．

KyberSept 試験，OPTIMIST 試験のサブグループ解析結果から，「抗炎症凝固薬の効果はヘパリン非併用で発揮される」仮説が立てられました．その仮説は少なくとも TFPI において RCT によって否定されました．

参考文献

1) Abraham E, Reinhart K, Opal S, et al. Efficacy and safety of tifacogin (recombinant tissue factor pathway inhibitor) in severe sepsis: a randomized controlled trial. JAMA. 2003; 290: 238-47.
2) Bernard GR, Vincent JL, Laterre PF, et al. Efficacy and safety of recombinant human activated protein C for severe sepsis. N Engl J Med. 2001; 344: 699-709.
3) Warren BL, Eid A, Singer P, et al. Caring for the critically ill patient. High-dose antithrombin III in severe sepsis: a randomized controlled trial. JAMA. 2001; 286: 1869-78.
4) Laterre PF, Opal SM, Abraham E, et al. A clinical evaluation committee assessment of recombinant human tissue factor pathway inhibitor (tifacogin) in patients with severe community-acquired pneumonia. Crit Care. 2009; 13: R36.
5) Laterre PF, Garber G, Levy H, et al. Severe community-acquired pneumonia as a cause of severe sepsis: data from the PROWESS study. Crit Care Med. 2005; 33: 952-61.
6) Opal SM, Garber GE, LaRosa SP, et al. Systemic host responses in severe sepsis analyzed by causative microorganism and treatment effects of drotrecogin alfa (activated). Clin Infect Dis. 2003; 37: 50-8.
7) Wunderink RG, Laterre PF, Francois B, et al. Recombinant tissue factor pathway inhibitor in severe community-acquired pneumonia: a randomized trial. Am J Respir Crit Care Med. 2011; 183: 1561-8.
8) Kirschenbaum L, Astiz M, Rackow EC. Antibodies to TNF-alpha: too little, too late? Crit Care Med. 1998; 26: 1625-6.

老舗《しにせ》ヘパリン最強？

KyberSept 試験（2001 年）の復習 表 1

重症敗血症に対する KyberSept 試験[1]は，DVT 予防目的の未分画ヘパリン・低分子ヘパリンの併用を許容しました．Primary endpoint である 28 日死亡率は，アンチトロンビン群 38.9% vs プラセボ群 38.7%と残念な結果でした．しかし，ヘパリン非併用患者に対してサブグループ解析（事前設定）をすると，アンチトロンビン群 37.8% vs プラセボ群 43.6%（P=0.08）とアンチトロンビン群に有利な結果でした．

ヘパリンが最も有効 ?? 表 2

別の視点から 表 1 を眺めてみましょう．

プラセボ群のヘパリン併用ありは，抗凝固薬はヘパリンのみ投与されています．

プラセボ群のヘパリン併用なしは，抗凝固薬は投与されていません．

アンチトロンビン群のヘパリン併用なしは，アンチトロンビンのみ投与されています．

アンチトロンビン群のヘパリン併用ありは，アンチトロンビンとヘパリンの両者が投与されています．

表 1　KyberSept 試験（28 日死亡率）

	本試験 全患者	サブグループ解析（事前設定） ヘパリン併用なし	 ヘパリン併用あり
アンチトロンビン群	38.9%	37.8%	39.4%
プラセボ群	38.7%	43.6%	36.6%
P	0.94	0.08	有意差なし（P 値不記載）

文献 1 より引用

乱暴ですが，死亡率が低い順に並べてみましょう 表2.

ヘパリン単剤投与の死亡率が最も低いではありませんか !!

表2 死亡率順に並べたKyberSept試験結果

薬剤介入	28日死亡率
① ヘパリン単剤	36.6%
② アンチトロンビン単剤	37.8%
③ アンチトロンビン＋ヘパリン	39.4%
④ なし	43.6%

OPTIMIST試験（2003年）の復習 表3

重症敗血症に対するTFPIの効果を検証したOPTIMIST試験[2)]についても振り返ってみましょう.

KyberSept試験と同様に，ヘパリン併用の有無を問わず全患者を対象とするとTFPIの効果はまったくありませんが，サブグループ解析（事後設定）によりヘパリン非併用患者に対して検討するとTFPI群において有意に死亡率が低かったです.

表3 OPTIMIST試験（28日死亡率）

	本試験	サブグループ解析（事後設定）	
	全患者	ヘパリン併用なし	ヘパリン併用あり
TFPI群	34.2%	34.6%	34.0%
プラセボ群	33.9%	42.7%	29.8%
P	0.88	0.05	0.12

INR≧1.2について掲載.
文献2より引用

やっぱりヘパリンが最も有効?? 表4

別の視点から眺めてみましょう.

ヘパリン単剤投与の死亡率が最も低いではありませんか !!

表4 死亡率順に並べたOPTIMIST試験結果

薬剤介入	28日死亡率
① ヘパリン単剤	29.8%
② TFPI＋ヘパリン	34.0%
③ TFPI単剤	34.6%
④ なし	42.7%

なぜヘパリン単剤が最強となるのか？

これらの結果から，ヘパリン単剤投与でいいじゃん？　と読者は思われたでしょうか．

もちろん単純にそのような話はできません．これは同様の敗血症に対する介入試験において一般的にみられる現象です．

これらRCTにおいて介入薬（アンチトロンビン，TFPI）とプラセボの選択の自由は担当医師になく，投与薬剤が介入薬かプラセボかわかりません．一方，担当医師は，DVT予防目的ヘパリンを処方すべきか考え投与します．「血小板数10万/μLか．出血リスクは少ない患者であるし，DVT予防目的ヘパリンを入れておこう」「血小板数3.5万/μLか．そもそも介入薬の副作用としての出血性合併症もあり得るし，DVT予防目的ヘパリンはやめておこう」という行動が行われたなら，ヘパリン併用群は軽症患者に，ヘパリン非併用群は重症患者に集中することは想像に難くありません．しかし，これも推測にすぎません．表2 表4 を根拠に「ヘパリンは重症敗血症に有効」仮説を立てることもできます．それを実証したいのなら，ヘパリン群 vs プラセボ群でRCTを行わなければなりません．

次に紹介するRCTは，KyberSept試験などからこの仮説を発想し検証するために行われました．

敗血症への未分画ヘパリンの効果を検証したRCT HETRASE試験

（2008年，2005年6月〜2007年7月データ収集．本文中 inflammation 1個，DIC 2個，coagulation 3個）[3,4] 表5

KyberSept試験・PROWESS試験[5]・OPTIMIST試験（以降，先だった試験）は欧米先進国を主とした国際多施設共同試験であったのに対して，本試験はコロンビアの単施設（大学病院）で行われました[3,4]．また，先だった試験のスポンサーは介入薬の認可を狙う製薬会社でしたが，本試験は臨床試験などを支援するコロンビア政府系教育機関です．

先だった試験は重症敗血症を対象としていましたが，本試験はER患者を対象としており軽症敗血症が中心です．APACHE IIの中央値10，四分位範囲（25〜75%の範囲）6〜13ですから，先だった試験より相当重症度が低いです．また患者総数319人であり，先だった試験の1/5程度でした．血小板数の除外基準は先だった試

表5　敗血症へのヘパリンの有効性を検証したRCT

P（対象患者）	敗血症を呈したER患者
I（介入）	未分画ヘパリン500単位/時，7日間
C（比較対照）	未分画ヘパリン非投与
O（outcome）	入院期間・多臓器障害スコアの改善

験より厳しく，エントリー時点で＜60,000/μL，介入後＜30,000/μLは除外されました．

先だった試験は，primary endpointとして28日死亡率を設定しましたが，本試験は入院期間・多臓器障害スコアの改善を用いました．ソフトエンドポイント（➡ p.212）です．

結果です．生存した患者の入院期間の中央値は，ヘパリン群12日 vs プラセボ群12.5日でした（P＝0.976）．介入後70日までの累積退院率，40日までの累積生存率の曲線が示され，ヘパリン群とプラセボ群はほぼ重なりました．28日死亡率はヘパリン群14% vs プラセボ群16%でした（P＝0.652）．連日測定されたPT時間の中央値は，初日はヘパリン群38秒 vs プラセボ群33.5秒と差があったものの，2日目以後は0〜2秒差しか生じませんでした．

「ヘパリン最強仮説，破れたり」ですね．著者も，先だった試験が示唆した「少量ヘパリンが敗血症に有益かもしれない」は，本試験によってサポートすることはできなかったとしました．結果は出なかったものの，臨床の疑問をRCTで解決した姿勢は素晴らしいと思います．

ただし，重症度APACHE IIの中央値が10では軽症すぎます．プロテインCのPROWESS試験において，死亡リスクが低い重症敗血症としてAPACHE II＜25が設定されました．おそらくどのような抗炎症凝固薬を用いても結果を出せないでしょう．

システマティックレビュー・メタ解析はエビデンスの王様と言われることがあります．文献検索が容易になり，かつて最大の難題であった統計解析はソフトウェアにおまかせで済み，格段に楽にメタ解析を行うことができるようになりました．しかし，システマティックレビュー・メタ解析の結論を鵜呑みにできないと感じることが増えました．

次のメタ解析は，まさにそれです．メタ解析を精査する教材として検討してみましょう．

敗血症へのヘパリンの効果と安全性に関するシステマティックレビュー・メタ解析[6]

（2015 年，本文中 inflammation 5 個，DIC 4 個，coagulation 6 個）

28 日死亡予後のフォレストプロットが示されました 図1.

結局，**メタ解析の評価は，RCT を適切に選択できているか？** です．採用された RCT を振り返ります．図1 の上段がヘパリン群 vs プラセボ群の RCT です．下段がヘパリン群 vs 通常の医療（usual care）であり，open-label・前向き試験です．

● **Levi 2007**[7] (➡ p.31)

プロテイン C とヘパリン併用の効果・安全性を検証するために，ヘパリン併用プロテイン C 群 vs ヘパリン非併用プロテイン C 群の比較をした大型 RCT（総数 1,194）です．すなわちプロテイン C の試験ですが，そのまま**ヘパリン併用~~プロテイン C 群~~ vs ヘパリン非併用~~プロテイン C 群~~**として，ヘパリンの効果を問う論文として採用しています．

また，ヘパリン非併用プロテイン C 群患者の中に，試験開始時点（baseline）まで DVT 予防目的ヘパリンを投与され，ヘパリン非併用群に当たったためヘパリンを中止された患者が存在し，死亡率が高かったです（35.6%）．ヘパリンを中止したことによる反跳性過凝固が原因と考察されました．ヘパリン Na 注「モチダ」添付文書に重要な基本注意として「急に投与を中止した場合，血栓を生じるおそれがあるので徐々に減量すること」と明記されています．ヘパリンの必要量の個体差が大きいこと，持続的に投与を開始すると効果発現に時間がかかること，合併症としてヘパリン起因性血小板減少症があるなど，ヘパリンはかなり扱いが難しい薬です．Baseline 時点でヘパリン投与がなかった患者の死亡率は，ヘパリン併用群 29.5% vs ヘパリン非併用群 28.9%でした．メタ解析に採用するのであれば，この数字です．

そして，総数が非常に大きいことや死亡率が約 30%と死亡 event の発生率が高い試験であったため，メタ解析に占める weight は 88.2%に達しました．

● **Jaimes 2009**[3,4] (➡ p.51)

先の HETRASE 試験です．重症敗血症に対する試験が多い中で軽症敗血症への効果を検証したと言える RCT です．

● **Liu 2014**[8]

pre-DIC を合併した敗血症（APACHE II の平均が 21 程度）を対象としヘパリン群 vs ヘパリン非投与群の小規模 open-label RCT（37 例）です．Primary end-point は血液凝固系マーカーの改善でした．凝固系マーカーの改善はほとんどなく，

Study or Subgroup	Heparin Events	Heparin Total	Placebo/ Usual Care Events	Placebo/ Usual Care Total	Weight	Risk Ratio M-H, Random, 95% CI	Year
Placebo							
Levi 2007	275	1004	305	990	88.2%	0.89 [0.77, 1.02]	2007
Jaimes 2009	22	159	25	160	5.9%	0.89 [0.52, 1.50]	2009
Liu 2014	7	22	6	15	2.2%	0.80 [0.33, 1.90]	2014
Subtotal (95% CI)		**1185**		**1165**	**96.3%**	**0.89 [0.78, 1.01]**	
Total events	304		336				
Heterogeneity: Tau² = 0.00; Chi² = 0.06, df = 2 (P = 0.97); I² = 0%							
Test for overall effect: Z = 1.80 (P = 0.07)							
Usual Care							
Haneberg 1983	2	11	2	15	0.5%	1.36 [0.23, 8.24]	1983
Zhang 2006	3	11	3	11	0.9%	1.00 [0.26, 3.91]	2006
Zhao 2009	6	37	14	42	2.3%	0.49 [0.21, 1.14]	2009
Subtotal (95% CI)		**59**		**68**	**3.7%**	**0.67 [0.34, 1.30]**	
Total events	11		19				
Heterogeneity: Tau² = 0.00; Chi² = 1.48, df = 2 (P = 0.48); I² = 0%							
Test for overall effect: Z = 1.19 (P = 0.24)							
Total (95% CI)		**1244**		**1233**	**100.0%**	**0.88 [0.77, 1.00]**	
Total events	315		355				
Heterogeneity: Tau² = 0.00; Chi² = 2.21, df = 5 (P = 0.82); I² = 0%							
Test for overall effect: Z = 1.99 (P = 0.05)							
Test for subgroup differences: Chi² = 0.67, df = 1 (P = 0.41), I² = 0%							

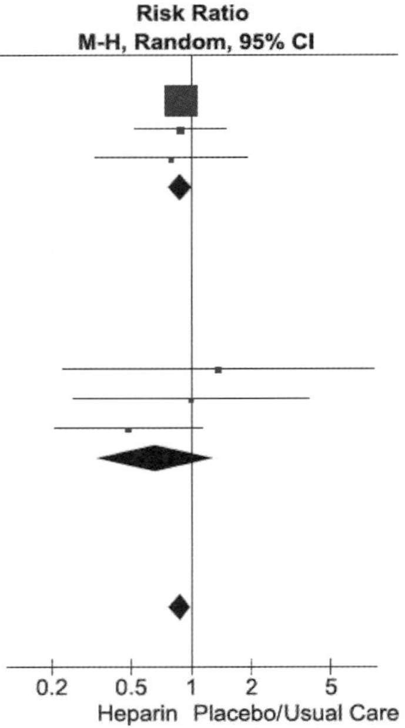

図 1 敗血症へのヘパリンの効果と安全性に関するシステマティックレビュー・メタ解析の 28 日死亡予後フォレストプロット
文献 6 より許諾を得て転載

人工呼吸期間やICU滞在日数はヘパリン群において有意に短かったです．28日死亡率はヘパリン群31.8% vs ヘパリン非投与群40%（P＝0.434）でした．

● Haneberg 1983[9]

髄膜炎菌による敗血症小児（幼児を含む）26人のうち，11人にヘパリンを投与したところ，ヘパリン群の男児2人が死亡，ヘパリン非投与群の女児2人が死亡しました．著者は，「ヘパリンは予後に影響をまったく及ぼさなかった」としました．

● Zhang 2006[10]

Abstractは英語ですが，中国語論文です．重症敗血症に対してヘパリン投与によりPT，APTT，ICU滞在日数，治癒率（詳細不明）は有意に改善したとされました．

● Zhao 2009[11]

Zhang 2006と同じ雑誌であり著者も重複しています．やはり中国語論文です．28日死亡率は，ヘパリン群15.4% vs ルーチン治療群32.4%（P＝0.03）とヘパリンにより有意に減少し，DICや急性腎障害，多臓器障害率も有意に低下したとされました．

これら7論文を統合したところ，Risk Ratio 0.88（95%CI 0.77-1.00）でした．95%CIの幅が狭く，基準線（中央の1の線）にタッチしたもののオーバーしていません．著者は結論において，「敗血症，敗血症性ショック，感染に関連するDIC患者へのヘパリン投与は，死亡率軽減に関連するかもしれない．しかし総合的な影響（overall impact）への不確かさは残る」としました．さすが，メタ解析ですね．無事，敗血症に対するヘパリンの有効性が示唆されました…訳《わけ》がないやろ～．

- Levi 2007はヘパリンの有効性を検証したRCTではありません．プロテインCのRCTです．ヘパリン中止による反跳性過凝固問題も無視されています．Weightが88.2%であるLevi 2007単体では，ぎりぎり統計的有意差を示せませんでしたが，各段に規模が小さい他試験をコツコツと加えることによって全体の数がアップしました．そして，Risk Ratio 0.88（95%CI 0.77-1.00）が誕生しました．
- Haneberg 1983のような昔のニッチ論文を採用するなら，同様のニッチ論文は膨大にありそうに思えます．
- Zhang 2006とZhao 2009は中国語論文です．本メタ解析論文の筆頭著者はカナダの研究者ですが，Ryan Zarychanskiという名前であり中国系であると推測されます．中国語が悪い訳ではありませんが，両中国語論文は著者が重複しており，重複データである可能性すらありますが，中国語を読めないと検証できません．中国語がOKなら日本語論文も入れて欲しいです．言語バイアスとでも言うべきです．

- 軽症を対象とした試験，中等症を対象とした試験，重症を対象とした試験を「串刺し」にして，「敗血症，敗血症性ショック，感染に関連するDIC患者へのヘパリン投与は，死亡率軽減に関連するかもしれない」と，敗血症全体への教訓を導いています．ファーストは上手だけれどサードは下手といった具合に各守備ポジションによってばらつきがあるのに，チームを結成したら守備が堅いチームとなったというようなものです．

結局，敗血症ワールドは，エビデンスレベルが高い試験が少なく，RCTはネガティブな結果，（前向き，後向きを問わず）観察試験はポジティブな結果が多いといういびつな構造があります．バイアスを生じやすいopen-label RCTも多いです．それらを統合したメタ解析は，本論文のようなパターンになることが多々あります．

本論文は有名雑誌Critical Care Medicineに掲載されました．メタ解析結果がネガティブであれば採用されなかったでしょう．無理をしたのかと感じます．

システマティックレビュー・メタ解析への危惧

筆者は時折，医学雑誌投稿論文査読の機会をいただきます．投稿論文自体の検討に加えて，引用論文の扱いが適切であるか検討することも査読者の役割です（建前）．しかし，査読者が引用論文を詳細にチェックしたいのであれば，査読者自ら取り寄せなければなりません．査読がボランティアである（しかも査読者の名前が世に出ることはない）ことを言い訳にしてはなりませんが，結局，引用論文についてはスルーとなっているケースが多いのではないでしょうか．

メタ解析においても同じ構図があると感じます．本論文は，後に国際敗血症診療ガイドラインSSCG2016抗凝固薬ヘパリン項目（ヘパリンの推奨なし）の解説において，「ヘパリンの潜在的な生存への寄与（potential survival benefit）を示した」論文として引用されました[12)]．精読されていないのでしょう．メタ解析のフォレストプロットを目にする機会は多いですが，それを構成する論文1つずつを査読者あるいは読者がチェックすることなどなかなかできません．そして，「システマティックレビュー・メタ解析はエビデンスの王様」とされるので，読者は妄信する傾向があるのではないでしょうか．紹介したヘパリンのシステマティックレビュー・メタ解析を教訓とし，ポジティブ結果こそ厳しく評価しなければならないことを読者に理解していただきたいです．

参考文献

1) Warren BL, Eid A, Singer P, et al. Caring for the critically ill patient. High-dose antithrombin III in severe sepsis: a randomized controlled trial. JAMA. 2001; 286: 1869-78.
2) Abraham E, Reinhart K, Opal S, et al. Efficacy and safety of tifacogin (recombinant tissue factor pathway inhibitor) in severe sepsis: a randomized controlled trial. JAMA. 2003; 290: 238-47.
3) Jaimes F, De la Rosa G, Arango C, et al. A randomized clinical trial of unfractioned heparin for treatment of sepsis (the HETRASE study): design and rationale [NCT00100308]. Trials. 2006; 7: 19.
4) Jaimes F, De La Rosa G, Morales C, et al. Unfractioned heparin for treatment of sepsis: a randomized clinical trial (The HETRASE Study). Crit Care Med. 2009; 37: 1185-96.
5) Bernard GR, Vincent JL, Laterre PF, et al. Efficacy and safety of recombinant human activated protein C for severe sepsis. N Engl J Med. 2001; 344: 699-709.
6) Zarychanski R, Abou-Setta AM, Kanji S, et al. The efficacy and safety of heparin in patients with sepsis: a systematic review and metaanalysis. Crit Care Med. 2015; 43: 511-8.
7) Levi M, Levy M, Williams MD, et al. Prophylactic heparin in patients with severe sepsis treated with drotrecogin alfa (activated). Am J Respir Crit Care Med. 2007; 176: 483-90.
8) Liu XL, Wang XZ, Liu XX, et al. Low-dose heparin as treatment for early disseminated intravascular coagulation during sepsis: a prospective clinical study. Exp Ther Med. 2014; 7: 604-8.
9) Haneberg B, Gutteberg TJ, Moe PJ, et al. Heparin for infants and children with meningococcal septicemia. Results of a randomized therapeutic trial. NIPH Ann. 1983; 6: 43-7.
10) Zhang XJ, Ma XC. Therapeutic effects of early administration of low-dose heparin in patients with severe sepsis. Zhonghua Wai Ke Za Zhi. 2006; 44: 1209-11.
11) Zhao C, Zhang ZD, Zhang XJ, et al. Evaluation of clinical effects on low-dose heparin therapy for sepsis. Zhonghua Nei Ke Za Zhi. 2009; 48: 566-9.
12) Rhodes A, Evans LE, Alhazzani W, et al. Surviving sepsis campaign: international guidelines for management of sepsis and septic shock: 2016. Crit Care Med. 2017; 45: 486-552.

日の丸 DIC 治療薬トロンボモジュリンの戦い

トロンボモジュリンとは 図1

トロンボモジュリンがトロンビンに 1：1 結合するとトロンビン-トロンボモジュリン複合体が形成されます．放火魔のボスであるトロンビンはフィブリノゲンへ作用できなくなり凝固活性を失います．さらに，トロンビン-トロンボモジュリン複合体がプロテイン C を活性型プロテイン C に変化させます．活性型プロテイン C は，凝固系を促進する第 Va 因子と第 VIIIa 因子を抑制します．トロンビン形成が抑制されるとともに，活性型プロテイン C は抗炎症作用も発揮します．トロンボモジュリンの語源はトロンビンの modulate（調節する）です．

トロンボモジュリンとプロテイン C の作用は似ていると言えますが，1：1 結合でトロンビン-トロンボモジュリン複合体ができ作用を発揮するということは，トロンビンが少なければトロンボモジュリンの作用は少なく，トロンビンが多ければトロンボモジュリンは作用を強く発揮，すなわち凝固亢進状態に応じて作用を発揮すると考えられます．

本来，トロンボモジュリンは血管内皮細胞膜を貫通して血管内腔へ突出しています．血管壁に根が生えた昆布といったイメージです．血管内遊離体は通常わずかであり，血管内皮障害が発生すると上昇します．DIC 治療薬としてのトロンボモジュリン（リコモジュリン®，旭化成ファーマ）は，遺伝子組み換え型ヒト可溶性トロンボモジュリンであり，トロンボモジュリンの活性部位がリコモジュリン®として製剤化されました．

トロンボモジュリンは腎臓から主に排泄されるため，承認時，腎機能低下患者において 130 U/kg への減量がマストでしたが（通常投与量 380 U/kg），その後，腎機能低下患者や血液浄化療法を必要とする患者において 130 U/kg では血漿中濃度が十分に上昇せず必ずしも減量は必要ないことが確認されたため[1]，通常量の投与が可能となりました．現在の添付文書において「重篤な腎機能障害のある患者には，患者

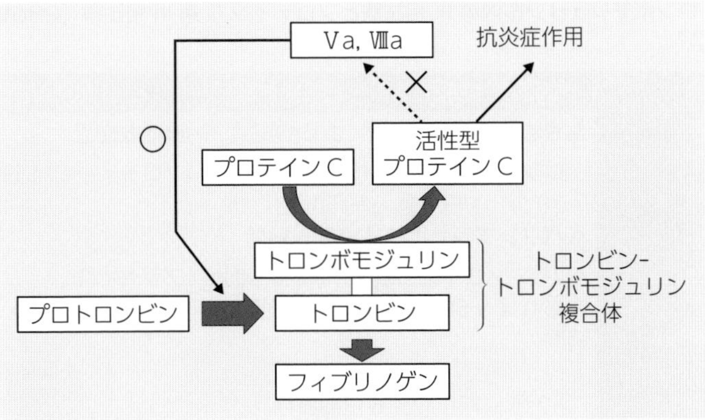

図 1　トロンボモジュリンの作用
抗凝固作用のみならず抗炎症作用など多彩な作用をもつとされる.

の症状に応じ，適宜 130 U/kg に減量して投与すること」と微妙な表現です.

トロンボモジュリンは日本発の DIC 治療薬であり，国際共同治験（国際第 III 相試験）にもチャレンジしました．読者の関心も高いのではないでしょうか．まず，トロンボモジュリンの国内承認（2008 年 5 月）につながった国内第 III 相試験から振り返ってみましょう.

トロンボモジュリンの国内第 III 相試験 ART-123 試験
（2007 年，データ収集期間：2000 年 7 月～2005 年 9 月，本文中 inflammation 2 個，DIC 76 個，coagulation 14 個）[2]

日本においては，血液内科医を中心に DIC 研究が 1970 年代後半から精力的に開始されました．1990 年代に，救急医も外傷や敗血症性 DIC をテーマに参入しました．ただし，敗血症性 DIC という言葉は後にポピュラーになりました．本論文執筆者 11 人は日本における DIC 研究の第一人者であり，血液内科を中心とする内科（6 名）・救急科（4 名）・臨床薬理学（1 名）でした．ART-123 はトロンボモジュリンの開発名です.

当時評価されていたプロテイン C の認可につながった試験 PROWESS 試験[3] （➡ p.17）と比較してみましょう **表 1**.

表1　トロンボモジュリン国内第III相試験とプロテインC第III相試験（PROWESS試験）の比較

	国内第III相（ART-123）試験	PROWESS試験
P（対象患者）	血液悪性疾患 or 感染によるDIC	重症敗血症
I（介入）	トロンボモジュリン（0.06 mg/kg） 30分・1日1回6日間投与 ヘパリンプラセボ持続投与6日間	プロテインC 4日間投与
C（比較対照）	ヘパリン8単位/kg/時（体重50 kgであれば9,600単位/日）持続投与6日間 トロンボモジュリンプラセボ 30分・1日1回6日間投与	プラセボ群
O（outcome）	投与開始7日後のDIC離脱率	28日死亡率
データ収集期間	2000年6月〜2005年9月	1998年7月〜2000年6月
患者数	トロンボモジュリン群112人 ヘパリン群112人	プロテインC群850人 プラセボ群840人
DIC離脱率	トロンボモジュリン群66.1% vs ヘパリン群49.9%（統計的有意差あり）	
28日死亡率	トロンボモジュリン群21.9% vs ヘパリン群25.6%（統計的有意差なし）	プロテインC群24.7% vs プラセボ群30.8%（P=0.005）
抗凝固薬併用	カテーテル閉塞予防目的のヘパリン（1,000単位≦/日）とウロキナーゼ（10,000単位≦/日）の併用を許容（ウロキナーゼ使用はなかった）	DVT対策として15,000単位/日まで両群において許容．7割弱の患者に併用
血小板数除外基準	血小板数による除外なし	30,000/μL未満は除外

文献2，3より引用

ART-123試験のPICO設定 表1

対象患者

最終的にprimary endpointの評価をできたのは，トロンボモジュリン群112例 vs ヘパリン群112例でした．PROWESS試験が重症敗血症を対象としたのに対して，ART-123試験は「血液悪性疾患 or 感染によるDIC」を対象としました．DIC基礎疾患は，血液悪性疾患125例（55%），感染症102例（45%），敗血症50例（22%）でした．対象患者層の一部はPROWESS試験と重なるかもしれませんが，基本的に別であると言えます．

介入と対照群の設定

PROWESS 試験はプロテイン C 群とプラセボ群を比較しました．ART-123 試験は，ヘパリン群と比較しました．ただし，トロンボモジュリンは 30 分で投与するのに対してヘパリンは持続投与するので，投与方法によりどちらの介入か現場の医療者がわからないようにダミー薬を用いて（ダブルダミー法），どちらの群においても，30 分投与と持続注入が行われました．

ART-123 試験と PROWESS 試験では，対照群の設定がまったく異なります．

1990 年代初頭から敗血症の本態は炎症であると認識されるようになり，同時代に開発されたプロテイン C などが“敗血症治療薬”として有効ではないか？ と発想され，PROWESS 試験などの治験が行われました．よって，ヘパリンを対照群とするという発想はまったくなく，プラセボ群が設定されました．ただし，DVT 対策として少量ヘパリン併用を許容したので，解釈を非常に難しくしました．

日本は 1977 年に DIC が厚生省特定疾患に指定され研究班が作られ，以後 DIC 研究が進んだ国であり，同時期にヘパリンが DIC 治療薬として認可されました．以後多数 DIC 治療薬が生まれました（次 chapter で扱います➡ p.74）．ヘパリンに続いて認可された DIC 治療薬は，ヘパリンを対照群として非劣性試験が行われ認可された薬剤が多く，トロンボモジュリンも同じ過程を踏襲しました．ヘパリンを対照群とした非劣性試験が選ばれ続けた理由として，

- すでに DIC 治療薬が認可され DIC への DIC 治療薬投与が標準治療となっているので，対照群に DIC 治療薬を使用しない治験は極めて難しい（厳密には，日本の中でも標準治療かどうかは議論があります）
- ヘパリンを対照とした非劣性試験は結果が出やすいと予想された

などがあると筆者は推測します．実際，ART-123 試験論文考察において，すでに日本においては 6 種類の抗凝固薬が DIC 治療に対して認可されており，倫理的制約があったため，対照群をプラセボとできなかったと語られました．

ART-123 試験の対照群（ヘパリン投与群）のヘパリン量は 8 単位/kg/時でした．体重 50 kg であれば 9,600 単位/日です．PROWESS 試験は 15,000 単位以下，KyberSept 試験は 10,000 単位以下のヘパリンを DVT 予防目的として併用を許容しました．よって，ART-123 試験対照群のヘパリン量は，血栓治療量というよりは DVT 予防目的程度でした．ヘパリンの抗凝固作用は著しく個人差があると言われます．筆者の相場観からすると 10,000 単位/日程度のヘパリン投与では，多くの患者

のAPTTはほぼ延長することはなく，増量による延長効果も個人差が著しくあります．ヘパリン添付文書には10,000～30,000単位/日をモニタリングしながら投与する旨が書かれています．

実際，ART-123試験結果を受けて行われた薬事審議[4)]において，血栓症に一般的に使用される量より少ないことから審査側から「必ずしも十分な抗凝固作用を得られる治療法でない可能性がある」と指摘されましたが，結局「DICにおけるヘパリン療法に関しては，これまでにプラセボを対照とする比較臨床試験により，最適な用法・用量が検証されていない」ため，DICテキスト（単著，1997年）の10,000単位程度/日記載を根拠に「臨床上のDIC治療量として妥当な範囲内にはあるものと考えられる」とスルーされました．

PROWESS試験などは，血小板数<30,000/μLを除外基準としましたが，ART-123試験においては血小板数が少ないことによる制約はありませんでした．DICは血小板<30,000/μLといった症例が最重症で介入の効果があると考えられ，本来評価されるべき層が組み入れられたと言えます．

Primary endpoint設定

PROWESS試験に限らず，敗血症への薬剤の効果を検証する国際臨床試験のprimary endpointは28日死亡率が標準です．ICU滞在日数・人工呼吸日数・各種血液検査値などもsecondary endpointとして評価されますが，secondaryでありオマケ扱いです．

ART-123試験のprimary endpointは，厚生省DIC診断基準を用いて，薬剤投与開始7日後のDIC離脱率で評価されました．トロンボモジュリンの前に認可(2000年）されたダナパロイド（オルガラン®）の第III相試験において，「DICスコア改善度」が採用され重要な役割を果たしたので，影響があったのかもしれません．

ART-123試験の結果 表2

DIC離脱率（primary endpoint）

両群の差の全体において，トロンボモジュリン群66.1% vs ヘパリン群49.9%（両群の差の95%CI 3.3-29.1：ゼロをまたいでいなければ統計的有意差あり）と統計的有意差をもってトロンボモジュリン群に有利でした．血液悪性腫瘍においても同様だったのですが，感染においては95%CI −7.3-30.9と統計的有意差はありませんでした．

筆者は，DIC離脱率を重視することに疑問があります（➡ p.90）．

表2 ART-123 試験結果

全体	トロンボモジュリン群	ヘパリン群	95%CI	P 値
DIC 離脱率	66.1%	49.9%	3.3-29.1※	0.021
28 日死亡率※※	21.9%	25.6%	−14.8-7.3	0.614
血液悪性腫瘍	トロンボモジュリン群	ヘパリン群	95%CI	P 値
DIC 離脱率	65.6%	45.9%	2.6-36.8※	0.041
28 日死亡率	17.2%	18.0%	−14.2-12.5	1
感染	トロンボモジュリン群	ヘパリン群	95%CI	P 値
DIC 離脱率	66.7%	54.9%	−7.3-30.9	0.321
28 日死亡率	28.0%	34.6%	−24.6-11.3	0.613

95%CI は両群の差の 95%CI を意味する．ゼロをまたいでいなければ統計的有意差あり．P 値は筆者がすべて計算．
※筆者が計算．　※※全体の 28 日死亡数，死亡率は論文内で示されなかったので，筆者が計算．
文献 2 より引用

28 日死亡率

全体において，トロンボモジュリン群 21.9% vs ヘパリン群 25.6%でした．統計的有意差はありませんでした．また，血液悪性腫瘍 95%CI −14.2-12.5，感染症 −24.6-11.3 と CI の幅が大きくゼロをまたいでいます．

バイオマーカー

D-dimer, TAT, PAI-1 など DIC マーカーの変動率（減少率）は，トロンボモジュリン群がヘパリン群に比して有意に大きかったです．

重大合併症

28 日時点における重大合併症数は，トロンボモジュリン群 8 例，ヘパリン群 9 例でした．

7 日目までの出血症状を，消失・改善・変化なし・悪化・無症状に分けて評価したところ，トロンボモジュリン群において統計的有意差をもって出血症状が軽減されました（P=0.0487）．

トロンボモジュリン国際第 IIb 相試験

（2013 年，データ収集期間：2007 年 7 月〜2010 年 5 月，本文中 inflammation 0 個，DIC 39 個，coagulation 11 個）[5] **表3**

トロンボモジュリンは日本国内認可をとり 2008 年に発売されました．世界を目指

表3　トロンボモジュリン国際第IIb相試験（RCT）と国内第III相ART-123試験（RCT）

	国際第IIb相試験	国内第III相（ART-123）試験
P（対象患者）	敗血症とDIC疑い	血液悪性疾患 or 感染によるDIC
I（介入）	トロンボモジュリン（0.06 mg/kg） 1日1回 投与6日間	トロンボモジュリン（0.06 mg/kg） 30分・1日1回投与6日間 ヘパリンプラセボ持続投与6日間
C（比較対照）	プラセボ 1日1回投与6日間	ヘパリン8単位/kg/時（体重50 kgであれば9,600単位/日）持続投与6日間 トロンボモジュリンプラセボ 30分・1日1回投与6日間
O（outcome）	28日死亡率	投与開始7日後のDIC離脱率
データ収集期間	2007年7月〜2010年5月	2000年6月〜2005年9月
患者数	トロンボモジュリン群371人 プラセボ群370人	トロンボモジュリン群112人 プラセボ群112人
28日死亡率	トロンボモジュリン群17.8% vs プラセボ群21.6%（P=0.273）	トロンボモジュリン群21.9% vs ヘパリン群25.6%（統計的有意差なし）
DIC離脱率	トロンボモジュリン群28.9% vs ヘパリン群18.9%※（P=0.175）	トロンボモジュリン群66.1% vs ヘパリン群49.9%（統計的有意差あり）
抗凝固薬併用	BaselineのDVT予防目的ヘパリン併用トロンボモジュリン群13.6%，プラセボ群12.1%．試験期間中継続使用されたかについて記載なし	カテーテル閉塞予防目的のヘパリン（1,000単位≦/日）を除くとトロンボモジュリン群への少量ヘパリン併用なし
血小板数除外基準	血小板数＜20,000/μL 血小板輸血後＜30,000/μL	血小板数による除外なし

文献2，5より引用　　※Day1のみ記載

した戦いが続きます．旭化成ファーマはアメリカに子会社を設立し国際治験に取り組みました．日本の製薬企業が世界を目指す時，海外大手製薬会社と提携することが多いのですが（その代償として多くの国における販売権を失うことが多いようです），同社の意気込みや自信がうかがえます．

本試験は，認可につながる第III相試験の前哨戦，第IIb相試験（後期第II相試験）です．ここで重大な合併症がないか見定め，サブグループ解析結果を徹底的に分析し，第III相試験が成功する条件を探索します．

国際第IIb相試験は敗血症とDIC疑い（sepsis and suspected disseminated intravascular coagulation）を対象としました．PROWESS試験やアンチトロンビンの国際第III相試験KyberSept試験は重症敗血症を対象としており，敗血症性DICを対象とした国際大規模RCTは初でした．対照群としてプラセボ群が設定されました．患者の選定の段階では，DIC基準を簡素化し血小板数とPT-INRだけで構成されたmodified DICアルゴリズムが用いられました．エントリー後，ISTH overt DIC診断基準（➡ p.131）によるサブグループ解析が行われました．

28日死亡率（primary endpoint）

トロンボモジュリン群17.8% vs プラセボ群21.6%（P＝0.273）であり統計的有意差はありませんでした．

DIC離脱率（DIC診断された患者に対するサブグループ解析）

Day1においてトロンボモジュリン群28.9%，ヘパリン群18.9%とトロンボモジュリン群に離脱が多い傾向がみられました（P＝0.175）．DICスコア計算は，薬剤投与前・薬剤開始1・3（投与前後）・7・14日目に行われました．Day1の後の記載はありませんでした．

28日死亡率を指標とした各種baselineによるサブグループ解析 表4

介入開始時点における対象の年齢・性別・疾患といった背景因子をbaselineと言います．baselineにより検討がなされました．

診断閾値であるDICスコア≧5であってもトロンボモジュリン群36% vs プラセボ群34%と残念な結果でした．

表4 Baselineパラメーターによるサブグループ解析（28日死亡率）

	トロンボモジュリン群	プラセボ群
Baseline overt DICスコア		
<5	15%	19%
≧5	36%	34%
Baseline 未分画 or 低分子ヘパリンの使用		
なし	18%	19%
あり	18%	40%
Baseline 臓器障害数		
0	9%	10%
≧1	22%	26%

文献5より引用

Baselineのヘパリン使用で検討すると，トロンボモジュリン群18% vs プラセボ群40%（P＝0.016）であり，アンチトロンビンやTFPI試験の結果とは逆に，ヘパリン併用が有利である可能性が示唆されました．ただし，baselineにおけるヘパリン使用であり，治験介入後もヘパリンが継続使用されたか明記されていません．

解析結果により，「呼吸障害or心不全があり，かつPT-INR＞1.4，かつ血小板数30,000～150,000/μL」であれば，28日死亡率はトロンボモジュリン群26.3% vs プラセボ群38.2%となりトロンボモジュリン投与が最も効果的であると予想されました．また1つ以上の臓器障害があることも重視されました．第III相試験に向けて，ターゲットが定まったと言えます．後の第III相試験において，PT-INR＞1.4という coagulopathy（凝固障害）が条件に入った代わりに，“DIC”が条件から外れました．DICスコア≧5におけるサブグループ解析の結果が思わしくなかったことも関係するのかと推測します．

論文考察において，PROWESS-SHOCK試験の失敗（➡ p.33）の原因を，プラセボ群の死亡率の低下（≒敗血症標準診療の進歩）であろうと推測しています．また，本試験において（患者選定の段階でmodified DICアルゴリズムを用いたため）DIC患者は13.2%にすぎず，臓器障害がない患者が30.5%を占めたことにより予想より軽症疾患が対象となったことから，トロンボモジュリンの死亡率への貢献の評価が難しくなったとしました．死亡リスクの高い患者を選定すると口で言うのは簡単ですが，実際の臨床試験においてはそれほどうまくいかないのですね．

トロンボモジュリンは世界初の敗血症治療薬となるか！ 敗血症関連凝固障害へのトロンボモジュリンの有効性を検証した第III相試験 SCARLET試験[6]

（2019年，データ収集期間：2012年10月～2018年3月．本文中 inflammation 2個，disseminated intravascular coagulation 2個，coagulation 4個）**表5**

先の第IIb相試験で得られた知見を活かして第III相試験SCARLET試験が計画されました．

第IIb相試験のタイトル中に「sepsis and suspected disseminated intravascular coagulation（敗血症とDIC疑い）」とありましたが，SCARLET試験の英語タイトルにおいては「sepsis-associated coagulopathy（敗血症関連凝固障害）」と凝固障害に重きが置かれました．旭化成ファーマHP[7]には「凝固異常を伴う重症敗

表 5　SCARLET 試験と PROWESS-SHOCK 試験の比較

	SCARLET 試験	PROWESS-SHOCK 試験
Patient	敗血症関連凝固障害＋心血管系機能障害もしくは呼吸機能障害 or 両方＋PT-INR＞1.40＋血小板数 3～15 万/μL or 24 時間以内の 30％血小板数低下	敗血症性ショック
Intervention	トロンボモジュリン 6 日間投与	プロテイン C 4 日間投与
Comparison	プラセボ群	プラセボ群
Outcome（28 日死亡率）	トロンボモジュリン群 26.8％ vs プラセボ群 29.4％（P＝0.32）	プロテイン C 群 26.4％ vs プラセボ群 24.2％（P＝0.31）
患者数	トロンボモジュリン群 395 人 プラセボ群 405 人	プロテイン C 群 846 人 プラセボ群 834 人
少量ヘパリン併用	15,000 単位/日まで許容	15,000 単位/日まで許容
重大出血性合併症	トロンボモジュリン群 5.8％ vs プラセボ群 4.0％（有意差なし，P 値記載なし）	プロテイン C 群 1.2％ vs プラセボ群 1.0％（P＝0.81）
データ収集期間	2012 年 10 月～2018 年 3 月	2008 年 3 月～2011 年 9 月
発表雑誌	JAMA 2019 年 3 月号	NEJM 2012 年 5 月号

先だった RCT の中で最も時期が近い PROWESS-SHOCK 試験と比較
文献 6，8 より引用

血症」を対象としたとあります．SCARLET の SC は sepsis coagulopathy です．DIC という言葉は消えたものの，「先だった試験は単なる敗血症を対象としたから失敗した．凝固障害がある敗血症で結果を出そう !! 」という意気込みを感じます．

第 IIb 相試験の対象は「敗血症と DIC 疑い」であり，非常に簡易な DIC スコア（modified DIC アルゴリズム）をエントリーに用いたので「DIC 疑い」だったのですが，結果的に DIC 患者はわずか 13.2％でした[5]．SCARLET 試験は「心血管系機能障害若しくは呼吸機能障害を有する敗血症で，凝固異常（PT-INR＞1.4 かつ，血小板数が 3～15 万/μL or 24 時間以内に 30％を超える減少）[7]」を対象としました．「24 時間以内の 30％を超える血小板数低下」は日本発急性期 DIC 診断基準に同じ条件があり，DIC ワードを捨てたものの DIC を強く意識したことがうかがえます．

DVT 予防目的のヘパリン投与は許容され，48％の患者に併用されました．

28 日死亡率（primary endpoint）

トロンボモジュリン群 26.8％ vs プラセボ群 29.4％（P＝0.32）であり統計的有意差はありませんでした．プロテイン C が市場から撤退する理由となった

PROWESS-SHOCK 試験[8]の失敗の原因として，死亡率が予想より低くなったことが挙げられました（プラセボ群死亡率 24.2%）（➡ p.33）．SCARLET 試験のプラセボ群死亡率は 29.4% であり，PROWESS-SHOCK 試験より重症患者を狙えたと言えます．

重大出血性合併症

トロンボモジュリン群 5.8% vs プラセボ群 4.0%（有意差なし，P 値記載なし）

事前設定サブグループ解析 表 6

- APACHE II：APACHE II<25 においてトロンボモジュリンに有利な傾向がみられました（28 日死亡率減少−4.7%）．先だった他抗炎症凝固薬試験では APACHE II≧25 が有利であった結果が多かったので，逆の結果です．
- 少量ヘパリン併用の有無：ヘパリン非併用患者においてトロンボモジュリン投与が

表 6　SCARLET 試験とそのサブグループ解析結果

	患者総数	28 日死亡		95%CI
		トロンボモジュリン群	プラセボ群	
本試験	800	26.8%	29.4%	−8.77-3.68
事前設定サブグループ解析				
APACHE II<25	439	19.5%	24.2%	−12.38-3.07
APACHE II≧25	283	37.5%	36.1%	−9.80-12.69
ヘパリン併用なし	384	25.0%	31.3%	−15.22-2.72
ヘパリン併用あり	416	28.6%	27.7%	−7.77-9.52
事後設定サブグループ解析				
薬剤投与直前の凝固障害なし① INR≦1.4	146	19.7%	14.3%	−6.68-17.59
薬剤投与直前の凝固障害なし② 血小板数≦3 万/μL	24	69.2%	36.4%	−5.05-70.78
薬剤投与直前の凝固障害あり INR＞1.4 かつ血小板数≧3 万/μL	634	26.7%	32.1%	−12.48-1.68

プラセボ群に対するトロンボモジュリン群の死亡率減少の 95%CI．ゼロをまたいでなければ統計的有意差ありとなる．背景灰色部分においてトロンボモジュリン群に有利な傾向があった．

文献 6 supplement より引用

有利である傾向がありました（28 日死亡率減少−6.3%）．第 IIb 相試験サブグループ解析においては，ヘパリン併用が有利であったので逆の結果となりました．「サブグループ解析結果は仮説にすぎない」の典型例となりました．

事後設定サブグループ解析 表6

SCARLET 試験エントリーの血液検査条件は「凝固異常（PT-INR＞1.4 かつ，血小板数が 3～15 万/μL or 24 時間以内に 30%を超える減少）」でした．しかし，薬剤スタート直前の値で評価すると，すでに PT-INR≦1.4 に改善している患者が存在しました．そこで，介入薬剤スタート直前の PT-INR に視点を置いてサブグループ解析が行われました．

- 薬剤投与直前の凝固障害なし① INR≦1.4
  28 日死亡率 トロンボモジュリン群 19.7% vs プラセボ群 14.3%（死亡率の差の 95%CI −6.68-17.59）と統計的有意差はないもののトロンボモジュリン群に不利な傾向がみられました．ただし，患者数が激減しており，あまり議論する意味はありません．
- 薬剤投与直前の凝固障害あり INR＞1.4 かつ血小板数≧3 万/μL
  エントリー基準が維持されていた患者です．28 日死亡率 トロンボモジュリン群 26.7% vs プラセボ群 32.1%（95%CI −12.48-1.68）と統計的有意差はないもののトロンボモジュリン群に有利な傾向がみられました．ただし，悲しいかな，事後設定サブグループ解析は，事前設定サブグループ解析以上にクールな扱いとなります．

治験はスタートに手間も時間もかかる 図2

筆者も国際第 III 相試験に，各施設における治験責任医師として参加したことがあります．患者の同意を取得するのにエネルギーを要する上に，同意取得から薬剤投与に至るまで手続きが煩雑であり，予想よりはるかに時間を要し驚きました．治験支援会社があり治験参加施設ごとに治験コーディネーターが配置されるのですが，コーディネーターが要求する書類に目を通しサインを複数し，少しでもミスがあればそれへのコメントを記載しサインをし…膨大な仕事量です．

図2 は SCARLET 試験の臨床現場におけるスケジュールです．まず，window1 で SCARLET 試験対象患者を選びます．現場で診療する医師からすると，面倒なおまけ業務です．また，患者の初期診療は当然この時点から開始されます．そして，SCARLET 試験エントリー基準に該当しそうに思えたら（実際のエントリー基準，除外基準は非常に多項目に及ぶため現場で完全に理解するのは難しい），臨床試験管

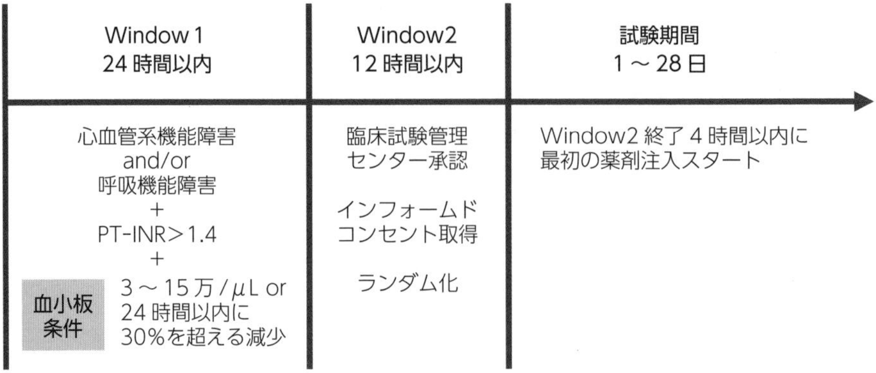

図 2　SCARLET 試験スケジュール
文献 6 supplement より改変

理センターに連絡します．臨床試験管理センターは「症例数を集めたいがノイズとなるような症例は集めたくない」という二律背反的なミッションを背負っており，臨床試験管理センターから治験コーディネーターを通じて問い合わせがある時もあります．治験コーディネーターが帰宅していれば，window1 の実質的な進行は翌朝となります．Window1 が 24 時間以内であるのは長すぎる印象があるかもしれませんが，「いろいろしている内にそれに近い時間になる」のです．Window2 は，臨床試験管理センターの承認を得て，患者や家族の同意を得て，ランダム化（センター側操作）され，薬剤部から介入薬か対照群かわからない薬がベッドサイドに到着し，ようやく投与です．SACRLET 試験において薬剤投与開始まで最長 40 時間（24＋12＋4）かかることになります．先だった試験の多くの window2 は 24 時間設定であり，12 時間でも「がんばった」と言えます．また，本来，window1・2 は短ければ短いほどよいということはありません．患者や家族に治験について十分理解してもらう時間や，禁忌事項を十分にチェックする時間が必要であるからです．

介入の遅れに足をすくわれた可能性がある

SCARLET 試験において，最初の PT-INR 測定から薬剤投与開始まで 15～40 時間を要しました[6]．本論文発表（2019 年 3 月）より少し前（2018 年 8 月）に，旭化成ファーマ HP に「ART-123 の海外における第 3 相臨床試験結果（速報）について」[7] がプレスリリースされました．治験登録から薬剤投与までの間に凝固障害が改善した患者がいたことや，薬剤を 6 回投与（6 日投与）する予定であったが，その半分以下の投与であった患者が含まれており，それら患者を除外するとプラセボ群に対するトロンボモジュリン投与群の 28 日死亡率減少が約 7%に拡大することが報告されました．

重症敗血症，まして凝固異常を合併した敗血症の治療の最大のキーは，できる限り早い有効な治療介入であることに異論はないでしょう．それを一般医療者でも理解し実行しやすくするために，例えば 1-hour bundle（敗血症と認知したら 1 時間以内にやるべきことを整理）が提唱され活用されています．1 時間の議論をしているのに，薬剤投与まで 15～40 時間もかかるでは寂しすぎます．筆者は，「理論的には効くはずである」プロテイン C，アンチトロンビン，TFPI，トロンボモジュリンが国際第 III 相試験を乗り越えられなかった理由があるとするなら，最大の理由は「介入に時間がかかりすぎた」であると考えます．

SCARLET 試験の editorial において

SCARLET 試験への editorial[9)] は敗血症と DIC の権威である Tom van der Poll（オランダ）に託されました．彼はなぜトロンボモジュリンが効果を発揮できなかったか？　について，著者らが主張した「最初の薬を入れた時点で，18.3%の患者の PT-INR はすでに回復していた．最初の検査から介入薬投与までの時間が長すぎた」説に加えて，以下の可能性を提示しました

- 単にトロンボモジュリンの効果は敗血症の死亡率を下げるほど強くない
- ヘパリン非併用患者において効果がありそうであったので，ヘパリンはトロンボモジュリンとトロンビンの相互作用を阻害するのではないか
- 症例数が少なすぎて統計のパワーが出なかったのではないか（SCARLET 試験の規模は PROWESS 試験など先だった試験の約半分）
- SCARLET 試験の後半において両群の死亡率が上昇している．患者登録が順調に進まなかったため，結果的に多くの国の異なったエリアの ICU が参加することとなった．1/3 の施設はわずか 1 患者だけ登録している．標準治療にも違いがあっただろう．
- SCARLET 試験の次のテストは，凝固異常を最初に認識してから薬剤を投与するまでの時間を短くし，ヘパリン併用を認めず，より利益が得られそうな患者数を増やした試験とすべきである

SCARLET-2 試験

SCARLET 試験結果のプレスリリース[7]（2018 年 8 月 2 日）の直前（2018 年 5 月），NIH（National Institutes of Health；アメリカ国立衛生研究所）が管理する臨床試験登録サイトに SCARLET-2 試験[10] が登録されました．暫定的であるものの掲載された患者条件において，「末梢血白血球数＞12,000/mm^3 または＜4,000 mm^3 ないし幼若好中球＞10%」「体温＜36℃または＞38℃」など SIRS の項目の一部，最初の臓器障害・血小板数・PT-INR の評価と薬剤投与直前の評価が 24 時間以内，ヘパリン併用の禁止などが追加されました．8 月のプレスリリース後も，国際認可に向けて新たなる RCT を行うと噂され，筆者に限らず多くの日本の医療者が期待しました．

2019 年 8 月 2 日，旭化成ファーマは新たなプレスリリース[11] をしました．「次の試験のデザインは薬剤投与に近いタイミングで凝固異常の再確認をする」ことで FDA と同意したことや，先の SCARLET-2 試験を一旦中止すること，共同開発やライセンスアウト（他社への譲渡）も視野に入れていることが表明されました．次なるチャンスを目指す姿勢と見る向きもあれば，事実上の国際展開断念と見る向きもあります．

参考文献

1） Hayakawa M, Kushimoto S, Watanabe E, et al. Pharmacokinetics of recombinant human soluble thrombomodulin in disseminated intravascular coagulation patients with acute renal dysfunction. Thromb Haemost. 2017; 117: 851-9.
2） Saito H, Maruyama I, Shimazaki S, et al. Efficacy and safety of recombinant human soluble thrombomodulin（ART-123）in disseminated intravascular coagulation: results of a phase III, randomized, double-blind clinical trial. J Thromb Haemost. 2007; 5: 31-41.
3） Bernard GR, Vincent JL, Laterre PF, et al. Efficacy and safety of recombinant human activated protein C for severe sepsis. N Engl J Med. 2001; 344: 699-709.
4） 厚生労働省医薬食品局審査管理課 . 審議結果報告書 . 2007 年 12 月 4 日.
医薬品医療機器総合機構 HP　https://www.pmda.go.jp/drugs/2008/P200800012/100898000_22000AMX00023_A100_2.pdf（最終閲覧 2021 年 11 月 30 日）
5） Vincent JL, Ramesh MK, Ernest D, et al. A randomized, double-blind, placebo-controlled, phase 2b study to evaluate the safety and efficacy of recombinant human soluble thrombomodulin, ART-123, in patients with sepsis and suspected disseminated intravascular coagulation. Crit Care Med. 2013; 41: 2069-79.
6） Vincent JL, Francois B, Zabolotskikh I, et al. Effect of a recombinant human soluble thrombomodulin on mortality in patients with sepsis-associated coagulopathy.

JAMA. 2019; 321: 1993-2002.
7）旭化成ファーマ 2018 年 8 月 2 日プレスリリース．ART-123 の海外における第 3 相臨床試験結果（速報）について．旭化成 HP　https://www.asahi-kasei.co.jp/asahi/jp/news/2018/me180802.html（最終閲覧 2021 年 11 月 30 日）
8）Ranieri VM, Thompson BT, Barie PS, et al. Drotrecogin alfa (activated) in adults with septic shock. N Engl J Med. 2012; 366: 2055-64.
9）van der Poll T. Recombinant human soluble thrombomodulin in patients with sepsis-associated coagulopathy: another negative sepsis trial? JAMA. 2019; 321: 1978-80.
10）The safety and efficacy of ART-123 in subjects with sepsis and coagulopathy (Scarlet2). https: //clinicaltrials.gov/ct2/show/NCT03517501（最終閲覧 2021 年 11 月 30 日）
11）旭化成ファーマ 2019 年 8 月 2 日プレスリリース．ART-123 の海外第 3 相臨床試験に関する今後の方針について．旭化成ファーマ HP https://www.asahikasei-pharma.co.jp/oshirase_20190802.html（最終閲覧 2021 年 11 月 30 日）

DIC 治療薬国内第 III 相試験を振り返る

日本は創薬大国

薬を開発し販売までたどり着くのは，基礎医学と臨床医学の厚みを要します．能力と熱意にあふれる基礎医学，臨床医学，製薬会社の人材を要します．世界に通じる薬を生み出せる国の数は多くはありません．

「バブルの時代はすごかった（ある意味狂っていた）」といったテレビ番組や記事をみかけますよね．若手読者にとってピンとこない話かもしれませんが，1980 年代から 90 年代にかけて，日本から世界を目指す大きなムーブメントが創薬においてもありました．

世界で評価された日本発の薬を紹介しましょう．抗菌薬メロペネム（メロペン®）・ピペラシリン（ペントシリン®）・タゾバクタム/ピペラシリン（ゾシン®）・レボフロキサシン（クラビット®）・ミカファンギン（ファンガード®），高コレステロール血症治療薬プラバスタチン（メバロチン®）・ロスバスタチン（クレストール®），免疫抑制薬タクロリムス（プログラフ®），糖尿病治療薬ピオグリタゾン（アクトス®），降圧薬カンデサルタン（ブロプレス®），近年であればがん免疫療法薬ニボルマブ（オプジーボ®）…他にも多数あります．COVID-19 で注目を浴びたヒト IL-6 レセプターモノクローナル抗体（アクテムラ®）も日本発です．ピーク時の年商が 10 億ドル（約 1,000 億円）を超える薬剤を blockbuster と呼びますが，blockbuster となった薬剤も多数あります．

オプジーボ®の発見者 本庶佑博士のノーベル医学賞受賞は記憶に新しいです．小野薬品と二人三脚で開発，世界で販売…と受賞時喧伝《けんでん》されましたが，国内においてあまり触れられなかった事実があります．小野薬品はブリストル マイヤーズ スクイブ（BMS）と提携関係にあり，小野薬品が開発商業化する権利は日本・韓国・台湾に限定され（治験データを共有できることや台湾とは新薬簡略審査制度があることが関係します），残りすべての地域の権利は BMS が有しています．海外規制当局と治験の詳細を煮詰め，時に激論し，平気でプロトコールを破る治験現場をコントロールし…言葉の壁もあり生易しくありません．抗がん剤であればさまざまながんそれぞれに治験を進めなければならず莫大なコストがかかります．日本の企業がコントロールできる範囲を超えていると判断されたようです．先のアクテムラ®も開発した製薬会社は中外製薬ですが親会社がロシュ（スイス）であり，世界的にはロシュの薬です．多くの薬において同様の構図がありました．このように海外企業など他社に権利を譲渡することをライセンスアウトと言います．

2000 年代のポピュラーな会話
「君の携帯はなになん？　僕はパナ（パナソニック）やで～.」
「俺はN（NEC）や．前はF（富士通）やった.」

読者もこのような会話をしたのではないでしょうか？　第5世代モバイル通信の時代が始まりましたが，当時は第2世代から第3世代に移行するころでした．第2世代においてNTTが開発した独自方式（PDC）が日本のメインであり日本に限定されました．世界は圧倒的にGSM方式でした．携帯電話が一気に普及した時代です．年間数千万台という膨大な台数が日本国内だけで確保できます．日本の携帯電話端末メーカーは，日本国内への供給を優先しました．世界マーケットをとれなくても，日本国内マーケットは守ることができると思われていました．

韓国のサムソンは第2世代において，社内に「日本マーケットに参加すべき」という意見があったようです．しかし，「1億人という“小さな”マーケット（日本）に参入するために，PDCへの対応にエネルギーを注ぐより，巨大な世界マーケットをとれ」という戦略がとられました．

現在，スマホの世界シェアは，サムソン1位，アップル2位です．日本メーカーは総撤退を迫られました．あれほど，Nとかパナとか言っていたのに….

韓国の人口は5,000万人強であり，自国のマーケットだけではサバイバルできないという危機感があるようです．スマホだけでなく半導体や家電製品においても同じことが起こりました．K-POPや映像産業においても世界マーケットを狙った戦略がとられていることは有名ですよね．

EU（欧州連合）の創立に，日本の存在も地政学的に関連したとされます．中国はまだ台頭しておらず，日本の存在感は現在よりはるかに大きいものでした．域内最大の統一ドイツでも人口8,000万人であり，フランス・イギリスが6,000万人強，…ルクセンブルク40万人（当時）ではバブルに沸いた日本にかないません．薬の審査を各国で行うことにおいても無理があり，やはり「日本にはかなわない」でした．

1993年のEU統合により状況は一変しました．新薬審査はEMA（European Medicines Agency：欧州医薬品庁）に一本化されました．2019年のEU域内人口は約4億5,000万人です．EMAはアメリカのFDAに匹敵する強大な権力を有し，当然行使しています．

ローカルドラッグも多く存在する

世界で大活躍した日本発薬剤を紹介しましたが，国内ではメジャーであるが海外でほぼ承認されていない薬も多数あります．ローカルドラッグと呼ばれます．日本国内承認を得た後，海外治験を行って海外における販売を目指すかは製薬会社の自由です．そして，先の“携帯電話端末”と同じように，「日本国内で食っていける」ので目指さない戦略もあり得ます．

知名度が高いローカルドラッグとして，脳梗塞やくも膜下出血治療薬オザグレル（カタクロット®・キサンボン®），脳梗塞治療薬や体外循環における抗凝固薬アルガトロバン※（スロンノン®・ノバスタン®），くも膜下出血治療薬塩酸ファスジル（エリル®，中国においても認可），脳梗塞治療薬エダラボン※※（ラジカット®），心不全治療薬カルペリチド（ハンプ®），超短時間作動β遮断薬ランジオロール（オノアクト®）…多数あります．「え，日本にしかないの？」と驚いた読者も多いのではないでしょうか？　以後，解説するガベキサートメシル酸塩（エフオーワイ®），ナファモスタットメシル酸塩（フサン®）もローカルドラッグです．

オザグレル，アルガトロバン，ガベキサート，ナファモスタットの共通点は？　抗炎症凝固作用をもちます．炎症と凝固は同じ屋根の下にあります．抗炎症能力，抗凝固能力の割合には差があり，それぞれの薬が特色を生かしてそれぞれの適応をとりました．日本はこの分野の研究・創薬が盛んであり，やはり1980年代・90年代の熱気の中で生み出されました．薬ではありませんが，エンドトキシン吸着除去器トレミキシン®（東レ・メディカル，1994年発売）も同じ熱気の中で生まれました．

筆者は，1980年代・90年代に「日本独自の薬」が産出されたことをネガティブに捉えるべきではないと考えています．当時は，「国内の産業を育てて世界と戦えるようにする」ために「自国内で優遇し育てる」がスタンダードだったからです．実際，その中から世界と戦える薬が生まれました．

※海外において脳梗塞への適応はないが，アンチトロンビン低下状態における血液体外循環やヘパリン起因性血小板減少症の合併症や血液体外循環への適応はある．

※※海外において脳梗塞への適応はないが，筋萎縮性側索硬化症（ALS）進行抑制の適応がある．

ただし，ローカルドラッグの認可はやはり日本独自でした．例えばアルガトロバンの脳梗塞（脳血栓症急性期）の有効性評価試験において重視されたのは「全般改善度」であり担当医の印象で決まるものです．以後に紹介する DIC 治療薬認可においても，全般改善度が多くにおいて用いられました．よく言えば日本独自の，悪く言えば海外で採用されない評価方法で認可される薬剤が少なからずありました．

日本で認可された DIC 治療薬を振り返ってみよう

日本は，DIC の研究，DIC 診断基準の開発，DIC 治療薬の開発において世界をリードしてきました．やはり 1980 年代，90 年代のエネルギーが関係します．

くれぐれも過去を揶揄することに意味はありません．ただし，過去が現代に影響を及ぼしているのであれば，どのようなことが行われてきたのか知る必要はあります．日本において DIC への適応を取得した 8 薬剤（10 製品）について取得経過を振り返ってみましょう．各薬剤の認可につながった国内第 III 相試験主論文を紹介します．

未分画ヘパリン（DIC 適応認可年不明）

「汎発性血管内血液凝固症候群の治療」への適応をとった最初の薬剤は未分画ヘパリンです．現在，DIC は播種性血管内凝固症候群と訳されますが，DIC 黎明期は，「汎発性」という表現もあり，それが保険病名として今も残ります．

近年，新薬発売から時間が経過しジェネリックが登場した薬の大半は他社に販売移管されます．販売移管後は継承会社に質問しても，副作用などの質問への答えはありますが，承認時の試験内容などには答えられないケースが大半です．当然かもしれません．短期間に 500 薬品以上継承した大手ジェネリック会社すらあります．そして，「管理しきれない」ことにより大手ジェネリック会社の品質管理問題が 2020 年 12 月から相次いで発覚し，業務停止が命令されました．

未分画ヘパリンは非常に歴史が古い薬であり，販売移管が繰り返されており，DIC への適応をとった経緯はわからないという継承会社の答えでした．1970 年代前半の医事紛争・裁判において患者の死因として DIC が語られるようになり，1977 年に厚生省特定疾患に DIC が指定され研究班が作られたので 1970 年代に DIC 適応認可をとったのではないかと筆者は推測しています．RCT が行われていないのは間違いないようなのですが認可試験の内容も不明です．ご存知の読者がおられたら教えて下さい．

ガベキサートメシル酸塩（エフオーワイ®）（DIC 適応認可 1983 年）[1)]

ガベキサートは 1977 年に急性膵炎への適応をとりました．トロンビンや活性型第X因子を阻害し血小板凝集作用を有することから，1983 年 DIC への適応が追加されました．よくも悪くも抗凝固作用が非常に弱かったので，「出血合併症を心配せずに DIC 患者に使用できる」「出血傾向のある DIC 患者に比較的安心して使用できる」として愛された DIC 治療薬です．

第 III 相試験として，ガベキサート投与群（1～2 mg/kg/時）vs 未分画へパリン群（10,000～20,000 単位/日）で open-label 試験が行われました．各施設において，奇数番目の患者にガベキサートを，偶数番目の患者に未分画へパリンが投与されました（奇数・偶数法）．よって，RCT ではなく，論文のタイトルには多施設比較臨床試験とあります．

対象となった全 211 DIC 症例の基礎疾患は，白血病 54 例（APL 30 例）・悪性腫瘍 65 例・感染症 27 例・肝疾患 13 例・血管病変 21 例でした．両群とも介入薬剤平均投与期間は約 16 日と現代の感覚からすると非常に長期でした．白血病や悪性腫瘍が基礎疾患として多かったことが関係するのでしょうか．

生存率はガベキサート投与群 57% vs 未分画へパリン群 63%（統計的有意差なし）でした．白血病死亡例の死亡までの期間の平均がガベキサート投与群 25.1 日 vs 未分画へパリン群 14.2 日（$P<0.05$）であり「ガベキサート投与群において有意に（死亡例の）生存期間が長かった」といった数字が評価されました．さらに，出血症状を改善・不変・悪化に分け評価（有意差なし），血小板数・FDP などにより点数化凝血スコア（ガベキサトートにおいて有意に改善），担当医効果判定（低分子へパリンの項で紹介する総合効果判定相当，有意差なし），主治医有用性判定（低分子へパリンの項で紹介する有用度判定相当，有意差なし）が行われました．

こういった項目を総合的に評価し，DIC に対してガベキサートは「へパリンに勝るとも劣らぬ結果を示し」,「出血症状に対しては優れた効果を示した」とされました．非劣性証明です．

ヒト血漿由来アンチトロンビン（ノイアート®，アンスロビン P®，ノンスロン®）（DIC 適応認可 1987 年）[2)]

2020 年 7 月，アンスロビン P の販売は中止されました．

KyberSept 試験～SCARLET 試験から得られた教訓は，「敗血症に対して抗炎症凝固薬とへパリン併用は鬼門」ですが，“本来”アンチトロンビンとへパリンが結合することにより抗トロンビン活性が増強するので，かつてアンチトロンビンとヘパリンはセットでした．例えると，「あくまでヘパリンが主役であるが，脇役（アンチトロンビン）が減りすぎると主役が輝かないので増やそう」でした（補充療法）．アンチトロンビンを単独投与すると「アンチトロンビンはヘパリンの補酵素だぞ．わかってない」と指導医に怒られることもありました．DIC に対してヘパリンを使用せずアンチトロンビンを使用すると保険の査定において“切られる”といった話もありました．いつのころからか，セット投与はマストではなくなり“保険で切られる”こともなくなりました．

よって，アンチトロンビン国内第 III 相試験において，ヘパリン単剤投与を対照群として設定するという発想自体がなく，明確な対照群を設定せずに行われました．論文考察冒頭において，「DIC の臨床症状が急激である」「治療を画一化することが難しい」「病態が刻々と変化する」ことなどからあえて二重盲検試験や比較対照試験を行わなかったと書かれています．

全 142 DIC 症例の基礎疾患は，悪性腫瘍 29 例，白血病 25 例，敗血症を含む感染症 20 例，肝疾患 15 例，その他の感染症 13 例，産科合併症 8 例，熱傷 8 例，手術・外傷 7 例などでした．

「アンチトロンビンの血中活性が低いとヘパリンの効果が発現されない」を解決するために，アンチトロンビン補充療法の効果を検証する試験でした．よって，原則血漿アンチトロンビン活性が 70%以下を対象としました．現在も，アンチトロンビンの保険適応の条件は，アンチトロンビン活性≦70%ですが，本試験に由来します．

未分画ヘパリンは持続投与すると濃度が安定するまでに時間を要します．よって血液浄化や ECMO など体外循環にヘパリンを抗凝固薬として使用する時，開始直前に 3,000～5,000 単位程度ショット投与します．「ヘパリンをしっかり効かせたい」が，アンチトロンビンに期待された当時の薬効でした．本試験においては，ヘパリンを 10,000 単位/日の速度で持続投与すると 12 時間程度でヘパリンの血中濃度が安定化する　とし，ヘパリン開始 12 時間後からアンチトロンビン 1,500 単位を 1 日 1 回投与開始し 2 日以上投与を原則としました．

ところが，アンチトロンビンの早期投与やヘパリン非投与，アンチトロンビン投与日数も 1 日 25%，2 日 31%，3 日 18%，4 日 13%，5 日 4%…とバリエーションに富みました．それらをすべて採用し，DIC 診断後，アンチトロンビンだけが投与された症例（A 群），ヘパリン投与 2 時間以内にアンチトロンビンが投与された症例（B 群），ヘパリン投与後 3 時間以上経過してからアンチトロンビンが投与された症例（C 群）としました．C 群をさらにヘパリン量などによって C1～C7 群に分けました．C1～C7の中でもオーバーラップがありました．DIC診断（対象ABC)⇒ヘパリン投与（対象BC)⇒アンチトロンビン投与直前（対象ABC）まで，出血症状や臓器症状の出現率が変わりませんでしたが，アンチトロンビン投与回数が進むにつれ出現率（対象ABC）が減少するグラフが示されました．アンチトロンビン投与3回目あたりで，PT・血漿フィブリノゲン・血小板数・血性FDPが統計的有意をもって改善することも示されました．DIC診断時128例に対し，3回目投与時は43例です．

これらにより，全症例における主治医判定の有効以上の有効率は53.5%であり，有用以上の有効率は54.2%でしたが，白血病例を除くとそれぞれ，58.1%と59.0%に上昇したとされました．

ナファモスタットメシル酸塩（フサン®）（DIC適応認可1989年）[3]

論文緒言において，「ヘパリンの効果発揮にはアンチトロンビンが必要であること」「アンチトロンビン低下例において補充が必要であること」「ヘパリンはDICの出血を助長する可能性」を指摘しています．ガベキサート同様に「出血傾向のある患者にヘパリンや，ヘパリン＋アンチトロンビンなんて怖くて使えない．ナファモスタットを使ったらいいよ」ということです．

そして，本邦において開発された合成タンパク分解酵素阻害薬であるガベキサートとナファモスタットは，アンチトロンビン非依存性に抗トロンビン・抗Xa・抗プラスミン・抗カリクレイン・抗トリプシン・抗補体・抗血小板作用を有すること，これらの作用はナファモスタットのほうが強いことが強調されました．抗トロンビン≒抗凝固，抗プラスミン≒抗線溶と捉えればよく，凝固線溶系全体をほどよく抑える薬剤として愛されてきました．

対照群に未分画ヘパリンを投与して比較試験が行われました．本試験においても，DICは極めて重篤な病態であること，薬剤の微量調整が必要であることから二重盲検試験にそぐわないと判断され，電話法が行われました．電話法とは，主治医が患者を登録した後に治験コントローラーから電話を通じてどちらの群か指定される方法です．従来の奇数・偶数法や封筒法に比べて主治医の恣意的な薬剤や症例の変更が不可能であり，より客観的であるとされました．本論文内ではwell controlled studyと称されました．逆に言えば，当時の治験において，恣意的に患者の群選定が行われることがあったことを示唆します．「この患者の予後は悪そうだなー．対照群にしておこう」があったと言われます．現代のopen-label RCTに近くなったと言えますが，主治医がナファモスタット群かヘパリン群かを知っている中で治験が行われているので，強力なバイアスがかかります．

解析された症例は計 117 例であり，白血病 74 例（うち APL 26 例），悪性腫瘍 26 例，感染症 6 例でした．

ナファモスタット 0.2 mg/kg/時，未分画ヘパリン 10 単位/kg/時で原則投与されましたが，主治医の判断で適宜増減が許され，投与期間も主治医判断による 3 日以上 14 日以内の投与ですが，記録すれば中止も主治医判断で許されました．

評価方法　以下の主治医判定が重視されました．

① 臨床所見：投与 7，14 日または投与終了時の 3 段階評価，出血および臓器症状を 5 段階評価しました．

② 有効性判定：投与 7，14 日または投与終了時に，①臨床所見（出血症状，臓器症状）および検査値の推移から総合的に 5 段階評価しました．

③ 安全性判定：副作用発生時にその副作用の重篤度を 3 段階で評価し，さらに投与 14 日または投与終了時に安全性を 4 段階で評価しました．

④ 有用性判定：投与 14 日または投与終了時に，②有効性と③安全性を勘案し，極めて有用・有用・やや有用・特に有用と思われない・好ましくない の 5 段階で評価されました．

結果

患者の病型が急性と慢性に分けられ，最終日主治医判定（有用性）の解析結果が以下です．

急性病型：やや有効以上が，ナファモスタット群 66.0% vs ヘパリン群 48.1%（統計的有意差なし）

慢性病型：やや有効以上が，ナファモスタット群 23.1% vs ヘパリン群 40.0%（統計的有意差なし）

これらの結果から，ナファモスタットは DIC に対してヘパリンと同等もしくはそれ以上に有効な薬剤と考えられたとされました．

低分子ヘパリン（フラグミン®）（DIC 適応認可 1996 年）[4)]

第 III 相試験の全 124 DIC 症例中の内訳は，白血病 49 例（APL 21 例），悪性腫瘍 47 例，感染症 15 例，血管病変 6 例でした．APL を主とする白血病と悪性腫瘍が約 8 割を占めています．

低分子ヘパリン群（75 単位/kg）vs 未分画ヘパリン群（240 単位/kg），原則 5 日間投与で比較検討されました．DIC 治療薬第 5 号において初めて RCT が行われました．現代のように明確な primary endpoint は設定されていません．死亡率も重視されず，有用性判定が重視されました．どのように有用性判定が行われるのか読者に理解して頂くために，少し詳しく紹介しましょう．5 段階評価は，著明改善・中等度改善・軽度改善・不変・悪化 です．

- 臨床症状の改善度：薬剤投与期間における出血症状および臓器症状の改善度を投与前と比較し次の 5 段階で担当医が判定.
- 凝血学的検査値の改善度：試験薬剤投与前後で，厚生省 DIC 診断基準の中の FDP・血小板数・フィブリノゲン・PT の値から得られた凝血学的検査値スコアを 5 段階で担当医が判定.
- 総合効果判定 表 1：臨床症状（出血症状，臓器症状）の改善度と凝血学的検査値の改善度を総合的に考慮し次の 5 段階で担当医が判定.
- 概括安全度判定：総合効果判定と同様の手法で，副作用と臨床検査値異常を考慮し担当医が判定.

◎有用度判定：総合効果判定と概括安全度判定を総合し担当医が判定 表 2.

総合的に判定が繰り返され，有用度判定にたどりつきます．総合的に判定ってどうするの？　と思いますよね. 例えば, 臨床症状と凝血学的検査による総合効果判定は, 総合効果判定表 表 3 を使用しました.

日本版 FDA 発足

2004 年に厚生労働省所管の独立行政法人医薬品医療機器総合機構（PMDA: Pharmaceuticals and Medical Devices Agency）が発足し，医薬品・医療機器の審査に限らず副作用による健康被害救済業務，安全対策・情報提供業務が集約化されました．アメリカの FDA，ヨーロッパの EMA に相当します.

2000 年ごろより認可された薬剤は，PMDA の HP において審査報告書を確認できるようになりました.

情報公開ですね.

ダナパロイドナトリウム（オルガラン®）（DIC 適応認可 2000 年）[5, 6]

未分画ヘパリン抽出物・Xa 阻害薬であるので低分子ヘパリン（フラグミン®）に限りなく近い存在ですが，低分子ヘパリンと区別するためにヘパリノイド（ヘパリン類似物質）と呼称されました.

1990 年にオルガノン（オランダ，その後メルクに吸収合併）が DVT の適応をオランダで取得しました（当時人口 1,500 万人のオランダで薬事審査が行われていたことがわかります)．日本においては 2000 年に DIC 適応が取得されました.

表 1　総合効果判定

	著明改善	中等度改善	軽度改善	不変	悪化	判定不能	計	改善率（%）	悪化率（%）
低分子ヘパリン群	8	16	22	10	4	1	61	39.3	6.6
未分画ヘパリン群	8	16	13	12	12	2	63	38.1	19

中等度改善以上を改善率としている．統計的有意差なし．
文献 4 より引用

表 2　有用度判定

	極めて有用	有用	やや有用	どちらとも言えない	好ましくない	判定不能	計	有用率（%）	好ましくない率（%）
低分子ヘパリン群	8	21	16	13	2	1	61	47.5	3.3
未分画ヘパリン群	8	16	14	12	11	2	63	38.1	17.5

有用以上を有用率としている．統計的有意差なし．
文献 4 より引用

表 3　低分子ヘパリン第 III 相試験における総合効果判定表

臨床症状 凝血学的検査	著	中	軽	不	悪
著	著	著	中	中	軽
中	著	中	中	軽	不
軽	中	中	軽	軽	不
不	中	軽	軽	不	悪
悪	軽	不	不	悪	悪

著：著明改善，中：中等度改善，軽：軽度改善，不：不変，悪：悪化．
文献 4 より引用

それまでに DIC 治療薬として認可されていたナファモスタット・ガベキサートは静脈炎を起こしやすく，ナファモスタット・ガベキサート・ヘパリンは 24 時間持続投与が必要なので患者負担となるのに対して，ダナパロイドは 1 日 1～2 回の one shot 投与で効果があることを売りにしました．

第 III 相試験の全 85DIC 症例の内訳は，白血病 42 例（APL 13 例），悪性腫瘍 30 例，感染症 7 例でした．

ダナパロイド群（1,250 単位 1 日 2 回投与）vs 未分画ヘパリン群（7～10 単位/kg/時）で RCT が行われました．ダナパロイドは one shot 投与，未分画ヘパリンは持続投与であるので現場がわからないようにそれぞれにダミー薬が用意されました（ダブルダミー法）.

評価は，投与終了時または中止時に，以下のように担当医が判定することになりました．DIC治療薬認可治験の歴史の中でDICスコアの改善度が初登場しました．

① 基礎疾患の重症度の推移　3段階評価
② 臨床症状の推移　4段階評価
③ 凝血学的検査　4段階評価
④ DICスコア　5段階評価
⑤ 全般改善度　担当医が①～④を総合的に判断し，5段階で評価

さらに，副作用および臨床検査値以上を考慮して概括安全度が4段階で評価されました．

最後に，有効性（全般改善度）と安全性（概括安全度）を考慮して有用性が5段階で評価されました．

全般改善度においてダナパロイド群65.4% vs 未分画ヘパリン群45.2%（P=0.083），有用度においてダナパロイド群65.1% vs 未分画ヘパリン群46.5%（P=0.119）でした．まとめにおいて，「同等性検証の結果，有用性についてダナパロイド群は未分画ヘパリン群と同等またはそれ以上の結果が得られた」とされました．

凝血学的検査の改善度およびDICスコアの改善度の全般改善度への寄与が高かったことから，審査側が「DICスコアは診断の基準であり，DIC治療の指標として用いることの妥当性」について説明を求めています[6]．診断基準が治療指標となり得るか？　は当然の指摘です．これに対して申請側は「DICスコアは重篤度の判定に有用である」ことからそれを用いて改善度を評価することの妥当性を主張しました．

第III相試験は非劣性を示せたものの優越性を示せなかったことを審査側から指摘されており，オルガランの第III相試験（1995年）から認可（2000年）まで時間を要しています．また1998年より，医薬品開発の臨床試験は新GCP（Good Clinical Practice: 医薬品の臨床試験に関する基準）に関する旧厚生省の省令（1997年）のもとで行われることが義務づけられたのですが，それ以前であり，primary endpointの設定がなされていません．余談ですが，新GCPスタートから数年間薬剤臨床試験が滞りました．

●ダナパロイド裏話

海外においてダナパロイドはDICの適応取得はなく，DVT予防薬として使用されています．そして，DVT予防薬として非常に優秀です．ニューヨークで働く筆者知人看護師との会話を紹介しました（➡p.6）．欧米においては肥満患者が多いこと

もあいまって DVT 予防意識は医事紛争予防の面からも強いです．本薬剤の利点は 1 回投与量がわずか 1 mL，1 日 2 回皮下注射で使用できることです（海外）．国内販売の未分画へパリンや低分子へパリン（フラグミン®）は 5,000 単位/5 mL であり，これらの 1 日 2 回皮下注射を繰り返せば，患者の肩や臀部はパンパンになるでしょう．ダナパロイドであれば 1 mL であるので，気楽に皮下注射できます．

下記はすでにオルガラン®は他社へライセンスアウトされており時効だと思うので明かす，2000 年ごろの話です．

筆者「なんで，DIC ではなく DVT で適応をとらないの？」
オルガラン® 担当者「日本では DVT の予防意識が低いことが第一です．それと…」
筆者「な，なに…，教えて！！」
担当者「DIC 治療薬は高額なので，フラグミン® と同様にオルガラン® もDIC 治療薬として認可をとることによる薬価が期待されたんですよ．なんとか認可されたものの，皮下注射ではなく静脈注射となったので利点が失われて….」

当初，「皮下注射 1 日 2 回で済む DIC 治療薬」という絵を製薬会社側は描いたのですが，日本国内治験において DIC への皮下注射は皮下出血につながる可能性が指摘され[6]，日本の添付文書上は静脈注射，適応は DIC のみ認可されています．現在，DIC に対しての使用実績はほぼありませんが，不育症（習慣性流産）の母体への長期投与抗凝固薬として使用する産科施設があるようです．もちろん適応外使用であり，皮下注射されるようです．

トロンボモジュリン（リコモジュリン®）（DIC 適応認可 2008 年）[7] （➡ p.59）

血液悪性疾患 or 感染による DIC 患者を対象としました．DIC 基礎疾患は，血液悪性疾患 125 例（55%），感染症 102 例（45%），敗血症 50 例（23%）でした．

トロンボモジュリン群 vs 未分画へパリン群で検討されました（RCT）．

Primary endpoint は，厚生省 DIC 診断基準を用いて，薬剤投与 7 日後の DIC 離脱率で評価されました．28 日死亡率は secondary endpoint に含まれました．

遺伝子組み換えアンチトロンビン（アコアラン®）（DIC 適応認可 2015 年）[8,9]

従来のアンチトロンビン製剤はヒト血漿由来でしたが，遺伝子組み換え技術によりアコアラン®は開発されました．抗体医薬品において強みをもつ協和キリンが開発・治験・製造をしています．アンチトロンビンは抗体ではありませんが，タンパク質を増やす技術が活用されています．同社の HP に「新抗体物語」という漫画（全 31 話）があります．おもしろく勉強になります．ぜひ目を通してください．

表 4　遺伝子組み換えアンチトロンビン（アコアラン®）の効果を検証した試験

		アコアラン®群		ノイアート®群	
		DIC 離脱率	28 日生存率	DIC 離脱率	28 日生存率
試験①主試験	全体（222 例）	56.4%	87.3%	52.7%	77.7%
	ヘパリン併用（63 例）	56.3%	81.3%	64.5%	80.6%
	ヘパリン非併用（158 例）	57.1%	90.9%	48.1%	76.5%
試験②	ヘパリン併用（15 例）	40.0%	73.3%		
試験③	ヘパリン併用（5 例）	60.0%	60.0%		

文献 8 より引用

第 III 相試験は論文として公開されていません．血漿由来アンチトロンビンに対する非劣性の確認が目的だからでしょうか．PMDA HP に閲覧可能な資料[8,9]があります．

遺伝子組み換えアンチトロンビン（アコアラン®）vs ヒト血漿由来アンチトロンビン（ノイアート®）で比較試験が行われました．カニクイザルなどの動物実験結果においてアコアラン®はノイアート®の 1.2 倍のクリアランスがあることから，ヒトの臨床試験においてアコアラン®はノイアート®の 1.2 倍量投与されることとなりました．

Primary endpoint は DIC 離脱率が採用されました（添付文書内の表現は DIC 離脱割合）．

試験①（主試験）：SIRS 基準を満たす感染症を原因とする DIC 患者を主に対象に，アコアラン®群 36 IU/kg（110 例）vs ノイアート群® 30 IU/kg（112 例），5 日間投与で無作為化非盲検試験が行われました．DIC 治療薬第 III 相試験の対象が感染症に初限定されました．本試験においては，最終投与翌日である 6 日目の急性期 DIC 診断基準が診断基準・離脱基準の双方で用いられました．ヘパリン併用はマストではありませんでした．DIC 離脱率は，アコアラン®群 56.4% vs ノイアート®群 52.7% でした（統計的有意差なし）．

試験②：DIC の基礎疾患 白血病 9 例，非白血病 6 例を対象．厚生省 DIC 診断基準を使用．

試験③：ヘパリン併用下でのアコアラン®の有効性・安全性を検証するために施行．基礎疾患は感染症 2 例，熱中症 2 例，急性膵炎 1 例．

従来製品アンチトロンビン（ノイアート®）と新製品アンチトロンビン（アコアラン®）の“性能”に差があれば大変です．差がないことを確認するための治験であり，

表 5　アコアラン第 III 相試験①（主試験）における DIC スコアの平均値

DIC スコア	経過日数						
	登録時	2	3	4	5	6	7
アコアラン®群	5.6±1.2	4.9±1.7	4.0±1.8	3.8±1.7	3.3±1.9	3.0±2.1	3.1±2.2
ノイアート®群	5.6±1.4	4.9±1.9	4.3±1.9	3.9±1.9	3.3±1.8	3.0±2.0	3.2±2.2

平均値±SD
文献 9 より引用

無事，DIC 離脱率に統計的有意差はありませんでした（表 4 試験①）．PMDA 別資料に DIC スコアの記載があります[9)] 表 5 .

DIC 離脱率は国内 DIC 治療薬治験 primary endpoint のスタンダードとなったのでしょうか．

DIC 治療薬国内第 III 相試験のまとめ 表 6

DIC の基礎疾患：かつては DIC 治療薬治験において白血病や悪性腫瘍が DIC 基礎疾患の主であり，感染症はおまけ扱いでした．最新第 III 相試験（遺伝子組み換えアンチトロンビン，2015 年）の主試験は感染症 100%となりました．

対照群：敗血症に対して認可された抗炎症凝固薬がない欧米の第 III 相試験（PROWESS 試験，KyberSept 試験など）においてプラセボが対照群でしたが，未分画ヘパリンが早々と DIC 治療薬として認可された日本においては，主に未分画ヘパリンが対照群に選ばれてきました．

試験方法：基礎疾患を白血病とする DIC は非常に重篤であるので，介入薬や未分画ヘパリンの微調整が必要であるとされ 1980 年代は open-label 試験が行われました．2000 年に認可されたダナパロイドまで担当医による有用性判定が行われました．ダナパロイド試験において，DIC スコアの改善度が登場し，トロンボモジュリン（2008 年），遺伝子組み換えアンチトロンビン（2015 年）は primary endpoint として DIC 離脱率を採用しました．一貫して，短期指標が重視され死亡率は重視されませんでした．

表6　国内で認可されたDIC治療薬の認可状況

薬剤名	認可年	DIC基礎疾患	対照群・試験方法
未分画ヘパリン	不明	不明	不明（RCTではない）
ガベキサートメシル酸塩	1983年	白血病26%（APL 14%），悪性腫瘍31%，感染症13%	未分画ヘパリン．奇数・偶数法により割付したopen-label試験．担当医による有用性判定．
ヒト血漿由来アンチトロンビン	1987年	白血病18%，悪性腫瘍20%，感染症23%	対照群なし．未分画ヘパリン開始12時間後アンチトロンビン開始を原則とし，アンチトロンビン投与回数の増加による出血症状や臓器症状などの変化を観察．他所見とあわせて，担当医による有用性判定．
ナファモスタットメシル酸塩	1989年	白血病63%（APL 22%），悪性腫瘍22%，感染症5%	未分画ヘパリン．症例登録後，どちらの群かを電話により担当医に連絡したopen-label試験．担当医による有用性判定．
低分子ヘパリン	1996年	白血病40%（APL 17%），悪性腫瘍38%，感染症12%	未分画ヘパリン．DIC治療薬治験において初のRCT．担当医による有用性判定．
ダナパロイド	2000年	白血病49%（APL 15%），悪性腫瘍35%，感染症8%	未分画ヘパリン．RCT．DICスコアの改善度が登場し，基礎疾患の重症度・臨床症状・凝血学的検査の推移，安全性とあわせて担当医が有用性判定．
トロンボモジュリン	2008年	白血病55%，感染症45%（敗血症23%）	未分画ヘパリン．RCT．Primary endpointが初めて設定された．英語論文として国際誌に唯一掲載された．Primary endpoint：厚生省DIC診断基準を用いたDIC離脱率
遺伝子組み換えアンチトロンビン	2015年	感染症100%（主試験）	ヒト血漿由来アンチトロンビン．無作為化open-label試験．Primary endpoint（主試験）：急性期DIC診断基準を用いたDIC離脱率．

JCOPY 498-16638

参考文献

1）神前五郎，上林純一，平山亮夫，他．DIC に対する FOY の治療効果に関する研究―多施設比較臨床試験―．医学のあゆみ．1983; 124: 144-54.
2）小林紀夫，前川 正，青木延雄，他．DIC に対するアンチトロンビン III 濃縮製剤の治療効果に関する多施設臨床治験成績．臨床医薬．1985; 1: 773-800.
3）柴田 昭，高橋芳右，青木延雄，他．播種性血管内凝固症候群（DIC）に対する FUT-175 注（メシル酸ナファモスタット）の治療効果―多施設比較臨床試験による検討―．臨床と研究．臨床医薬．1988; 65: 921-40.
4）櫻川信男，長谷川 淳，真木正博，他．汎発性血管内凝固症（DIC）に対するヘパリン（FR-860）の臨床評価―ヘパリンを対照とした多施設共同二重盲検比較試験．臨床医薬．1992; 8: 423-52.
5）安永幸二郎，小川暢也，森 和夫，他．DIC に対するダナパロイドナトリウム（KB-101）の臨床効果の検討―二重盲検比較試験―．薬理と治療．1995; 23: 2815-34.
6）国立医薬品食品衛生研究所長．審査報告書（衛研発第 2399 号）．2000 年 4 月 28 日 医薬品医療機器総合機構 HP https://www.pmda.go.jp/drugs/2000/g000712/30repo01.pdf（最終閲覧 2021 年 11 月 30 日）
7）Saito H, Maruyama I, Shimazaki S, et al. Efficacy and safety of recombinant human soluble thrombomodulin (ART-123) in disseminated intravascular coagulation: results of a phase III, randomized, double-blind clinical trial. J Thromb Haemost. 2007; 5: 31-41.
8）医薬品医療機器総合機構．審査報告書（平成 27 年 5 月 11 日）．医薬品医療機器総合機構 HP https://www.pmda.go.jp/drugs/2015/P20150701001/230124000_22700AMX00695000_A100_1.pdf（最終閲覧 2021 年 11 月 30 日）
9）協和発酵キリン．2.5 臨床に関する概括評価．In：アコアラン静注用 600 に関する資料．医薬品医療機器総合機構 HP．https://www.pmda.go.jp/drugs/2015/P20150701001/index.html ⇒ 5. 臨床に関する評価⇒ 1（最終閲覧 2021 年 11 月 30 日）

DIC 離脱率を DIC 治療薬試験の primary endpoint とすることは適切なのか？

DIC 離脱率

DIC 離脱率の計算は**DIC 診断基準を使用し，診断基準点数を下回った時 DIC 離脱と判断する**のが通常です．

DIC への薬剤介入効果の評価項目として DIC 離脱率が近年日本において頻用されます（➡ p.215）．エキスパートによる重視すべきとする発信もあります．

トロンボモジュリン国内第 III 相試験（ART-123 試験，2007 年）[1]（➡ p.59），遺伝子組み換えアンチトロンビン（アコアラン®，2015 年認可）国内第 III 相試験主試験の primary endpoint は DIC 離脱率でした[2]（➡ p.85）．日本版敗血症診療ガイドライン 2016 年版[3]・2020 年版[4] DIC 項の薬剤評価項目として，死亡率・出血性合併症とともに DIC 改善（例：J-SSCG2020 アンチトロンビン項目において DIC から脱した数を記載した 2 論文と DIC 診断基準を用いた DIC 離脱率 1 論文[5]）が採用されました．急性期 DIC 診断基準による敗血症性 DIC の早期診断・アンチトロンビン早期投与の効果を検証した試験[5]（➡ p.11）において，アンチトロンビン投与によって「DIC 離脱率が約 2.5 倍に有意に上昇」が強調されました．

後期臨床試験において，primary endpoint は主要課題に直結した評価項目です．Secondary endpoint は primary endpoint を補足する項目，または別の視点から有効性を評価する項目です．骨粗鬆症治療薬の試験であれば，椎体骨や大腿骨頸部骨折などの発生率が primary endpoint として選択され，secondary endpoint は骨密度や骨代謝マーカーや副作用（顎骨壊死発生率）などが選択されます．海外における敗血症治療薬試験の primary endpoint は総じて 28 日死亡率です．生存率を改善することが目標であるというメッセージです．

海外において行われたプロテイン C・アンチトロンビン・TFPI 試験における製薬会社と海外規制当局の死闘に思いを寄せると，日本も独自の道から卒業する時期が来ているのではないかと感じます．

その観点から筆者の疑問を本 chapter にまとめました．

ダナパロイド治験で登場した DIC スコア改善度

2000 年に DIC 治療薬として認可されたダナパロイド（オルガラン®）の第 III 相試験[6]（1995 年発表）において，臨床症状（出血症状・臓器症状）や臨床検査から担当医が有用性判定を行いました．その中に，DIC スコア改善度が採用され，有用性判定に大きな影響を及ぼしました[7] （➡ p.82）．DIC スコア改善度は，白血病群であれば，DIC スコア 1 点改善が軽度改善，2～3 点改善が中等度改善，4 点以上改善が著明改善と評価され DIC 離脱率とは計算方法が異なります．

ダナパロイドの第 III 相試験は対象を白血病と非白血病に分けて検討しました．

- 白血病：ダナパロイド群 vs 未分画ヘパリン群において DIC スコアの差は少なかったのですが 表 1，改善率においてダナパロイド群 65.2% vs ヘパリン群 50.0%（P＝0.388）と差がつきました（統計的有意差なし）表 2．
- 非白血病：ダナパロイド群 vs 未分画ヘパリン群において DIC スコアの差は少なく 表 1，改善率においてダナパロイド群 60.0% vs ヘパリン群 87.5%と逆の結果でした（統計的有意差なし）表 2．

ダナパロイドの薬事審査[7]において，審査側は診断基準である DIC スコアを，DIC 治療の指標として使用することの妥当性を問いました．それに対して申請側は，DIC スコアは重篤度を反映するので，その推移を用いて改善度を評価することは妥当であると主張しました．

表 1　ダナパロイド第 III 相試験における DIC スコアの推移

白血病群	投与前	1 日後	3 日後	5 日後
ダナパロイド群	4.8±1.3	3.5±1.6	3.8±1.9	3.2±1.6
未分画ヘパリン群	4.6±1.6	4.0±1.8	3.9±1.8	3.7±1.9

非白血病群	投与前	1 日後	3 日後	5 日後
ダナパロイド群	6.7±1.4	6.2±2.0	5.0±2.2	4.4±2.3
未分画ヘパリン群	6.6±1.0	5.4±1.0	5.8±1.7	4.3±1.7

すべての時点のダナパロイド群と未分画ヘパリン間に統計的有意差なし
文献 6 より引用

表 2　ダナパロイド第 III 相試験における DIC スコア改善度

白血病群	著明改善	中等度改善	軽度改善	不変	悪化	計	改善率（%）	P
ダナパロイド群	6	9	5	1	2	23	65.2%	P=0.261（U）
未分画ヘパリン群	7	6	2	5	6	26	50.0%	P=0.388（F）

非白血病群	著明改善	中等度改善	軽度改善	不変	悪化	計	改善率（%）	P
ダナパロイド群	10	2	4	2	2	20	60.0%	P=0.710（U）
未分画ヘパリン群	6	8	1	1	0	16	87.5%	P=0.133（F）

白血病群において DIC スコア 1 点改善が軽度改善，2〜3 点改善が中等度改善，4 点以上改善が著明改善とされた．非白血病群において DIC スコア 1〜2 点改善が軽度改善，3〜4 点改善が中等度改善，5 点以上改善が著明改善とされた．改善率は中等度改善以上．U：U 検定，F：Fisher の直接確率計算法．
文献 6 より引用

表 3　ART-123 試験の結果

全体	トロンボモジュリン群	ヘパリン群	95%CI	P 値
DIC 離脱率	66.1%	49.9%	3.3-29.1※	0.021
28 日死亡率※※	21.9%	25.6%	−14.8-7.3	0.614
血液悪性腫瘍	トロンボモジュリン群	ヘパリン群	95%CI	P 値
DIC 離脱率	65.6%	45.9%	2.6-36.8※	0.041
28 日死亡率	17.2%	18.0%	−14.2-12.5	1
感染	トロンボモジュリン群	ヘパリン群	95%CI	P 値
DIC 離脱率	66.7%	54.9%	−7.3-30.9	0.321
28 日死亡率	28.0%	34.6%	−24.6-11.3	0.613

95%CI は両群の差の 95%CI を意味する．ゼロをまたがなければ統計的有意差あり．P 値は筆者がすべて計算．
※筆者が計算　※※全体の 28 日死亡数，死亡率は論文内で示されなかったので，筆者が計算．
文献 1 より引用

ART-123 試験の結果 表 3 （➡ p.59）

トロンボモジュリンの国内第 III 相試験（ART-123 試験，2007 年発表）[1] において，DIC 離脱率（DIC resolution rate）が primary endpoint として採用され，トロンボモジュリン群に非常に有利な結果でした．トロンボモジュリン群とヘパリン群の 28 日死亡率に統計的有意差はありませんでした．

DIC 診断基準を DIC 離脱診断基準として予後評価に利用できるのか？

ART-123 試験において，厚生省 DIC 診断基準が DIC 診断（試験への患者の組み入れ）と DIC からの離脱（primary endpoint）の両方の判定に採用されました．DIC 診断基準が DIC 離脱診断基準としても利用できることを前提としています．例えば，敗血症診断基準は敗血症離脱診断基準とならないように，診断基準は容易に離脱診断基準とはなりません．診断基準＝離脱診断基準となる例を筆者は知りません．診断の閾値点数が離脱診断の閾値点数と同じでよいのか？　という問題もあります．

急性期 DIC 診断基準は，DIC を早期診断するために信頼性と妥当性が徹底的に検討され策定されました[8]．DIC 診断基準を DIC 離脱診断基準として使用するのであれば，同様に信頼性と妥当性を検討しなければならないのですが，筆者が調べた限りでは，DIC 診断基準を DIC 離脱診断基準としても使用できることを検証した試験はありません．「DIC 診断基準点数は重症度も反映する」「DIC 診断基準は診断だけでなく，毎日スコアを計算することにより DIC の病勢を知ることができる」「DIC 診断基準スコアの減少が早い患者ほど予後がよい」といった発表は無数にあり，「DIC 診断基準は DIC 離脱基準としても利用できる」となったようです．

もちろん，重症 DIC 患者の担当医が連日スコアを計算し，「厚生省 DIC 診断基準で一時は最高の 13 点だったのに，ようやく 6 点まで下がった．“7 点で DIC と診断”だから，かなり改善したといってよいのかな」と感じるのはありでしょう．

カットイン・カットアウト・フェードイン・フェードアウト

例えば，急性心筋梗塞の診断においてトロポニン値が重視されます．心電図所見から急性心筋梗塞か悩む時，トロポニン値で判断することは多々あります．急性心筋梗塞はカテーテルを用いた治療に踏み切るか，経過をみるかの判断に迫られ，診断をしたらカテーテル治療という介入が急がれます．急性心筋梗塞診断に非常に役立つトロポニンですが，診断後はあまり重視されず，通常測定されません．トロポニンは半減期が長く腎機能の影響を受けるため，CPK（あるいは CPK-MB）のほうが心臓筋肉壊死量を反映するとして，フォローに利用されます．そして，循環器科医師は CPK が順調に減っていけば安心します．しかし，「CPK が○○以下だから，心筋梗塞が治った」とはなりません．

映像編集用語にカットイン・カットアウト・フェードイン・フェードアウトがあります．

画面が急に明るくなるのがカットインです．

画面が急に暗くなる，あるいは急に違う場面に切り替わるのがカットアウトです．

画面が少しずつ明るくなるのがフェードインです．

画面が少しずつ暗くなるのがフェードアウトです．

トロポニンを用いることにより我々は侵襲的な心筋梗塞治療にカットインしますが，急性心筋梗塞診断後トロポニンやCPKの値によりカットアウトすることはありません．フェードアウト的に侵襲的治療を縮小し，あるいは心臓リハビリテーションをフェードイン的に開始します．フェードイン，フェードアウトは連続的と表現してもよいかもしれません．

DIC離脱は，カットアウトなのかフェードアウトなのか？

DIC診断は，DIC診断基準を用いていわばカットインします．DICへの早期薬剤介入が重要である立場に立てば，診断＝DIC治療介入となるからです．

ART-123試験は薬物投与開始7日目にDICを離脱しているかどうかで評価しています．厚生省DIC診断基準の閾値が7点ですが，治療7日目の7点と6点の間にそれほど違いはないでしょう．DICの病勢を7点なら7点，6点なら6点と，すなわちDIC診断基準の点数で集計評価するのであるならば妥当と考えます．連続的な指標です．また，ART-123試験において，出血症状の改善・バイオマーカーの改善の指標として，出血症状の変化率・バイオマーカーの変化率を用いています．同様に，DIC診断基準点数の減少率で評価する方法があったかもしれません．

DIC離脱率がDIC resolution rateと訳された[1]のは，やはりカットアウト的です．Resolution＝解決 だからです．ART-123試験の臨床試験登録においてはDIC restoration（復元）rateでした[9]．

カットアウト的に用いられる代表的かつ信頼される指標として患者死亡率があります．まさに，生存は患者の利益であり，死亡は患者の不利益です．しかし，DIC治療開始7日目のDIC診断基準の6点と7点が，それと同等に扱えるでしょうか．

Dichotomization（二分法）

生or死，Yes or No，男or女といったデータは二値変数と呼ばれます．それに対して，多くの自然科学で扱うデータは連続変数です．連続変数を二値変数に変換することをdichotomize，その方法論をdichotomization（二分法）と呼びます．

連続変数を二値変数に変換して使用することはあります．例を挙げます．

●特定検診（40〜74 歳を対象に行われるメタボリックシンドロームに着目した健診）におけるウエスト周囲長測定[10]

メタボリックシンドロームは内臓脂肪症候群と訳され，内臓脂肪の蓄積・体重増加が成人病リスクに直結することが注目されました．メタボリックシンドロームの重要項目としてウエスト周囲長（腹囲）があります．日本においては臍レベルで男性 85 cm，女性 90 cm がカットオフ値として採用されます．ウエスト周囲長がカットオフ値を上回る時，さらに追加リスクなどとあわせて評価されます 表 4．ウエスト周囲長（連続変数）が，カットオフ値により dichotomize されたと言えます．

「なぜ男性の体格が大きいのに，カットオフ値は逆転するのか？　身長を考慮しなくてよいのか？」といった疑問が当然湧きます．この値は日本肥満学会の試験によります[10]．国際糖尿病連合のアジア地域向け基準は腹部中点レベルで測定し男性 90 cm，女性 80 cm です[11]．臍レベルでウエスト周囲長を測定する理由は，日本肥満学会の試験が臍レベルで CT 測定をしたからです．もちろん特定検診において臍はメルクマールとして優秀です．日本人 1,193 症例を対象とし，「BMI≧25 で肥満関連疾患が増加」「内臓脂肪面積≧100 cm^2 で肥満関連疾患が増加」「BMI は内臓脂肪面積と強く相関する（相関係数 r=0.82）」「ウエスト周囲長は内臓脂肪面積に相関する（相関係数男性 r=0.68, 女性 r=0.65）」というデータが示されました．「ウエスト周囲長は内臓脂肪面積に相関する」グラフにおける内臓脂肪面積＝100 cm^2 ではウエスト周囲長が男性 84.4 cm，女性 92.5 cm であったことから，男性≧85 cm，女性≧90 cm が提唱されました．

表 4　特定保健指導における保健指導対象者の選定と階層化の方法

ウエスト周囲長	追加リスク ①血糖 ②脂質 ③血圧	④喫煙歴	対象 40〜64 歳	対象 65〜74 歳
≧85 cm（男性） ≧90 cm（女性）	2 つ以上が該当		積極支援	動機づけ支援
	1 つ該当	あり	積極支援	動機づけ支援
		なし		動機づけ支援
上記以外で BMI≧25	3 つ該当		積極支援	動機づけ支援
	2 つ該当	あり	積極支援	動機づけ支援
		なし		動機づけ支援
	1 つ該当			動機づけ支援

文献 10 より引用．一部筆者が変更

●急性期 DIC 診断基準など DIC 診断基準

急性期 DIC 診断基準であればスコア満点 8 点に対して 4 点を超えれば DIC と診断されます〔厳密には除外診断が必要です（➡ p.136）〕. 0〜8 点のスコア（連続変数）が，カットオフ値（4 点）により dichotomize されたと言えます.

Dichotomization 使用には大義が必要

●特定検診におけるウエスト周囲長測定

特に統計学者は総じて批判的でした. 捉えたい疾患との高い相関性（感度）がスクリーニングに望まれます. 策定の根拠となった論文[11]において，ウエスト周囲長と内臓脂肪面積との相関が高いとは言い難い状況であるのに，そのグラフに回帰直線を引き，内臓脂肪面積 100 cm^2 ⇒男性 85 cm・女性 90 cm と決めたので，スクリーニングとしての感度が低いことが指摘されます[12]. 平易に説明すると，男性のグラフ[11]において腹囲 85 cm のプロットをみると内臓脂肪面積は 50 cm^2 以下から 200 cm^2 以上まで広く分布し，100 cm^2 以下のプロットも多数あります. このグラフをもとに「あなたの腹囲は 85 cm なので内臓脂肪面積 100 cm^2 が予想されます」と言われても…です.「相関が統計的に有意であることと，個別の対象者を適切に分類できるかは別問題」とされました[12].「やせの糖尿病」といった重要な患者を捉えることができないこともあわせて批判を浴びました.

一方，日本国民のヘルスケア向上を目指す立場，マス（集団）としてメタボリックシンドロームを減らすことを目指す立場であれば違います. 検診患者全員に CT 撮影はできず，簡易・低コスト指標である必要性など制約があります.「健診によるメタボ患者の発見」という大義があるので，ウエスト周囲長の dichotomization という，言わば割り切りが許容されています. トレードオフ（何かを達成するためには何かを犠牲にする）です.

●急性期 DIC 診断基準

急性期 DIC 診断基準は 4 点で DIC と診断されます. 閾値点数を決めなければ DIC とすることができず，DIC 治療薬の介入ができません. 診断・治療介入のための dichotomization です. 診断基準においてどこかに閾値が必要なのは当然です.

Dichotomization とは割り切りであるとも言えます.

Dichotomization の問題点[13-15]

体重という連続変数を，健康と肥満の二値変数に変換（dichotomization）し，死亡率・成人病発生率などを検討する試験であれば，統計処理は非常に楽です. 実際，連続変数を dichotomization ⇒カイ二乗検定や Student 検定⇒素晴らしい結果 といった発表はかつて珍しくありませんでした．

Dichotomization のためには，どこかに閾値設定しなければなりません．健康と肥満であれば BMI 25 というスタンダードがありますが（この数値は日本人においてです），通常，研究者が設定あるいは選択します．敗血症試験において，ある炎症性サイトカイン血漿濃度を評価項目とするとします．さまざまな閾値で検討し，サイトカイン 180 pg/mL において最も統計的有意差がある時（P 値が最小になった時），180 pg/mL に設定してよいでしょうか？　もちろん，都合よくデータを解釈しただけであり，絶対ダメです．先の特定検診のケースにもあてはまりますが，合理性のある閾値設定は非常に難しいです．急性期 DIC 診断基準が策定時に閾値 4 点の設定が慎重に検討されたように[8)]，DIC 離脱基準として使用するのであれば，慎重に閾値を設定し検証しなければなりません．

Dichotomization の最大の欠点は，データを捨てることです．急性期 DIC 診断基準スコアを用いて DIC 離脱率を計算するということは，離脱判定日の DIC スコアが 0～3 点のどれであっても DIC 離脱であり，4～8 点のどれであっても DIC です．介入前 8 点⇒判定日 0 点も，介入前 4 点⇒判定日 3 点も同じ扱いです．統計の検出パワーを大きく落とすのが dichotomization です．

よって，適切な理由がない限り連続変数を二値変数に変換し利用することは許されません[13-15)]．連続変数において統計的有意差がない試験が，dichotomization によって統計的有意差を生じたとすれば，統計の検出パワーが落ちたことによります．「統計の検出パワーが落ちる」と聞けば，「統計的有意差がない」方向でイメージしやすいですが，その逆もあります．細かい情報がなくなることにより「統計的有意差が生じる」場合もあります．「統計の検出パワーが落ちる」＝「正しくない答えを出す可能性が高くなる」です．

DIC 離脱率をグラフでイメージすると

「DIC 診断基準により離脱判定をすると著しい差がついた」と聞けば，離脱判定日の DIC スコアは 図 1a のように分布するイメージをもつのではないでしょうか．しかし，死亡率にまったく差がないのに DIC スコアだけこれほど差がつくことはないでしょう．ダナパロイド試験[6)] の DIC スコアにおいて標準偏差が大きく平均値の差はほぼありませんでした 表 1．

ART-123 試験における DIC スコアの平均値，推移などは論文内に提示されませ

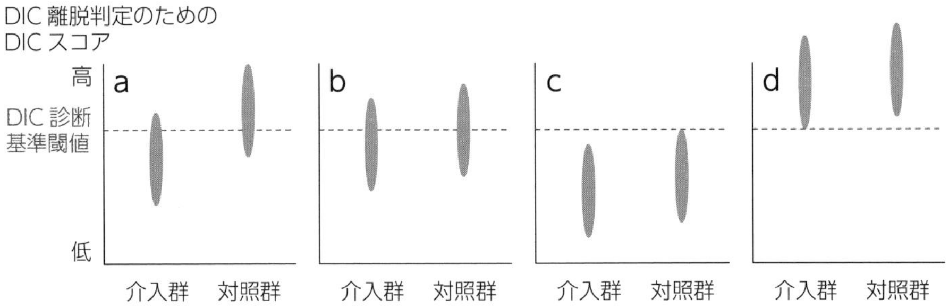

図 1 DIC 離脱率をイメージするための仮想グラフ

b：ART-123 試験において，ART-123 群 DIC 離脱患者数 74（全 112），ヘパリン群 56（全 112）であったのでそれをイメージした．

表 5 ART-123 試験における DIC スコア平均値の推移

原因	群名	経過日数							
		開始時	2	3	4	5	6	7	終了時
血液悪性疾患	トロンボモジュリン群	4.5	4.7	3.8	3.7	3.2	2.8	2.3	2.4
	ヘパリン群	4.5	4.1	4.1	3.4	3.4	3.0	2.5	2.9
感染	トロンボモジュリン群	7.7	7.4	6.6	5.8	4.8	5.0	4.3	4.4
	ヘパリン群	7.6	6.5	5.9	5.3	4.5	4.9	4.9	4.8

厚生省 DIC 診断基準によるスコア．血液悪性疾患は 4 点以上，感染は 7 点以上で DIC と診断．
7 日目が DIC 離脱判定日．灰色部分は対照群（ヘパリン群）が有利な結果．
文献 16 より引用

んでしたが，PMDA（独立行政法人医薬品医療機器総合機構）公開資料[16]にあり 表 5 ，DIC 離脱判定日（第 7 日）におけるトロンボモジュリン群とヘパリン群の差は原因が血液悪性疾患において 0.2 点，感染において 0.6 点でした．また，評価日によっては，ヘパリン群のほうが有利な結果でした（ 表 5 灰色部分）．DIC 離脱率において統計的有意差が，両群の差が 0.2 点であった血液悪性疾患（P＝0.041）と全体（P＝0.021）を対象としたとき生じました 表 3 ．一方，両群の差が 0.6 点であった感染症において統計的有意差は生じませんでした（P＝0.321）．

DIC スコアが 図 1b のように分布する時，平均値や中央値で比較するとほぼ差はなく統計的有意差もありません．しかし，DIC 診断基準により DIC 離脱判定をすると，離脱患者は閾値のラインより下です．介入群離脱患者≫対照群離脱患者となり，統計的有意差が出ます．急性期 DIC 診断基準による敗血症性 DIC の早期診断・ア

JCOPY 498-16638

ンチトロンビン早期投与の効果を検証した試験論文[17]（➡ p.11）内で示されたグラフは 図 1b を思わせました.

ただし，両群の値が近くても 図 1c・d であれば，まったく逆の結果，すなわち統計的有意差はまったく出ません．閾値と分布の相対的な関係次第です．Dichotomization は統計のパワーが落ちることにより，分布次第で統計的有意差が出る方向にも出ない方向にも転じるのです.

厚生省 DIC 診断基準・急性期 DIC 診断基準において血小板数ファクターが大きい

重症 DIC において血小板数は急落し回復は非常に遅い

筆者は DIC の中でも特に敗血症性 DIC を無数にみてきました．臨床症状や検査値の中で，まず血圧や乳酸値が改善し，血管作動薬の使用量が減少し，呼吸状態が改善し，凝固系検査も改善し…，最後の最後に改善するのが血小板数です．血小板は一旦減ると，明らかに患者が回復傾向に入ってもなかなか回復しません．病勢は明らかにアップトレンドなのに連日血小板輸血を余儀なくされることもあります．DIC における血小板減少は結果であり，血小板減少が DIC の本態でないことも思い出してください.

よって，敗血症性 DIC 患者の病勢は明らかに改善しているのに「血小板数だけ 20,000/μL ぐらいから回復しません．大丈夫でしょうか？」と若手医師からしばしば質問されます．筆者は，「血小板数が回復するのは一番最後やで～．**初期の血小板数の減少や減少速度は DIC や敗血症の重症度を反映する**．でも，患者の回復が始まったか？　回復が順調か？　の指標にはならないかな．僕は，血小板数の回復を，回復の仕上げ段階に入った，そろそろ集中治療卒業，ICU 退室も近い状態と捉える」「ただし，血小板減少は DIC の本態やないで．凝固亢進の巻き添えになり減少するんやで．そういう意味では病勢がアップトレンドであれば血小板数の回復の遅れを心配する必要はない」と答えます.

厚生省 DIC 診断基準は閾値の 7 点（基礎疾患 1 点は必ずあるので実質 6 点）に対して血小板数＜50,000/μL で 3 点です．急性期 DIC 診断基準においては閾値の 4 点に対して血小板数＜80,000/μL で 3 点ですから，DIC 離脱診断基準として用いた時も，血小板数が強い影響を及ぼします．一旦 30,000/μL 以下に落ち込むと，50,000/μL や 80,000/μL といった数字に戻るには中等症 DIC 患者で数日，重症 DIC 患者であれば病状が順調に回復しても 1 週間程度かかります．よって，DIC スコアもなかなか改善しません．介入開始数日～7日目に判定すると，経過が順調な患者であれば血小板数の回復期が閾値周辺に重なり，図1bパターンとなりやすくなるのではないでしょうか．DIC診断基準をDIC離脱基準として用いると，回復の仕上げ段階としての血小板数を強く反映するのではないか？　あるいは，単に抗凝固療法の血小板凝集阻止効果を反映するのではないか？　が，筆者の仮説です．血小板数増は我々の治療のゴールではありません．

急性期DIC診断基準をDIC離脱判定に用いるとき低特異度は問題とならないのか

救急現場における迅速なDIC診断・治療介入を目指し急性期DIC診断基準は作成されました．よって，死亡予後予測で検討すると，急性期診断基準の感度は80.0％ですが，特異度は33.2％と非常に低いです[18] (➡ p.132)．先の「血小板数ファクターが大きい」も感度向上に役立ちますが，「DICの病態において血小板数減は結果」であることは特異度の低下に結びつきます．

救急現場で肺血栓塞栓症や急性大動脈解離の診断にD-dimerは役立ちますが，D-dimerの感度は高いが特異度は極めて低いことを意識して使用します．DICの早期診断・早期介入を目指し策定された急性期DIC診断基準の感度重視は当然であり，D-dimerと同様に特異度が低いことを意識し，鑑別診断もしっかり行わなければなりません (➡ p.136)．

臨床試験の判定（endpointの達成）には厳密性が求められます．肺血栓塞栓症の治癒判定に特異度が低いD-dimerを使用しません．DIC離脱判定にDIC診断基準を用いるのであれば，感度より特異度が重視されます．特異度33.2％では厳しいのではないでしょうか．

実際，トロンボモジュリンの認可申請において，感度重視の急性期DIC診断基準に比して厚生省DIC診断基準のほうが感度・特異度のバランスがとれていたので国内第III相試験のDIC離脱率の評価に厚生省DIC診断基準を用いたとされました[19]．

DIC離脱判定日の設定

ダナパロイド第III相試験[6]（1995年）において，薬剤を5日間投与し最終投与12～24時間後に臨床症状（出血症状・臓器症状）の評価や臨床検査がなされ，その中に DIC スコア改善度がありました．トロンボモジュリン国内第 III 相試験[1]（ART-123 試験，2007 年）においては，薬剤を 6 日間投与し 7 日目に DIC 離脱判定がなされました．遺伝子組み換えアンチトロンビン（アコアラン®，2015 年認可）の国内第 III 相試験主試験[2]において，薬剤を 5 日間投与し 6 日目に DIC 離脱判定がなされました．敗血症性 DIC への急性期 DIC 診断基準による早期診断・アンチトロンビン早期投与を検証した試験[17]においては，薬剤を 3 日間投与し 4 日目に DIC 離脱判定がなされました．また，トロンボモジュリン国際第 IIb 相試験薬剤介入初日の DIC 離脱数が日本版敗血症診療ガイドライン 2020 のメタ解析データに採用されました（➡ p.215）．

DIC 離脱判定は薬剤介入終了翌日に通常設定されます．例えば翌々日ではなく，なぜ翌日であったのか，翌日である必要性は想像できますよね．DIC 離脱率を重視するということは，介入終了翌日という短期指標を重視することを意味します．睡眠薬・鎮痛薬といったジャンルを除けば，薬剤介入終了翌日といった短期指標を効果判定として重視するべきではないという考えが通常ではないでしょうか？

トロンボモジュリン薬事審議においても，DIC 診断基準を DIC 離脱診断基準とすることに疑義があった

情報公開の時代です．PMDA によるトロンボモジュリンの審議内容が公開されています[19]．是非，読者も目を通してください．

機構側が，DIC 離脱率と転帰（生存率等）の関係を説明するよう求めたのに対して，申請側は感染症による DIC において DIC 離脱例の死亡率は 10.0%（6/60 例），非離脱例の死亡率 59.0%（23/39 例）と DIC 離脱例において明らかに低かったこと，造血器悪性腫瘍 DIC においても同様であったことを根拠としました．

介入の有無を問わず薬剤投与開始 7 日目の DIC 離脱例と非離脱例を，28 日死亡率で検討すれば，非離脱例において死亡率が各段に高いのは当然です．DIC 非離脱例においては，点数が診断基準閾値付近から最高得点（超重症患者）まで分布します．後者は相当な確率で亡くなるので，非離脱例の死亡率ははね上がることになります．いかなる重症疾患診断スコアや重症度スコアあるいは心筋梗塞における CPK 値などに対して，極論を言えば年齢に対して，ある値に閾値を設定すれば，閾値より上の死亡率が高いのは当然です．「転帰の相関性は高い」と言えることになります．

あくまで我々は，介入によって，転帰すなわち死亡率が改善するかをみたいのです．そして，ART-123 試験の結果は，トロンボモジュリン投与により DIC 離脱率は統

計的有意を伴って改善したにもかかわらず，28 日死亡率に差がなかったのです．すなわち，DIC 離脱率と転帰の相関性は低かったのです．「DIC 離脱率で評価すると統計的有意差がある（あるいは有利な傾向がある）」「28 日死亡率で評価すると全く差がない」は後の DIC 離脱率を扱った試験においても共通であり，「関連性はなかった」と率直に語られた試験もありました（➡ p.215）．

なぜダナパロイド・トロンボモジュリン・遺伝子組み換えアンチトロンビンの国内治験・薬事審議において短期指標・代用指標である DIC スコア改善度・DIC 離脱率が重視されたのか？

先のトロンボモジュリン国内第 III 相試験審議（2007 年）[19] において，審査側は，DIC の基礎疾患や病勢によって予後が異なるので，DIC 治療薬の有効性の評価として「一律に生存率を用いて評価することは適切ではない」としました．このコメントを筆者なりに意訳すると，「DIC の原因（基礎疾患）は主として血液悪性疾患と敗血症がある．血液悪性疾患に DIC を合併する症例は，血液悪性疾患自体の予後が非常に悪く，28 日以内に亡くなったからと言って血液悪性疾患が悪化した可能性があり，生存率を有効性の指標とするのは難しいのではないか？」です．

重症敗血症などへの薬剤介入試験の primary endpoint は 28 日死亡率がグローバルスタンダードです．FDA や EMA は 28 日死亡率の改善と副作用の発生率を重視して評価します．日本の当局の正反対の姿勢は，筆者にとってなかなかの衝撃でした．

前 chapter において，国内で認可された DIC 治療薬の第 III 相試験内容についてまとめました．

それら論文の DIC の基礎疾患は，総じて血液悪性疾患（当時の論文においては白血病と呼称，内半数程度が APL）と悪性腫瘍が主であり，感染症（敗血症）はおまけ程度でした．APL の予後はかつて非常に悪かったです．DIC を合併する悪性腫瘍も同様であったでしょう．それらに DIC 治療薬を使用しなんとか離脱したとしても（おそらく離脱というより一時的な改善），原疾患が悪化し亡くなるケースが多く，第 III 相試験において 28 日死亡率をむしろ重視すべきではないとされました．

本 chapter 冒頭において，「primary endpoint は主要課題に直結した評価項目」としました．まさに，以前であれば，特に血液悪性疾患において，DIC からの離脱は生存期間の延長に直結すると考えられ，DIC からの離脱という短期指標を重視することに意味があったのかもしれません．血液悪性疾患の治療成績は各段に向上し，

APL はむしろ予後がよい疾患となりました．DIC 合併悪性腫瘍も激減しました．現在，血液悪性疾患への介入試験において，28 日死亡率を重視すべきではないという医療者はさすがに少ないのではないでしょうか．

1998 年より，医薬品開発の臨床試験は新 GCP（Good Clinical Practice：医薬品の臨床試験に関する基準）に関する旧厚生省の省令（1997 年）のもとで行われることが義務づけられました．日本国内の第 III 相試験において primary endpoint が明確に設定されるようになったのはそれからです．それ以前は，臨床所見・検査値・安全性などから担当医が各々の患者において総合的に有用性を判定しました．担当医による有用性判定は DIC 治療薬の介入終了または中止時点で行われました．介入後 2～10 日程度に行われた短期指標でした．当時，やはり日本においては人工呼吸離脱日数，ICU 在室日数，血中炎症性サイトカイン濃度の減少，各種検査値の改善といった短期指標・代用指標が重視されました．担当医による有用性判定はさすがに引退せざるを得なくなり，「DIC 離脱率」が登場した感があります．DIC 離脱率も同様に短期指標・代用指標です．

DIC の臨床試験は血液悪性疾患を主対象として始まり，敗血症に主戦場が移ったわけですが，血液悪性疾患と敗血症はまったく別の病態であり，かかわる診療科も異なります．血液悪性疾患と敗血症を DIC というくくりで薬の臨床試験をするのは限界に来ていると感じます．

筆者が考える DIC 離脱率の問題点（参考➡ p.215）

- DIC からの回復がカットアウト的であることを前提とする
- DIC 診断基準を DIC 離脱診断基準として使用できるか検証されていない
- DIC 診断基準の診断閾値がそのまま DIC 離脱判定においても使用される
- 連続指数 DIC スコアより，DIC スコアの dichotomization（二分法）による分析をあえて重視する理由が必要である
- DIC 離脱率と同一論文内に離脱判定時点の DIC スコアの平均値や標準偏差の数値が明記されないことがある
- DIC 離脱率を記載した複数論文において，DIC 離脱率と生命予後（28 日死亡率）の間に関連性は全くなかった
- DIC 離脱率の判定日は通常薬剤介入終了直後であり短期指標・代用指標である
- 診断特異度が 30%程度である急性期 DIC 診断基準を臨床試験の介入効果の判定に用いることが適切であるか検討が必要である
- 厚生省 DIC 診断基準，急性期 DIC 診断基準は血小板数の加点が大きいので，

DIC 病態（消費性凝固障害）の結果といえる血小板数減少からの回復が離脱判定に強く影響する．また抗凝固療法の血小板凝集阻止効果を反映する可能性がある

- 厚生省 DIC 診断基準，急性期 DIC 診断基準は医師の主観的判断による臨床的症状を含む[19] ソフトエンドポイントであり，open-label 試験において扱いに注意が必要である（➡ p.212）

参考文献

1）Saito H, Maruyama I, Shimazaki S, et al. Efficacy and safety of recombinant human soluble thrombomodulin（ART-123）in disseminated intravascular coagulation: results of a phase III, randomized, double-blind clinical trial. J Thromb Haemost. 2007; 5: 31-41.

2）医薬品医療機器総合機構．審査報告書（平成 27 年 5 月 11 日）．医薬品医療機器総合機構 HP　https://www.pmda.go.jp/drugs/2015/P20150701001/230124000_22700AMX00695000_A100_1.pdf（最終閲覧 2021 年 11 月 30 日）

3）西田 修，小倉裕司，井上茂亮，他．日本版敗血症診療ガイドライン 2016．日本集中治療医学会雑誌．2017; 24: S1-232.

4）江木盛時，小倉裕司，矢田部智昭，他．日本版敗血症診療ガイドライン 2020．日本集中治療医学会雑誌．2020; 28: S1-410.

5）丸藤 哲，齋藤大蔵，石倉宏恭，他．急性期 DIC 診断基準で診断された敗血症性 DIC に対するアンチトロンビンの効果．日本救急医学会雑誌．2013; 24: 105-15.

6）安永幸二郎，小川暢也，森 和夫，他．DIC に対するダナパロイドナトリウム（KB-101）の臨床効果の検討―二重盲検比較試験―．薬理と治療．1995; 23: 2815-34.

7）国立医薬品食品衛生研究所長．審査報告書（衛研初第 2399 号）．2000 年 4 月 28 日．医薬品医療機器総合機構 HP https://www.pmda.go.jp/drugs/2000/g000712/30repo01.pdf（最終閲覧 2021 年 11 月 30 日）

8）丸藤 哲，射場敏明，江口 豊，他．学会通信 急性期 DIC 診断基準 多施設共同前向き試験結果報告．日本救急医学会雑誌．2005; 16: 188-202.

9）UMIN-CTR 臨床試験登録情報．UMIN CTR ID C000000327 https://upload.umin.ac.jp/cgi-open-bin/ctr/ctr.cgi?recptno=R000000420（最終閲覧 2021 年 11 月 30 日）

10）高本偉碩．メタボリックシンドロームの診断と管理．日本内科学会雑誌．2016; 105: 1648-53.

11）The Examination Committee of Criteria for ‘Obesity Disease’ in Japan, Japan Society for the Study of Obesity. New Criteria for ‘Obesity Disease’ in Japan. Circ J. 2002; 66: 987-92.

12）大橋靖雄．Dr. オーハシの医療統計よもやま．ライフサイエンス出版；2008.

13）MacCallum RC, Zhang S, Preacher KJ, et al. On the practice of dichotomization of quantitative variables. Psychol Methods. 2002; 7: 19-40.

14）Fedorov V, Mannino F, Zhang R. Consequences of dichotomization. Pharm Stat.

2009; 8: 50-61.
15）アレックス・ラインハート．西原史暁，訳．第 7 章 連続性の誤り．In：ダメな統計学 悲惨なほど完全なる手引書．勁草書房；2007.
16）旭化成ファーマ．リコモジュリン点滴静注用 12800 に関する資料．医薬品医療機器総合機構 HP https://www.pmda.go.jp/drugs/2008/P200800012/index.html ⇒ 10. 臨床概要 ⇒ 2.7-146（最終閲覧 2021 年 11 月 30 日）
17）Gando S, Saitoh D, Ishikura H, et al. A randomized, controlled, multicenter trial of the effects of antithrombin on disseminated intravascular coagulation in patients with sepsis. Crit Care. 2013; 17: R297.
18）Takemitsu T, Wada H, Hatada T, et al. Prospective evaluation of three different diagnostic criteria for disseminated intravascular coagulation. Thromb Haemost. 2011; 105: 40-4.
19）厚生労働省医薬食品局審査管理課．審議結果報告書．2007 年 12 月 4 日．
医薬品医療機器総合機構 HP　https://www.pmda.go.jp/drugs/2008/P200800012/100898000_22000AMX00023_A100_2.pdf（最終閲覧 2021 年 11 月 30 日）

日本版敗血症診療ガイドライン DIC 治療薬推奨

初めに，国際敗血症診療ガイドライン SSCG（Surviving Sepsis Campaign guidelines）の概要を紹介します．

SSCG2004[1]・2008[2]・2012[3]

DIC 治療薬の記載はなく，重症敗血症に対する抗炎症凝固薬としてのプロテイン C についての記載がありました（➡ p.15）．プロテイン C の販売促進が国際敗血症診療ガイドライン誕生に大きく関係しました．2011 年にプロテイン C の販売が停止され，SSCG2012 において，プロテイン C が消えた経緯が紹介されました．

SSCG2016[4] において抗凝固薬項目が初登場

第 4 世代 SSCG において抗凝固薬（anticoagulants）の項目が初登場し，敗血症・敗血症性ショックにアンチトロンビンを投与しないことが強く推奨されました．

解説において DIC という言葉が 2 回登場しました．やはり SSCG の歴史において初です．アンチトロンビン第 III 相試験 KyberSept 試験[5] やシステマティックレビューでアンチトロンビンの死亡率改善効果を示さなかったことが推奨につながりました．

敗血症性 DIC にアンチトロンビンを投与すると生存率が改善するとする Kyber Sept 試験事後設定サブグループ解析（通称 Kienast 試験[6]）を紹介しつつ，さらなる試験が行われるまで推奨されないとされました．

トロンボモジュリンの推奨は行われませんでした．「We make no recommendation～」であり，「推奨しない」ではなく言わば「no position」です．トロンボモジュリンの国際第 III 相試験[7] がこの時点で進行中であることを紹介し，この試験の結果が出るまで no recommendation としました．

ヘパリンも同様の記述で「新たなる RCT を待ちましょう」でした．筆者が，非常に無理があると感じたシステマティックレビュー・メタ解析[8)]（➡ p.53）が，ヘパリンの潜在的な生存への寄与（potential survival benefit）を示したとして解説に引用されました．おそらくしっかり検討されていないのでしょう．

また，血液浄化（blood purification）項目も SSCG2016 において初登場し，やはり「We make no recommendation～」でした．解説において，おそろしい量の置換液を用いる血液ろ過，サイトカイン除去を目的とする血漿交換，あるいはサイトカイン吸着が紹介され，その中にエンドトキシン吸着療法 PMX-DHP（Polimyxin B immobilized fiber column direct hemoperfusion，トレミキシン®，東レ・メディカル）もありました．総じて，それらの検証試験の規模が小さく盲検化されておらずバイアスリスクが高いこと，患者の選択基準が明確でないこと，さまざまなテクニックが用いられ実施方法が異なることが指摘されました．

SSCG2021[9)] において抗凝固薬項目なし

COVID-19 禍の影響を受け，SSCG2020 ではなく SSCG2021 として発表されました．

DVT への未分画ヘパリン or 低分子ヘパリン推奨項目はありますが，抗凝固薬項目は消失しました．

敗血症・敗血症性ショックに対して PMX-DHP を使用しないことが提案（suggest）され，その他の血液浄化法は推奨するための十分なエビデンスはないとされました．

日本版敗血症診療ガイドライン

日本版敗血症診療ガイドライン初版[10)]（Japanese Clinical Practice Guidelines for Management of Sepsis and Septic Shock 2012: J-SSCG2012）は 2013 年に発表されました．冒頭において「自然免疫やサイトカインの産生は人種差による遺伝子多型の影響を受ける」趣旨の考えが示されました．よって，欧米で行われた RCT 結果を反映した SSCG を無批判に受け入れるべきではないとされ，日本版 SSCG 策定機運が高まりました．実際，COVID-19 禍において，欧米とアジアの発症率や死亡率の差は，人種差が関係する可能性を示しました．

しかし，黄色人種に特化したエビデンスは多くありません．中国は治験大国になろうとしており，国際共同治験に積極的に参加しています．“国際”敗血症診療ガイドライン（SSCG）がある中で，あえて日本版 SSCG を出す訳であり，事情を知る医療者の最大の関心は「日本独自の薬・治療はどうなる？」でした．

多くのDIC治療薬が1980年ごろから日本において認可されたことを紹介しました．同様に1994年，エンドトキシン吸着療法PMX-DHPが国内で認可されました．現在，12カ国で認可されているものの，日本を中心に使用されています．重症敗血症に合併する高サイトカイン血症に対するCRRT〔continuous renal replacement therapy：持続的腎代替療法．日本においてはCHDF（continuous hemodiafiltration：持続的血液濾過透析）が多用される〕が，1990年代以後多くの日本の集中治療室の“中心業務”となりました．日本の集中治療領域の2大独自治療は，DIC治療と血液浄化であると言えます．こういった日本独自の治療はガラパゴス化としばしば呼ばれます[11]．

このような状況に，黒船SSCG到来です．

本chapterにおいて，J-SSCGにおけるDIC治療薬の推奨を検証します．

本書はDICをテーマとするのでJ-SCCGのごく一部の紹介となりますが，J-SCCGは非常に多岐にわたる項目を扱うことを読者は理解してください．

日本版敗血症診療ガイドライン2012（J-SSCG2012）[10]

J-SSCG初版です．現在の視点でDIC対策項を振り返ると，エビデンスに基づいたガイドラインというよりエキスパートオピニオンに近い推奨でした．SSCG2004がそうであったように，まずスタートすることから始まり，時に批判を浴びながら洗練されていくのかもしれません．

日本版敗血症診療ガイドライン2016（J-SSCG2016）[12]

日本医療機能評価機構のEBM普及推進事業Minds（Medical Information Distribution Service）[13]による診療ガイドライン作成ワークショップが2013年より開始されました．J-SSCG2016は推奨設定方法としてMinds2014方式を採用し，Mindsガイドライン作成方針[14]の方法論［GRADE（Grading of Recommendations Assessment，Development and Evaluation）システム］に完全に準拠して作業が行われました．

敗血症性DICへのトロンボモジュリン投与は，国際第III相試験[7]が進行中であったこともあり推奨の提示はされませんでした．

アンチトロンビン活性70％以下の敗血症性DICへのアンチトロンビン補充療法が弱く推奨されました．

試験	アンチトロンビン群 死亡数	アンチトロンビン群 症例数	プラセボ群 死亡数	プラセボ群 症例数	RR	95%CI	Weight
① Fourrier 1993	4 ※	17	9	18	0.47	[0.18-1.25]	4.5%
② Inthorn 1997 subgroup	3	7	7	7	0.47	[0.22-1.00]	7.4%
③ Baudo 1998 subgroup	23	33	20	23	0.80	[0.61-1.06]	57.0%
④ Kienast 2006 subgroup	29	114	46	115	0.64	[0.43-0.94]	29.0%
⑤ Gando 2013	3	30	4	30	0.75	[0.18-3.07]	2.2%
Random effects model	62	201	86	193	0.70	[0.57-0.86]	100.0%

Heterogeneity: I^2=0%, τ^2=0, p=0.58

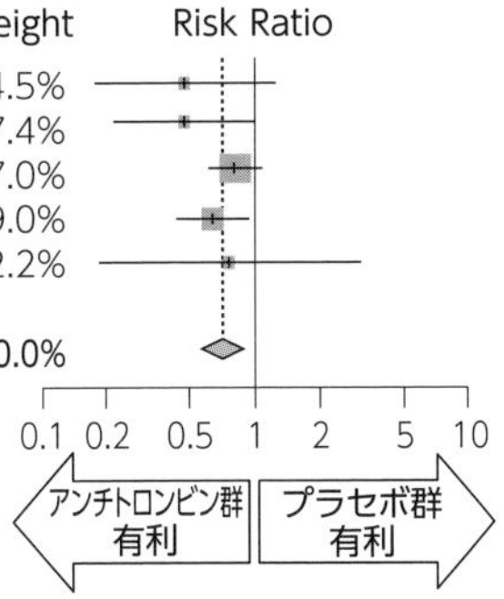

図1 J-SSCG2020 敗血症性 DIC へのアンチトロンビン投与のメタ解析・死亡予後フォレストプロット

①④⑤試験は 28 日死亡，③試験は 30 日死亡，②試験はアンチトロンビン群 85 日間・プラセボ群 90 日間観察した中での死亡.

※アンチトロンビン群の 28 日死亡者数は 7 例の間違い（もしくは白血病患者 1 例，24 時間以内の死亡 2 例を除いた解析であればアンチトロンビン群 4/14）.

文献 15 付録データを参考とし，筆者が再計算しフォレストプロットを描画.

日本版敗血症診療ガイドライン 2020[15] アンチトロンビン推奨 図1

敗血症性 DIC に対して，アンチトロンビンの補充療法が弱く推奨されました. J-SSCG2016 にあった「アンチトロンビン活性が 70%以下」条件がなくなりました.

5 つの RCT あるいは open-label RCT の死亡予後を採用したメタ解析が行われ推奨の根拠の中心となりました. この死亡予後のメタ解析を中心に紹介します.

① Fourrier らの報告（1993 年）[16]

DIC を合併した敗血症性ショック患者に対するアンチトロンビンの効果を検証しました. 体重 70 kg であれば最大投与量 42,000 単位/4 日となる大量アンチトロンビン投与試験でした.

② Inthorn らの報告（1997 年）[17]

新たに J-SSCG2020 に採用されました. 外傷後または手術後の重症敗血症による臓器障害へのアンチトロンビン長期大量投与（アンチトロンビン活性 120%をキープしながら 14 日間投与）の有効性を検証した，ドイツの single-center open-label RCT です. アンチトロンビン群の DIC 合併例（事後設定サブグループ解析）は，エントリー時点 7 例，14 日時点で全員離脱しましたが，その後 3 例が亡くなりました. 対照群の DIC 合併例は，エントリー時点 7 例で，14 日時点で全員離脱できず，その後 7 人全員が亡くなりました.「その後」の時期は明記されていません.

表 1　Baudo らの報告の 30 日死亡予後と死亡率（本試験とサブグループ解析結果）

	アンチトロンビン群	プラセボ群	P
全体	30/60（50%）	32/59（54%）	NS
敗血症	27/49（55%）	28/50（56%）	0.21
敗血症性ショック	23/33（70%）	20/23（87%）	<0.0001

NS：not significant　文献 18 より引用

③ Baudo らの報告（1998 年）[18] 表 1

新たに J-SSCG2020 に採用された試験です．イタリアの 3 施設で行われ，アンチトロンビン活性<70%患者（敗血症 100 例，敗血症以外が 20 例）にアンチトロンビン 24,000 単位/4 日間投与されました．DIC ワードが何回か登場し著者は DIC を意識していますが，DIC 診断されていない試験です．「DIC 患者にアンチトロンビン低下がみられ，アンチトロンビン低下が多臓器障害の原因であり指標となり得るであろう」という考えに基づき，アンチトロンビン活性<70%の患者がエントリーされました．

本試験の 30 日死亡率において，アンチトロンビン群 50% vs プラセボ群 54%と介入効果はありませんでした 表 1．事前設定された敗血症に対してのサブグループ解析においても，アンチトロンビン群 55% vs プラセボ群 56%と差はありませんでした（P＝0.21）．敗血症性ショック患者を対象とした事後設定サブグループ解析をしたところ，アンチトロンビン群 33 例中 23 例が死亡（死亡率 70%）vs プラセボ群 23 例中 20 例が死亡（死亡率 87%）と，アンチトロンビン群の死亡率も高いですが，プラセボ群は“ほとんど死亡”というスゴイ数字でした．「アンチトロンビン補充療法は，敗血症ではなく敗血性ショックに効く」ことが示唆されたとサマリーの結論に記載されました．

J-SSCG2020 において，敗血症性ショックを対象とした事後設定サブグループ解析結果が採用されました．また本試験はバイアスリスク 7 項目全てに該当しませんでした（J-SSCG2020 付録）．

④ 通称 Kienast 試験（2006 年）[6]（KyberSept 試験[5] 2001 年の事後設定サブグループ解析）（➡ p.9）

重症敗血症に対するアンチトロンビン大量療法（30,000 単位/4 日間）の効果を検証したところ（KyberSept 試験），アンチトロンビン群 vs プラセボ群にまったく差がありませんでした．DVT 予防目的で 15,000 単位/日を上限としたヘパリン併用患者を多数含んでいたことから，ヘパリン非併用患者に対して事前設定サブグループ解析を行ったところ，28 日死亡率においてアンチトロンビン群 37.8%，プラセボ群 43.6%でした（P＝0.08）．さらにヘパリン非併用 DIC 患者を対象とした事後設定サブグループ解析が Kienast 試験です．28 日死亡率はアンチトロンビン群 25.4% vs プラセボ群 40.0%でした（P＝0.024）．KyberSept 試験の総数は 2,314 例でしたが，Kienast 試験（ヘパリン非併用 DIC 患者）の総数は 229 人と 1/10 に激減しました．本試験もバイアスリスク 7 項目全てに該当しませんでした（J-SSCG2020 付録）．

⑤ Gando らの報告（2013 年）[19,20]（➡ p.11）

急性期 DIC 診断基準を用いて敗血症性 DIC を早期診断しアンチトロンビン早期投与の効果を検証した open-label RCT です．アンチトロンビンは 30 単位/kg/日，3 日間投与されました．ガベキサートや血液浄化用抗凝固薬としてのナファモスタット併用が許容されました．

アンチトロンビン・メタ解析の振り返り[21]

J-SSCG2016 は推奨に至った理由を付録において詳しく報告したのに対して，J-SSCG2020 付録はフォレストプロットの掲載などシンプルでした．よって，推奨背景の解説に J-SSCG2016 からの情報を一部用います．

- Baudo らの報告：DIC ではなくアンチトロンビン活性低下患者を対象とした試験です．敗血症を対象とした事前設定サブグループ解析ではなく，敗血症性ショックを対象とした事後設定サブグループ解析がメタ解析に採用されました．
- メタ解析全対象患者数（394 例）のうち，③ Baudo らの報告の対象（56 例）は 14.2%ですが，メタ解析に占める weight は 57.0%でした．メタ解析において母集団数が weight を決めると思われがちですが，イベント発生率も大きく影響します（➡ p.203）．図1 はそれを示しました．⑤の対象患者数は，③より若干多いですが，③の両群の死亡率は 80%前後，⑤の両群の死亡率は 10%程度であったため，③の weight は 57.0%であったのに対して，⑤は 2.2%です．メタ解析の統合リスク比（risk ratio：RR）は，各試験の RR×weight による加重（重み付け）平均計算されます．
- プラセボ群の死亡率 図1 を並べると，⑤ 13%・④ 40%・① 50%・③ 87%・② 100%とまったく異なり，古い試験の死亡率が高い傾向がありました．「死亡率がまったく異なる（≒対象がまったく異なる）試験をメタ解析として統合することが正しいのか？」「対象症例数は多くなかったが死亡率が極度に高い試験の weight が過半数を占めた」という 2 つの問題があります．
- リスク比を 1 に近い順に並べると③ 0.80・⑤ 0.75・④ 0.65・①② 0.47 であり，

フォレストプロット 図1 において年代が進むにつれて中央線 1 に近づく傾向がみてとれます．年代が進むにつれて介入効果が薄れた可能性を示唆します（➡ p.198）．

- 日本からの報告⑤を除けばすべて高用量アンチトロンビン試験です．KyberSept 試験の 30,000 単位/4 日であれば日本の保険認可量の 6 倍以上の量です．ガイドライン推奨作成において高用量試験と日本の補充療法を同じに扱ってよいのかが議論されましたが「許容範囲」と判断されています（J-SSCG2016 付録）．
- 図1 ①②③は 1990 年代の試験です．④は 2000 年 1 月までデータ収集され，ほぼ 1990 年代に診療が行われました．①～④試験のメタ解析に占める weight は 97.8%に及びました．1990 年代の敗血症診療は現代とまったく異なります．
- 図1 ②③④は事後設定サブグループ解析でした．以後は，J-SSCG2016 における対応です（J-SSCG2016 付録）．事後設定サブグループ解析をガイドラインのメタ解析に組み入れてよいか（他の RCT と同列に扱ってよいか）について，ガイドライン作成委員会から Minds に問い合わせがなされました．Minds は，事後設定サブグループ解析は慎重に扱わなければならないことを前提とした上で，RCT として採用するのであれば，エビデンス評価「選択バイアス-ランダム化」項目において減点対応することを求めました（影響大：－2 点，小：－1 点）．これを受けてガイドライン作成委員会 DIC 担当班は減点－2 点で対応しました．「－2 点対応をした」のであればリスク評価に大きな影響を及ぼしそうに思えます．実際には，リスク項目は 13 あり，4 試験が採用された J-SSCG2016 においては計 52 項目あります．リスク評価において weight が大きい試験も他試験も同じ扱いです．結局，例えば③④は Risk of Bias 表（J-SSCG2020 付録）のバイアス 7 種全てに該当せず「バイアスリスク 低」扱いでした．
- GRADE システムにおけるエビデンスの強さの総合的評価は，『「－1－2－2＝－5」になるという計算式ではない』，「**算術和ではなく，評価者の総合的判断によって決定する**」です（太字，赤字は筆者による．Minds 診療ガイドライン作成マニュアル[22]）．推奨の強さも総合的判断により決定されます[22]．
- 死亡予後以外に，出血性合併症と DIC 改善（①②⑤を採用，⑤は急性期 DIC 診断基準による DIC 離脱判定➡ p.11，90）がメタ解析されました．DIC 改善は RR 3.3892（95%CI 1.7437-6.5875）とアンチトロンビン群に非常に有利な結果でした．DIC 改善（DIC 離脱率）は dichotomization 問題を抱えます（➡ p. 94）．

試験	トロンボモジュリン群 死亡数	症例数	プラセボ群 死亡数	症例数	RR	95%CI	Weight
① Vincent 2013	66	371	80	370	0.82	[0.61-1.10]	39.3%
② Hagiwara 2016	8	47	7	45	1.09	[0.43-2.77]	3.9%
③ SCARLET 2019 subgroup	82	307	105	327	0.83	[0.65-1.06]	56.8%
Random effects model	156	725	192	742	0.84	[0.70-1.01]	100.0%

Heterogeneity: I^2=0%, τ^2=0, p=0.58

Risk Ratio

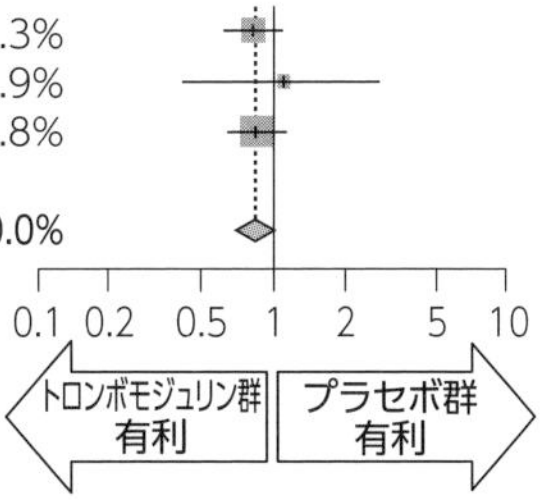

図2 J-SSCG2020 敗血症性 DIC へのトロンボモジュリン投与のメタ解析・28 日死亡予後フォレストプロット

文献 15 付録データを参考とし，筆者が再計算しフォレストプロットを描画.

日本版敗血症診療ガイドライン 2020[15] タンパク分解酵素阻害薬・ヘパリン推奨

敗血症性 DIC に対して，タンパク分解酵素阻害薬（カベキサート，ナファモスタット）を投与しないことが弱く推奨されました．ヘパリンも同様でした．

日本版敗血症診療ガイドライン 2020[15] トロンボモジュリン推奨 図2

敗血症性 DIC に対して，トロンボモジュリンの投与が弱く推奨されました．メタ解析の 95%CI は 0.70-1.01 であり，統計的有意差はありませんでした．

3 つの RCT あるいは open-label RCT を採用したメタ解析が行われ推奨の根拠となりました．どのような試験であるのか 28 日死亡予後を中心に紹介します．

① Vincent らの報告（2013 年）[23] (➡ p.63)

トロンボモジュリン国際第 IIb 相試験（全 741 例）です．28 日死亡率においてトロンボモジュリン群 17.8% vs プラセボ群 21.6%（P=0.273）であり統計的有意差はありませんでした．非常に簡易な modified DIC アルゴリズムをエントリーに用い対象は「敗血症と DIC 疑い」でした．J-SSCG2020 において，この結果が採用されました．結果的に ISTH overt DIC 基準で DIC と診断された患者は全体の 13.2% でした．DIC と診断された患者（全 98 例）の 28 日死亡率は，トロンボモジュリン群 35.6% vs プラセボ群 34.0%と統計的有意差はありませんでした．

② Hagiwara らの報告（2016 年）[24]

急性期 DIC 診断基準を用いて診断された敗血症性 DIC 患者に対して，封筒法によりランダム化が行われた日本の単施設 open-label RCT です．28 日死亡率はトロ

試験	トロンボモジュリン群 死亡数	トロンボモジュリン群 症例数	プラセボ群 死亡数	プラセボ群 症例数	RR	95%CI	Weight
① Vincent 2013 subgroup	16	45	18	53	1.05	[0.61-1.80]	15.8%
② Hagiwara 2016	8	47	7	45	1.09	[0.43-2.77]	5.4%
③ SCARLET 2019 subgroup	82	307	105	327	0.83	[0.65-1.06]	78.8%
Random effects model	106	399	130	425	0.88	[0.71-1.09]	100.0%

Heterogeneity: I^2=0%, τ^2=0, p=0.67

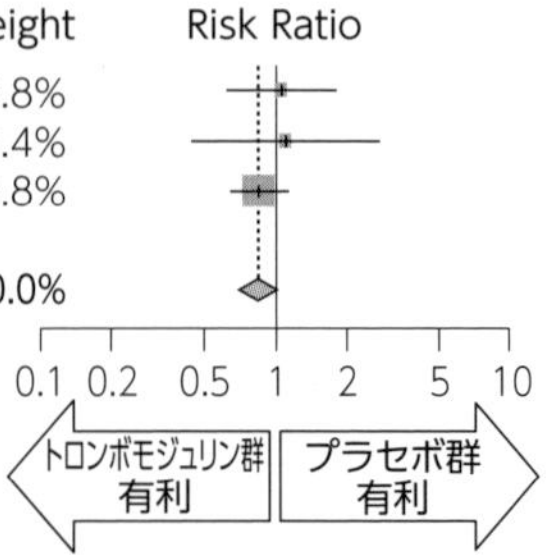

図3 Vincent らの報告のサブグループ解析結果を用いて作成した敗血症性 DIC へのトロンボモジュリン投与のメタ解析・28 日死亡予後フォレストプロット

ンボモジュリン群 17% vs 対照群 16%（P＝0.745）でした．DIC スコア<4 点でトロンボモジュリン中止としたためトロンボモジュリン投与日数の中央値 2 日，第一四分位数は 1 日であり 25%以上の患者は薬剤介入 1 日のみでした．比較的軽症な敗血症性 DIC を対象とした試験です（➡ p.215）．

③ SCARLET 試験（2019 年）[7]（➡ p.66）

厳密には敗血症性 DIC ではなく，敗血症関連凝固障害（sepsis-associated coagulopathy）を対象とした試験です．28 日死亡率は，トロンボモジュリン群 26.8% vs プラセボ群 29.4%（P＝0.32）と統計的有意差はありませんでした．

患者がエントリーしてから薬剤が投与されるまで相当な時間を要したので，薬剤スタート直前の値で評価すると，すでに PT-INR≦1.4 に改善している患者が存在しました．そこで，薬剤投与直前にエントリー基準が維持されていた患者に対して，事後設定サブグループ解析をしたところ，28 日死亡率 トロンボモジュリン群 26.7% vs プラセボ群 32.1%（死亡率減少の 95%CI −12.48-1.68）と統計的有意差はないもののトロンボモジュリンに有利な傾向がみられました．この事後設定サブグループ解析結果が J-SCCG2020 メタ解析に採用されました．

トロンボモジュリン・メタ解析の振り返り[21]

①において，DIC 診断基準を用いたサブグループ解析結果がありましたが，13.2%が DIC 患者である本試験結果が採用されました．③において，本試験結果ではなく，薬剤投与直前に凝固延長が残存していた患者に対してのサブグループ解析結果が採用されました．筆者が①を，DIC 診断を重視したサブグループ解析結果に置き換えメタ解析をしたところ，RR 0.88（95%CI 0.71-1.09）となりました 図3．

28 日死亡予後以外に，出血性合併症と DIC 改善（①②を採用，急性期 DIC 診断基準による DIC 離脱判定）についてメタ解析されました（➡ p.215）．DIC 改善は RR 1.45（95%CI 0.99-2.11）でした．やはり dichotomization 問題があります．また，①の DIC 改善は本試験結果ではなく，ISTH overt DIC 診断基準をみたした 13.2%の患者に対して行われた薬剤介入開始日（薬剤開始 24 時間以内）の評価です．以後は，論文①に記載されませんでした（➡ p.65）．

J-SSCG2020[15] における血液浄化療法の扱いは？

もう 1 つのホットゾーン，血液浄化に簡単に触れてみましょう．

いわゆる non-renal indication CRRT（急性腎障害の合併の有無にかかわらず，炎症性サイトカイン除去を目指し CRRT 導入）はそもそも，CQ に設定されていません．すべて「**敗血症性 AKI**（acute kidney injury：急性腎障害）」に対しての CQ 設定です．腎代替療法（RRT）は持続，間欠によらず，循環動態が不安定であれば CRRT が推奨されました．Stage2 腎障害への早期 RRT については推奨を提示しないこと，stage3 腎障害に対して早期 RRT を行わないことが弱く推奨されました．敗血症性ショックに PMX-DHP を施行しないことが弱く推奨されました．

筆者は日本版敗血症診療ガイドライン 2020 掲載誌に，DIC 治療薬項目の RCT 選択に関する疑問点について問題提起しました（Letter to the editor）[21]．それに対して，日本版敗血症診療ガイドライン 2020 特別委員会から著者回答がなされました[25]．

参考文献

1）Dellinger RP, Carlet JM, Masur H, et al. Surviving Sepsis Campaign guidelines for management of severe sepsis and septic shock. Crit Care Med. 2004; 32: 858-73.
2）Dellinger RP, Levy MM, Carlet JM, et al. Surviving Sepsis Campaign: international guidelines for management of severe sepsis and septic shock: 2008. Crit Care Med. 2008; 36: 296-327.
3）Dellinger RP, Levy MM, Rhodes A, et al. Surviving Sepsis Campaign: international guidelines for management of severe sepsis and septic shock: 2012. Crit Care Med. 2013; 41: 580-637.
4）Rhodes A, Evans LE, Alhazzani W, et al. Surviving Sepsis Campaign: international guidelines for management of sepsis and septic shock: 2016. Crit Care Med. 2017; 45: 486-552.
5）Warren BL, Eid A, Singer P, et al. Caring for the critically ill patient. High-dose antithrombin III in severe sepsis: a randomized controlled trial. JAMA. 2001; 286: 1869-78.

6) Kienast J, Juers M, Wiedermann CJ, et al. Treatment effects of high-dose antithrombin without concomitant heparin in patients with severe sepsis with or without disseminated intravascular coagulation. J Thromb Haemost. 2006; 4: 90-7.
7) Vincent JL, Francois B, Zabolotskikh I, et al. Effect of a recombinant human soluble thrombomodulin on mortality in patients with sepsis-associated coagulopathy. JAMA. 2019; 321: 1993-2002.
8) Zarychanski R, Abou-Setta AM, Kanji S, et al. The efficacy and safety of heparin in patients with sepsis: a systematic review and metaanalysis. Crit Care Med. 2015; 43: 511-8.
9) Evans L, Rhodes A, Alhazzani W, et al. Surviving Sepsis Campaign: international guidelines for management of sepsis and septic shock 2021. Crit Care Med. 2021; 49: e1063-143.
10) 日本集中治療医学会 Sepsis Registry 委員会．日本版敗血症診療ガイドライン．日本集中治療医学会雑誌．2013; 20: 124-73.
11) Yamakawa K, Hasegawa D, Yasuda H, et al. Galápagosization of sepsis management in Japan: a nationwide survey of current practices. Acute Med Surg. 2020; 7: e561.
12) 西田 修，小倉裕司，井上茂亮，他．日本版敗血症診療ガイドライン 2016．日本集中治療医学会雑誌．2017; 24: S1-232.
13) 日本医療機能評価機構 Minds ガイドライン．https: //minds.jcqhc.or.jp/（最終閲覧 2021 年 11 月 30 日）
14) 福井次矢，山口直人，監修．森實敏夫，小島原典子，吉田雅博，編集．Minds 診療ガイドライン作成の手引き 2014．医学書院；2015.
15) 江木盛時，小倉裕司，矢田部智昭，他．日本版敗血症診療ガイドライン 2020．日本集中治療医学会雑誌．2020; 28: S1-410.
16) Fourrier F, Chopin C, Huart JJ, et al. Double-blind, placebo-controlled trial of antithrombin III concentrates in septic shock with disseminated intravascular coagulation. Chest. 1993; 104: 882-8.
17) Inthorn D, Hoffmann JN, Hartl WH, et al. Antithrombin III supplementation in severe sepsis: beneficial effects on organ dysfunction. Shock. 1997; 8: 328-34.
18) Baudo F, Caimi TM, de Cataldo F, et al. Antithrombin III (ATIII) replacement therapy in patients with sepsis and/or postsurgical complications: a controlled double-blind, randomized, multicenter study. Intensive Care Med. 1998; 24: 336-42.
19) Gando S, Saitoh D, Ishikura H, et al. A randomized, controlled, multicenter trial of the effects of antithrombin on disseminated intravascular coagulation in patients with sepsis. Crit Care. 2013; 17: R297.
20) 丸藤 哲，齋藤大蔵，石倉宏恭，他．急性期 DIC 診断基準で診断された敗血症性 DIC に対するアンチトロンビンの効果．日本救急医学会雑誌．2013; 24: 105-15.
21) 小尾口邦彦．日本版敗血症診療ガイドライン 2020：敗血症性 DIC 治療薬項目のメタ解析・RCT 選択に関する懸念．日本集中治療医学会雑誌．2022；29：51-2.
https://www.jstage.jst.go.jp/article/jsicm/29/1/29_29_51/_article/-char/ja（最終閲覧 2022 年 1 月 5 日）

22）Minds 診療ガイドライン作成マニュアル編集委員会．Minds 診療ガイドライン作成マニュアル 2020 ver.3.0．日本医療機能評価機構 EBM 医療情報部．2021．https://minds.jcqhc.or.jp/s/developer_manual（最終閲覧 2021 年 11 月 30 日）
23）Vincent JL, Ramesh MK, Ernest D, et al. A randomized, double-blind, placebo-controlled, phase 2b study to evaluate the safety and efficacy of recombinant human soluble thrombomodulin, ART-123, in patients with sepsis and suspected disseminated intravascular coagulation. Crit Care Med. 2013; 41: 2069-79.
24）Hagiwara A, Tanaka N, Uemura T, et al. Can recombinant human thrombomodulin increase survival among patients with severe septic-induced disseminated intravascular coagulation: a single-centre, open-label, randomised controlled trial. BMJ Open. 2016; 6: e012850.
25）梅村 穣，久志本成樹，射場敏明，他：日本版敗血症診療ガイドライン 2020 特別委員会．敗血症性 DIC 治療薬項目のメタ解析・RCT 選択に関する懸念 回答．日本集中治療医学会雑誌．2022; 29: 52-3.
https://www.jstage.jst.go.jp/article/jsicm/29/1/29_29_52/_pdf/-char/ja（最終閲覧 2022 年 1 月 5 日）

なぜ敗血症あるいはDICをテーマとする臨床試験は難しいのか？

本書をここまで読まれた読者はどう思われたでしょうか？

先人の多くの努力にもかかわらず，敗血症治療薬の臨床試験，特に国際第III相試験の成功例は皆無です．

なぜ？　なのか，筆者なりに整理します．本chapterのメッセージは「敗血症の管理は楽勝になった」ではありません．

Heterogeneity

肺癌であれば，腺癌・大細胞癌・扁平上皮癌・小細胞癌があり，それぞれの病期により治療方針が異なります．遺伝子変異がある癌があり，それを狙った分子標的薬治療が成果をあげています．個別化治療の時代がすでに始まっています．

敗血症も原因が尿路感染症もあれば肺炎もあります．原因菌もさまざまです．患者は老若男女問わず，市中発生，外傷後，外科手術後，と多彩です．免疫反応には人種差も個人差もあり，遺伝子多型が関係します．敗血症への介入時期も異なります．

すべてがheterogeneity（不均質）です．しかし，敗血症の型による診断も治療もなく，むしろ定型化された敗血症治療が行われています．すべてのがんに同じ抗がん剤を入れるような治療をしていると揶揄されることもあります．

よって，多くの敗血症治療薬の治験が成果をあげられなかった最大の原因としてheterogeneityが第一に語られます．Heterogeneity克服の第一歩として，前立腺癌のPSAといったバイオマーカーと同様に，敗血症の個別化治療に役立つバイオマーカーの登場が待たれますが，そのようなものが存在するのかもわかりません．

コロナ禍において，抗体療法が無症状～中等症患者に成果をあげています．COVID-19ウイルス感染症というhomogeneous（均質的，heterogeneityの反対語）な疾患と危機における薬事審査によりついに感染症への抗体薬が認可されたと言えます．

敗血症死亡率はここ20年間で劇的に改善した!!

筆者は，20年ほど前「たまたま」救急集中治療がお仕事となりました．当時，正しい抗菌薬の投与方法など，多くの臨床医は興味をもちませんでした．抗菌薬投与前の血液培養採取も行われないケースのほうが多く，2セット目の血液培養検査は保険審査において「切られ」ました．「輸液を入れるのは簡単だが，一旦体に入った輸液を絞るのは難しい」と輸液量を制限することが重視されました．血圧が低い患者の血圧を上げるだけでなく，心拍出量を増やすことが重視され，血管作動薬でもあり強心薬でもあるドーパミン（イノバン®）が頻用されました．輸液不足の状態にドーパミンが投与されたので頻脈となり，患者にダメージを与える治療を筆者自身が行っていました．当時の患者に申し訳なく思います．

筆者個人や日本のみならず世界的に2000年ごろまでの敗血症診療は，現代から振り返ると「無茶苦茶」であったことは間違いないです．2001年EGDT（early goal directed therapy: 早期目標指向型治療）が登場し，2004年EGDT概念を盛り込んだSSCGがスタートしました．現在，EGDTは否定されましたが，早期にしっかり輸液をし，しっかり抗菌薬を入れ，酸素需給バランスが悪化しないように血管作動薬としてノルアドレナリンを最初に選択するという方針に変わりはありません．

近年においても，“改善”活動は進みます．2005年頃，優秀な内科系医師に「この患者は確かに君が言うように重症肺炎がある．しかしこのボーっとした意識レベルは肺炎では説明がつかない．神経内科の対診が必要だ」と言われたことがあります．qSOFA（quick SOFA，意識レベルの低下・収縮期血圧≦100 mmHg・呼吸数≧22/分のうち2項目があれば敗血症を疑う．ただしSSCG2021においてquick SOFAを敗血症の単一スクリーニングツールとして使用しないことが推奨された[1)]）が提唱されたのは2016年です．かつては意識レベル低下が敗血症を疑う手がかりとなるなどと思われていなかったのです．

筆者はSSCG2004の影響を受け，所属するICUで敗血症管理改善に取り組んだところ，明らかに死亡率は激減しました（それまでの筆者の治療にいかに問題があったかを示します）．しかし，一般病棟からICUへ入室する敗血症患者は相変わらず「問題がある治療」が行われていました．ところが，初期研修が充実し，なすべき初期治療が一般病棟あるいはERにおいて開始されるようになり，10年ほど前から「ひどい初期治療だな」と感じるケースは激減しました．血液培養も抗菌薬投与前に行われるのが「当たり前の風景」です．おそらく達成度のレベル差はあるにせよ，全世界的に方向性は同じでしょう．

第III相試験は，「このエントリー条件に設定したらプラセボ群の死亡率は○○%ぐらいで，介入により□%ぐらい死亡率改善効果が出るだろう」と狙って行われます．しかし，重症敗血症治療薬治験の計画を練っている間にも，標準治療による敗血症死亡率（≒プラセボ群の死亡率）は改善します．多くの治験の失敗の考察などにおいて，「予想より死亡率が下がった」という嘆きが記載されます．PROWESS-SHOCK 試験（プロテイン C 撤退につながった試験）研究者は，「敗血症死亡率が治療の進歩により減少し，（このままでは）試験の結果を出す母集団数に影響が及ぶ（さらに患者数を増やさなければならない）」[2] としました．イベント発生率は統計のパワーになります（➡ p.203）．統計的有意差を得るためには，イベント（死亡）の発生率の低下に応じて，試験参加者数を増やさなければなりません．

細菌検査能力の向上も重症敗血症治療薬開発の逆風となる？

筆者の所属施設に微生物分類同定分析装置（質量分析器）が導入されています．パワーは絶大です．プレパラート上のコロニーであれば 10 分，培養陽性血液検体であれば 30 分程度で菌種がわかります．筆者が初めて知る名前の菌であることもあります．今までであれば，長期間メロペネム・バンコマイシン爆撃を行わざるを得ないことが多かった重症敗血症治療ですが，早期に菌種に最適化した抗菌薬を選択できます．菌名から感染源を推理することもできます．30 分のテストに例えると，15 分時点で「カンニングあり」となった感覚です．迅速遺伝子検査導入施設であれば，細菌・ウイルス・真菌がわかるようになりました．

もちろん，菌種が判明しても，抗菌薬選択能力がなければ意味がありません．2013 年，筆者が参加したある敗血症関連セミナーにおいて，「MSSA（methicillin-sensitive *Staphylococcus aureus*：メチシリン感受性黄色ブドウ球菌）へのファーストチョイスはセファゾリンであることを知っていますか？」との質問が演者からなされた時，会場の挙手はまばらでした．現在であれば，状況はまったく違うでしょう．筆者世代は厳しいですが，若手医師のレベル向上は著しいです．まして病院に優秀な感染症科医師＆質量分析器があれば，鬼に金棒であることは間違いありません．

質量分析器や遺伝子迅速検査は導入コストが莫大であり，今後，すべての急性期病院へ導入できるのか？　という問題があります．しかし，医学の進歩を止めることはできません．そして，国際共同治験に参加する大病院において，そういったハイテク検査機器の整備は先頭を切って進むでしょう．今後，新規敗血症治療薬の臨床試験が行われるとするなら，「菌種が早期判明することによる予後改善」とも戦わなければなりません．

細菌検査能力の向上は1つの例であり，認可を目指す新規敗血症治療薬はさまざまな医学の進歩と戦わなければなりません．

介入まで時間がかかりすぎる

トロンボモジュリン国際第III相試験（SCARLET試験）[3]は，primary endpoint（28日死亡率）を達成できず残念な結果でした．一方，薬剤投与直前で検討すると（事後設定サブグループ解析），介入群と対照群の差が広がりました．SCARLET試験において，途中で治験プロトコールの変更があったこともあり，患者エントリー時のPT-INR測定から薬剤投与開始まで15～40時間を要しました **図1**．プロテインC認可につながったPROWESS試験においては，治験エントリーとなる最初の臓器障害認知から薬剤介入まで17.4±11.1時間（平均±標準偏差）を要しました[4]．

筆者自身の国際共同治験参加体験においても，患者がエントリーしてから薬剤投与まで予想よりはるかに時間がかかりました．

薬剤治験において治験参加患者の最大限の安全確保が最優先であり，危険性のある併用薬の使用がないかなど治験エントリー基準を厳格に確認しなければなりません．治験参加の是非を考える時間を患者や家族に与えることも必要です．よって，治験において，単純にエントリー～薬剤投与間隔が短いほどよい訳ではありません．

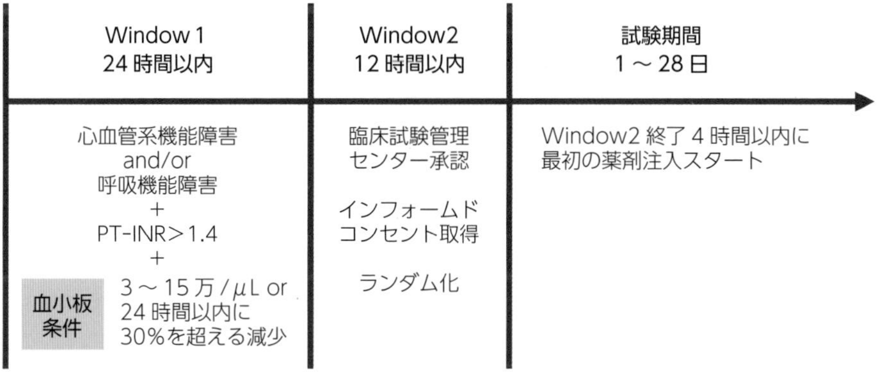

図1　SCARLET試験スケジュール

文献3 supplementより引用，筆者が改変．

一方，重症敗血症診療において，早期介入こそが命です．だからこそ，SSCG あるいは J-SCCG が整備され，あるいは 1-hour bundle（1 時間以内になすべきことを整理）[5] が提唱された訳です．そして，早期介入が普及した結果，前述した通り，敗血症の死亡率が全世界的に低下しました．

厳密なスタイルをとらざるを得ない第 III 相試験は，重症敗血症治療薬の真の効果検証との相性が悪いことは間違いないでしょう．

1 回だけの RCT で決めてよいのか？

アンチトロンビンは KyberSept 試験（2001 年，RCT）で結果を出せず，国際的には敗血症治療薬として認可されていません．プロテイン C は，PROWESS 試験（2001 年，RCT）で認可され，さまざまな検証試験がなされたものの，PROWESS-SHOCK 試験（2012 年，RCT）で認可が取り下げられました．トロンボモジュリンは SCARLET 試験（2019 年，RCT）で結果を出せず，今後なんらかの有望な RCT が行われない限り国際的に認可される目途はありません．すなわち，敗血症治療薬は 1 回の RCT で認可され，不認可とされ，あるいは取り消されています．

「たった 1 回の RCT で決めてよいのか？」という意見があります．

従来，システマティックレビュー・メタ解析がエビデンスの王様でした．かつて単施設あるいは 1 つの国で行われた小規模 RCT が乱立しました．当然，結論が真逆であることもあり，それらを統合し判定する手段として用いられたのがシステマティックレビュー・メタ解析です．

グローバリゼーションは，コストがかかるものの多国・多施設による大型 RCT を可能としました．「メタ解析を必要とした昔と違い，試験が大型化したので単独で答えを出せるようになった」[6] とされます．1 回の大型 RCT で敗血症治療薬の認可が決まるのは，大型 RCT に信頼性があると FDA や EMA が考えていると言えます．本書で多くページを割いたように，エビデンスの王様であるはずのシステマティックレビュー・メタ解析から，それを作成する人間の意志を排除することは非常に難しいです．システマティックレビュー・メタ解析は「still valuable」（まだ価値がある）[6] といった表現がなされることが多いです．以前ほどの価値はないけれど，目を通しておこうといったところでしょうか．そして，個別化治療の時代となり，さらに統計の扱いは難しくなります．

敗血症治療薬あるいは DIC 治療薬分野において，「理論的には効くはずであるが，成果が出ない」「RCT では総じてネガティブな結果，観察試験や propensity score matching 試験は総じてポジティブな結果が出る」ことから，「この分野においては良質な前向き観察試験を検討すべきではないか？」という発言がしばしば聞かれます．しかし「良質な前向き観察試験」を行い，「RCT を上回って良質」であることを証明するほうがよりエネルギーが必要でしょう．最近はやりの propensity score matching を統計マニアの友人は，「単なる観察試験を RCT っぽくみせる方法」と酷評します．過去の歴史が，観察試験において意図せず，時に意図して誤った解釈がなされたことが少なからずあったことを示しています．

国際共同治験の参加国・参加施設数が多すぎる

複数の国や地域で，同時に行われる治験（臨床試験）を国際共同治験と呼びます．

例えば，日本も含めた国際共同治験が行われ，得られたデータは集約されます．そしてそのデータを日本であればPMDA，アメリカであればFDA，ヨーロッパであればEMA に申請し，認可が得られればその国で発売となります．国際共同治験において，交渉する規制当局が増えることになります．この問題を緩和するために ICH-E17 という国際調和ガイドラインが策定されています．

どこの国を選ぶかは製薬会社の自由です．Quality（臨床開発モニターからの質問への回答の速さや正確さ，プロトコール逸脱）・Speed（症例収集スピード）・Cost（製薬会社臨床開発モニターの施設訪問回数，製薬会社臨床開発モニター 1 人の管理する病院数）の 3 点＋その国における認可発売で得られる利益が重視されます．日本は，Quality は比較的良好とされますが，Speed・Cost の評価は低いです．

例えば，トロンボモジュリン国際第 III 相試験 SCARLET 試験[3] は，北米・ヨーロッパ・イスラエル・南米・アジア太平洋・ロシアの 27 カ国 319 施設で行われました．946 例が収集され，800 例が採用されました．単純計算で，1 施設 3 例たらずです．

筆者はある薬の国際第 III 相試験に在籍医療機関における治験責任医師として参加したことがあります．重症敗血症を対象とした治験に比べるとおそらく各段に“楽”な治験でしたが，まったく楽ではありませんでした．プロトコールは非常に複雑であり，各施設に配属された治験コーディネーターのサポートはありますが，戸惑いの中で進みます．治験をスムーズにこなす熟練度が上がるのに数例を要したと感じました．SCARLET 試験のプロトコールは，最終的に 164 ページです．3 例たらずでは，「厳しい」のは想像に難くありません．実際，SCARLET 試験論文への editorial[7] において，試験後半に両群の死亡率が上昇したこと，その原因として，患者登録が順調に進まなかったため多くの国のさまざまなICUが参加し，1/3施設はわずか1患者登録であったことが指摘されました．

一見，多くの国の多くの病院が参加すれば素晴らしい国際共同治験となりそうに思えますが，逆なのでしょう．日本国内で病院を異動する時，ローカルルールが異なることに戸惑いますよね．医療分野は，それぞれの国において多数のローカルルールがあり，また各地域において，各施設においてもローカルルールがあります．多くの国の多くの病院が参加すれば治療のheterogeneity（不均質）増大につながることは想像に難くありません．

日本と世界の乖《かい》離《り》
同じ山を登っていたはずが違う山を登っていたのか？

日本において，かつて血液悪性疾患・悪性腫瘍をメインターゲットとし，近年では敗血症をターゲットとしDIC学は発展してきました．凝固・線溶系のコントロールが重視されてきました．

海外においては，敗血症の炎症コントロールを主目的として敗血症治療薬の開発が行われました．

「血液凝固系と炎症・免疫のクロストーク」[8]（筆者の表現は「炎症と凝固は同じ屋根の下にある」）であり，重症敗血症治療においていよいよ日本と海外は同じゴールに到達するはずでした．同じ山の違う裾野から登り始め，同じ山頂を目指していたのだと思います．

しかし，本書で紹介してきたように，あまりにスタートが違いすぎ，あるいはたどった過程が違いすぎたのではないでしょうか．違う山を登り，異なった山頂にたどりついたのだと感じます．

よいか悪いかは別にして，日本において40年も前から多くのDIC治療薬が認可されてきたことも関係するのでしょう．日本発トロンボモジュリンも「すでに国内で認可されている」ので，SCARLET試験参加国に日本はありませんでした．もちろん，製薬会社としてはすでに認可を得た日本を加えるメリットはありません．DICに対して最も熱意があり知見もある日本において，既存のDIC治療薬があるがゆえに，プラセボを対照群とする臨床治験を行えないのが現状なのです．

参考文献

1）Evans L, Rhodes A, Alhazzani W, et al. Surviving Sepsis Campaign: international guidelines for management of sepsis and septic shock 2021. Crit Care Med. 2021; 49: e1063-143.
2）Thompson BT, Ranieri VM, Finfer S, et al. Statistical analysis plan of PROWESS SHOCK study. Intensive Care Med. 2010; 36: 1972-3.
3）Vincent JL, Francois B, Zabolotskikh I, et al. Effect of a recombinant human soluble thrombomodulin on mortality in patients with sepsis-associated coagulopathy. JAMA. 2019; 321: 1993-2002.
4）Vincent JL, Bernard GR, Beale R, et al. Drotrecogin alfa（activated）treatment in severe sepsis from the global open-label trial ENHANCE: further evidence for survival and safety and implications for early treatment. Crit Care Med. 2005; 33: 2266-77.
5）Levy MM, Evans LE, Rhodes A. The surviving sepsis campaign bundle: 2018 update. Intensive Care Med. 2018; 44: 925-8.
6）大橋靖雄 . Dr. オーハシの医療統計よもやま . ライフサイエンス出版；2008.
7）van der Poll T. Recombinant human soluble thrombomodulin in patients with sepsis-associated coagulopathy: another negative sepsis trial? JAMA. 2019; 321: 1978-80.
8）今村隆寿．血液凝固系と炎症・免疫系のクロストーク．日本集中治療医学会雑誌．2004; 11: 9-17.

DIC 診断基準

私事で恐縮ですが，2013 年，筆者は初の単著を出しました[1].

素人同然で救急集中治療医をスタートした筆者が，多くの専門医から教えてもらいながらドタバタの中で学んだことをまとめました．その中に DIC テーマがありました．「DIC は海外において必ずしも認知度が高くなく，日本国内においても意見が分かれている」を，書籍において本格的に“発表”したのは珍しかったのか，かなり反響がありました．本 chapter 以後，拙著を部分的に改訂使用しました．

厚生省 DIC 診断基準 参考資料①

1988 年に公開され長年にわたって使用されてきました[2].

基礎疾患の有無のスコアリングがあります．従来から，この項目はかなり批判されてきました．DIC は基礎疾患が必ずあり，全例に 1 点加点されるからです．その後発表された DIC 診断基準に基礎疾患項目はありません．

臨床症状は，出血症状・臓器症状のあり・なしでしかスコアリングされていません．出血症状・臓器症状が出るとしたら DIC としては相当進んでいると考えられる時期です．また出血症状・臓器症状の点数は各 1 点しかないのに対して，血清 FDP 値・血小板数には最高で 3 点与えられています．7 点以上（基礎疾患の 1 点は必ずあるので実質 6 点）で DIC ですから，血小板数がかなり減少し血清 FDP 値がかなり上昇すると DIC と判定されやすいと言えます．

その結果，「DIC の早期診断」というより，「DIC の確定診断に役立つ」と言われてきました．

白血病（血液悪性疾患）や肝硬変は別スコアリングが用意されていることにも特徴があります．DIC と判定される点数が異なるため，DIC 試験において，単純に点数で比較することは難しいです．

血漿フィブリノゲン濃度低下が重視されていますが，感染症に合併する DIC の血

参考資料① 厚生省 DIC 診断基準

スコア		0 点	1 点	2 点	3 点
Ⅰ 基礎疾患		なし	あり		
Ⅱ 臨床症状	出血症状	なし	あり		
	臓器症状	なし	あり		
Ⅲ 検査成績	血清 FDP 値 (μg/mL)	10>	10≦ <20	20≦ <40	40≦
	血小板数 $(\times 10^3/mm^3)$ (注 1)	120<	120≧ >80	80≧ >50	50≧
	血漿フィブリノゲン濃度 (mg/dL)	150<	150≧ >100	100≧	
	プロトロンビン時間比	1.25>	1.25≦ <1.67	1.67≦	

Ⅳ 判定 (注 2)

判定	DIC	DIC の疑い (注 3)	DIC の可能性少ない
①白血病その他 (注 1) に該当する疾患	4 点以上	3 点	2 点以下
②白血病その他 (注 1) に該当しない疾患	7 点以上	6 点	5 点以下

Ⅴ 診断のための補助的検査成績，所見

1. 可溶性フィブリンモノマー陽性
2. D-D ダイマーの高値
3. トロンビン-アンチトロンビン複合体（TAT）の高値
4. プラスミン-プラスンインヒビター複合体（PPIC）の高値
5. 病態の進展に伴う得点の増加傾向，特に数日内での血小板数あるいはフィブリノゲンの急激な減少傾向ないし，FDP の急激な増加傾向の出現
6. 抗凝固療法による改善

Ⅵ 注

注 1：白血病および類縁疾患，再生不良性貧血，抗腫瘍剤投与後など骨髄巨核球減少が顕著で，高度の血小板減少をみる場合は血小板数および出血症状の項は 0 点とし，判定は Ⅳ-1 に従う.

注 2：基礎疾患が肝疾患の場合は以下の通りとする.

a. 肝硬変および肝硬変に近い病態の慢性肝炎（組織上小葉改築傾向を認める慢性肝炎）の場合には，総得点から 3 点減点した上で，Ⅳ-2 の判定基準に従う.

b. 劇症肝炎および上記を除く肝疾患の場合は，本診断基準をそのまま適用する.

注 3：「DIC の疑い」患者で，「Ⅴ　診断のための補助的検査成績，所見」のうち 2 項目以上満たせば DIC と判定する.

Ⅶ 除外規定

1. 本診断基準は新生児，産科領域の診断には適用しない.
2. 本診断基準は劇症肝炎の DIC の診断には適用しない.

漿フィブリノゲン濃度はむしろ増加するケースが大半です．CRP といった炎症により上昇するタンパク質と同様に感染により反応性にフィブリノゲン産生の増加>DIC によるフィブリノゲン消費 だからです．感染性 DIC を捉える上で不利であると言われてきました．血液悪性疾患や固形腫瘍を基礎疾患とする DIC を主対象として DIC 学はスタートし，感染症（敗血症）に主戦場が移ったのは 2000 年代に入ってからです．

「DIC の発症を早期に捉える」というより「DIC 像の完成を確認する」といった感じでしょうか．後ろ向きに DIC の診断をする上では現在もかなり評価されています．

急性期 DIC 診断基準 参考資料②

救急や集中治療の場では DIC の進行は時間単位であり，厚生省 DIC 診断基準をもとに DIC の診断や治療をすると「追い詰められてから DIC の治療を開始」することになるという不満が根強くありました．

そこで 2005 年に日本救急医学会が発表したのが急性期 DIC 診断基準です[3]（参考資料 2 表 4）．24 時間体制で診断可能な一般的な検査項目・特異度を保ちながら高い感度による早期診断・診断と治療開始の一致・DIC の重症度と予後評価にも使用できること などを目指して策定されました．

急性期 DIC 診断基準は感度をよくするためのポイントがいくつかあります．

- 全身性炎症反応症候群（SIRS：systemic inflammatory response syndrome）概念を取り入れた．体温・心拍数・呼吸数・白血球数の項目のうち 2 項目以上で SIRS と判定されるのですが，本基準においては 3 項目以上で 1 点となる点に注意が必要です．敗血症など急性期炎症の病態を少しでも早く捉えるために提唱されたもので，ここまでシンプルだとかなり早く捉えることができます．一方，「100 m を全力疾走したら心拍数も呼吸数も上がるので SIRS」と皮肉られる時もあります（もちろん SIRS ではありません）．感度が高く特異度が低いことを理解した上で使いこなすのが SIRS です．
- 厚生省 DIC 診断基準にあった血漿フィブリノゲン項目はありません．
- FDP 25（μg/mL）で 3 点ゲットです．「4 点以上で DIC と診断」の 3 点ですから，すごいウェイトです．厚生省 DIC 診断基準では FDP≧40 μg/mL で診断閾値 7 点のうちの 3 点ですからかなり鋭敏になります．
- 最大のポイントは血小板項目です．単位の/μL をしばらく省略します．「12 万>

JCOPY 498-16638

参考資料② 急性期 DIC 診断基準

表 1 基礎疾患

全ての生体侵襲は DIC を引きおこすことを念頭におく

①感染症（全ての微生物による）
②組織損傷
　外傷
　熱傷
　手術
③血管性病変
　大動脈瘤
　巨大血管腫
　血管炎
④トキシン/免疫学的反応
　蛇毒
　薬物
　輸血反応（溶血性輸血反応，大量輸血）
　移植拒絶反応
⑤悪性腫瘍（骨髄抑制症例を除く）
⑥産科疾患
⑦上記以外に SIRS を引きおこす病態
　急性膵炎
　劇症肝炎（急性肝不全，劇症肝不全）
　ショック/低酸素
　熱中症/悪性症候群
　脂肪塞栓
　横紋筋融解
　他
⑧その他

表 2 鑑別すべき疾患および病態

診断に際して DIC に似た検査所見・症状を呈する以下の疾患および病態を注意深く鑑別する

①血小板減少
　イ）希釈・分布異常
　　1）大量出血，大量輸血・輸液
　　他
　ロ）血小板破壊の亢進
　　1）ITP
　　2）TTP/HUS
　　3）薬剤性（ヘパリン，バルプロ酸等）
　　4）感染（CMV, EBV, HIV 等）
　　5）自己免疫による破壊（輸血後，移植後等）
　　6）抗リン脂質抗体症候群
　　7）HELLP 症候群
　　8）SLE
　　9）体外循環
　　他
　ハ）骨髄抑制，トロンボポイエチン産生低下による血小板産生低下
　　1）ウイルス感染症
　　2）薬物など（アルコール，化学療法，放射線療法等）
　　3）低栄養（Vit B12，葉酸）
　　4）先天性/後天性造血障害
　　5）肝疾患
　　6）血球貪食症候群（HPS）
　　他
　ニ）偽性血小板減少
　　1）EDTA によるもの
　　2）検体中抗凝固剤不足
　　他
　ホ）その他
　　1）血管内人工物
　　2）低体温
　　他
② PT 延長
　　1）抗凝固療法，抗凝固剤混入
　　2）Vit K 欠乏
　　3）肝不全，肝硬変
　　4）大量出血，大量輸血
　　他
③ FDP 上昇
　　1）各種血栓症
　　2）創傷治癒過程
　　3）胸水，腹水，血腫
　　4）抗凝固剤混入
　　5）線溶療法
　　他
④その他
　　1）異常フィブリノゲン血症
　　他

表 3 SIRS 診断基準

体温	＞38℃あるいは＜36℃
心拍数	＞90/分
呼吸数	＞20 回/分あるいは $PaCO_2$＜32 mmHg
白血球数	＞12,000/mm^3 あるいは＜4,000/mm^3 あるいは幼若球数＞10%

表 4　急性期 DIC 診断基準

スコア	SIRS	血小板（/mm^3）	PT 比	FDP（μg/mL）
0	0-2	≧12 万	＜1.2	＜10
1	≧3	12 万＞　≧8 万 or 24 時間以内に 30%以上の減少	≧1.2	25＞　≧10
2				
3		8 万＞ or 24 時間以内に 50%以上の減少		≧25

DIC　4 点以上

【注意】

1）血小板数減少はスコア算定の前後いずれの 24 時間以内でも可能.
2）PT 比（検体 PT 秒/正常対照値）ISI=1.0 の場合は INR に等しい. 各施設において PT 比 1.2 に相当する秒数の延長または活性値の低下を使用してもよい.
3）FDP の代替として D-ダイマーを使用してよい. 各施設の測定キットにより以下の換算表を使用する.

表 5　D-ダイマー/FDP 換算表

測定キットを販売している会社名	FDP 10μg/mL	FDP 25μg/mL
	D-ダイマー（μg/mL）	
シスメックス	5.4	13.2
日水	10.4	27.0
シスメックス・ビオメリュー	6.5	8.82
三菱化学メディエンス	6.63	16.31
ロッシュ	4.1	10.1
積水メディカル	6.18	13.26
ラジオメーター	4.9	8.4

≧8 万 or 24 時間以内に 30% 以上の減少」で 1 点,「8 万＞ or 24 時間以内に 50%以上の減少」で 3 点です. 厚生省 DIC 診断基準との大きな違いは血小板数の絶対値だけではなく, 減少割合も取り入れたところです. 減少スピードと言えるかもしれません.

敗血症患者の「昨日」の来院時血小板数が 30 万であったのが,「本日」13 万に減少したとします. 大腸穿孔といった患者によくあるパターンです.「24 時間以内に 50%以上の減少」をしているので 3 点獲得です. DIC まであと 1 点ですから, 残りの 3 項目のどれかで簡単にクリアし「本日」DIC と診断されます.

敗血症により血小板数が 1 日で 30 万から 13 万まで減少したのなら，翌日は 8 万，下手をすると 5 万以下まで減少するのは「みえて」います．しかし，厚生省 DIC 診断基準に基づくと，DIC の範疇に入るのは早くて「明日」遅ければ「明後日」になります．急性期 DIC 診断基準には簡単に DIC になってしまうという批判はありますが，「どうみても現在進行形 DIC なのに厚生省 DIC 診断基準を満たしていない」というフラストレーションは減少します．日本版敗血症診療ガイドライン 2012 解説[4] において，「急性期 DIC 診断基準が策定される以前は，厚労省の DIC 診断基準が主に使用されていたが，臨床現場では 7 点の DIC 診断基準を満たす以前から治療が開始されていることが明らかになった」とあるのはこういった事情を反映します．

ただし，急性期 DIC 診断基準は感染症には有用だが，造血器悪性腫瘍や固形がんに合併した DIC には適応できないとされます．例えば，血液悪性疾患患者が悪化し DIC を発症し ER に来院しても，分娩直後患者の子宮からの出血が止まらなくても，「急性期」医療です．そのため急性期 DIC 診断基準名は誤解を招きやすいと，内科系の DIC 治療者・研究者からネーミングへの懸念があります．産科 DIC 治療（➡ p.188）において，フィブリノゲン（の減少）が「最も重要なマーカー」とされていますが，急性期 DIC 診断基準はあえてフィブリノゲン項目を排除したところに特徴があり，産科医から「急性期という命名に問題がある」とまで言われます．急性期 DIC 診断基準の最大ターゲットは敗血症性 DIC であることを認識しましょう．

ISTH overt DIC 診断基準 参考資料③

2001 年，ISTH（International Society on Thrombosis and Haemostasis：国際血栓止血学会）が ISTH overt DIC 診断基準を発表しました[5]．「発表された論文の引用のどこにも厚生省 DIC 診断基準がないが，厚生省 DIC 診断基準を土台に作られた」と言われます．策定には日本の DIC 研究第一人者も関わっています．海外の DIC 試験においては，この ISTH overt DIC 診断基準が通常用いられます．先の 2 つの DIC 診断基準は医師の主観的判断による臨床的症状を含むのに対して，本診断基準は検査数値だけで構成される点においても評価されます[6]．

Overt の意は「明白な」であり，ISTH non-overt DIC 診断基準も提案されました．いわゆる pre-DIC を捉える目的なのですが，その後，全く使用されませんでした．

参考資料③ ISTH overt DIC 診断基準

① DIC の基礎疾患がある時のみこのアルゴリズムを使用できる
② 以下のスコアを計算する

血小板数（×1000/μL）	＞100＝0 点，＜100＝1 点，＜50＝2 点
フィブリン関連マーカーの上昇 SF，FDP など	中等度増加 2 点，著明増加 3 点
PT（秒）延長	延長時間＜3 秒＝0 点，3～6 秒＝1 点，＞6 秒＝2 点
フィブリノゲン（mg/dL）	＜100 mg/dL＝0 点，＞100 mg/dL＝1 点

③ 5 点以上で overt DIC と診断．毎日スコア計算を繰り返す

SF：soluble fibrin，FDP：fibrin and fibrinogen degradation products，PT：prothrombin time
文献 5 より引用

予後予測における 3 診断基準の比較 表 6

死亡予後予測で検討すると，急性期 DIC 診断基準は感度 80.0%・特異度 33.2% でした[7)]．ISTH overt DIC 診断基準は感度 50.4%・特異度 71.4% です．感度において急性期 DIC 診断基準は極めて優れる一方，特異度は極めて低いことになります．ISTH overt DIC 診断基準は特異度を重視して作成されたとされ，実際特異度が優れています．

厚生省 DIC 診断基準は，感度・特異度の双方において“2 位”です．1988 年に発表された同基準は，後発の診断基準に負けないパフォーマンスがあることを示します．

表 6 DIC 診断基準の比較

	厚生省 DIC 診断基準	ISTH overt DIC 診断基準	急性期 DIC 診断基準
発表年	1988 年	2001 年	2005 年
DIC 死亡	35.5%	40.6%	31.7%
感度	51.3%	50.4%	80.0%
特異度	64.9%	71.4%	33.2%

感度，特異度は死亡予後に対して
文献 6 より引用

日本版敗血症診療ガイドラインにおける DIC 診断基準推奨

敗血症性 DIC の診断において，厚生省 DIC 診断基準・ISTH overt DIC 診断基準・急性期 DIC 診断基準のどれがよいか？　というテーマです．

日本版敗血症診療ガイドライン 2012 年版[4] では，感度がよいことを理由に，急性期 DIC 診断基準を推奨しました．

2016 年版[8] では，エキスパートコンセンサスとして，敗血症性 DIC の診断において急性期 DIC 診断基準の使用が有用とされました．そもそも DIC に正診が存在しないことから，診断基準の優劣を決めることはできないと解説されました．

2020 年版[9] では，敗血症性 DIC の診断法として，国内では急性期 DIC 診断基準，海外では ISTH overt DIC 診断基準が主に使われることが紹介され，診断基準の優劣の判定はできず，目的に応じて診断基準を使い分けると解説されました．

近年，救急集中治療領域で発表される DIC の国内試験の大半は，診断基準として急性期 DIC 診断基準を使用します．DIC 治療薬のプロモーションにおいても急性期 DIC 診断基準に触れることが多いです．よって，救急集中治療の現場に身を置いていると，急性期 DIC 診断基準がスタンダードであるように思えます．

急性期 DIC 診断基準は，日本救急医学会 DIC 特別委員会が作成し 2005 年に発表されました[3]．2002 年に同委員会と日本血栓止血学会学術専門委員会 DIC 部会が共同で検討を行い「救急領域の DIC 診断基準案」が発表され，それが急性期 DIC 診断基準につながりました．よって，日本血栓止血学会は急性期 DIC 診断基準を一定評価しているのですが，複雑な部分があるようです．日本血栓止血学会 DIC 診断基準　2017 年版[10] において，急性期 DIC 診断基準について，「感度は高いが特異度は低い」「DIC 本態を反映する分子マーカーが不採用」「救急領域で検証された基準であり，急性期命名されたが，本来は救急領域の基準」と評しました．同様に，急性期 DIC 診断基準をややクールに扱う血栓止血学分野のエキスパートによる論文は珍しくありません．そういった状況が，日本版敗血症診療ガイドラインにおける DIC 診断基準推奨の変遷につながったと推測します．

DIC 診断基準策定の難しさ

日本血栓止血学会 DIC 診断基準　2017 年版[10] は，DIC を疑った時，産科・新生児領域を除外した後，骨髄抑制・骨髄不全などによる造血障害の有無を判定し（造血障害型)，造血障害がなければさらに感染症の有無で，感染症型と基本型に分けます．それら3型に対して，従来からの血小板数・FDP・フィブリノゲン・PT比に加えて，分子マーカーとしてアンチトロンビン活性と「TAT, SFまたはF1+2」によりスコアリングし判定します．DIC病態を正確に追及しようと考えれば，複雑にならざるを得ません．分子マーカー測定はDIC診断の精度追求において，譲れないファクターであるようです．急性心筋梗塞診断においてトロポニン値を重視するのと同じです．

造血障害型，感染症型，基本型の3型に分けられたのは印象的です．産科DICスコアを入れると4型になります（厳密には新生児DIC診断基準もありますが，多くの医師は新生児を担当しないので本chapterにおいては考えません）．DICと言っても血液悪性疾患と敗血症では全く病態が異なります．当たり前と言えば当たり前であることが，明確に示されたのだと感じます．実際，DICを目前にした時，漠然とDICと捉えるのと，4型のどれであろう？　と意識することは，治療を“真面目に”考えることにもつながります．

一方，救急集中治療の現場においては，ASAP（as soon as possible：できる限り早い）対応が重視されます．だからこそ，敗血症に対して1時間バンドル（敗血症を疑ってから1時間以内になすべき治療）[11]が開発され，あるいはqSOFA（quick SOFA）が啓蒙されています（ただしSSCG2021においてquick SOFAを敗血症の単一スクリーニングツールとして使用しないことが推奨されました[12]）．DICの早期診断・早期介入を重視するのであれば，そして，どのような医療現場でも対応できるためには，急性期DIC診断基準のようにシンプルにせざるを得ません．新規分子マーカーの採用も難しいです．筆者は，急性期DIC診断基準は，救急集中治療現場の実情をよく考えて構成されていると評価しています．感度80.0%，特異度33.2%となったのもやむを得ません．

先にも書きましたが，一般医療者は急性期DIC診断基準が，ERやICUで遭遇する「急性期医療におけるDIC」すべてに適応可能と思いがちです．一方，急性期DIC診断基準が最大あてはまるのは敗血症であり広く用いることはできないと考えるエキスパートは少なくありません．多方面からこういった意見があったことから，日本版敗血症診療ガイドライン2020において「診断基準の優劣の判定はできず，目的に応じて診断基準を使い分ける」[9]となったようです．

急性期DIC診断基準策定に関わったDIC研究の第一人者（外科医）は，「DIC診断基準は血栓止血学の専門家が用いるより研修医が用いることに意義がある」とした一方，急性期DIC診断基準は「肺梗塞のような血栓症合併例や大手術の周術期において過大評価される症例がある」ことを問題点として指摘しました[13].

何事においても難しいのは，「よかれと思ってシンプルにしたのに，さらに安易な方向に流れがちである」ことです．次 chapter は，「それって本当に DIC？」をテーマとします．

参考文献

1）小尾口邦彦．ER・ICU 診療を深める 集中治療医の頭の中．中外医学社；2013.

2）青木延雄，長谷川淳．DIC 診断基準の『診断のための補助的検査成績，所見』の項の改訂について，厚生省特定疾患血液凝固異常症調査研究班，平成 4 年度業績報告集．1988. p.37-41.

3）丸藤 哲，射場敏明，江口 豊，他．学会通信 急性期 DIC 診断基準 多施設共同前向き試験結果報告．日本救急医学会雑誌．2005; 16: 188-202.

4）日本集中治療医学会 Sepsis Registry 委員会．日本版敗血症診療ガイドライン．日本集中治療医学会雑誌．2013; 20: 124-73.

5）Taylor FB Jr, Toh CH, Hoots WK, et al. Towards definition, clinical and laboratory criteria, and a scoring system for disseminated intravascular coagulation. Thromb Haemost. 2001; 86: 1327-30.

6）厚生労働省医薬食品局審査管理課．審議結果報告書．2007 年 12 月 4 日．医薬品医療機器総合機構 HP　https://www.pmda.go.jp/drugs/2008/P200800012/100898000_22000AMX00023_A100_2.pdf（最終閲覧 2021 年 11 月 30 日）

7）Takemitsu T, Wada H, Hatada T, et al. Prospective evaluation of three different diagnostic criteria for disseminated intravascular coagulation. Thromb Haemost. 2011; 105: 40-4.

8）西田 修，小倉裕司，井上茂亮，他．日本版敗血症診療ガイドライン 2016．日本集中治療医学会雑誌．2017; 24: S1-232.

9）江木盛時，小倉裕司，矢田部智昭，他．日本版敗血症診療ガイドライン 2020．日本集中治療医学会雑誌．2020; 28: S1-410.

10）DIC 診断基準作成委員会．日本血栓止血学会 DIC 診断基準 2017 年版．日本血栓止血学会誌．2017；28：369-91.

11）Levy MM, Evans LE, Rhodes A. The surviving sepsis campaign bundle: 2018 update. Intensive Care Med. 2018; 44: 925-8.

12）Evans L, Rhodes A, Alhazzani W, et al. Surviving Sepsis Campaign: international guidelines for management of sepsis and septic shock 2021. Crit Care Med. 2021; 49: e1063-143.

13）岡本好司．外科領域における急性期 DIC 診断基準の有用性と限界．日本血栓止血学会誌．2008; 19: 411-5.

それって本当にDIC？

重症患者に血小板減少がみられることは少なくありません．DIC という病名がいきなりつけられ，さらに血小板輸血が始まるシーンを目にすることがあります．

血小板が減ったら DIC なのでしょうか？

症例①
30代，女性

帝王切開手術中，巨大肺血栓塞栓症を原因として母体心停止．ECMO（いわゆる PCPS）を用いて循環管理をしたが大量気道出血・大量腹腔内出血などに難渋した．

第 8 病日　ECMO から離脱．
第 9 病日　呼吸状態が改善し人工呼吸から離脱．
第 12 病日　白血球数・CRP が上昇，血小板数は激減．38℃台の発熱があり不機嫌となった．肺酸素化能低下，頻呼吸．

病日	10	11	12
白血球（/μL）	10,900	13,100	21,800
血小板（/μL）	116,000	103,000	42,000
CRP（mg/dL）	7.86	5.65	9.59

第 12 病日時点で，急性期 DIC 診断基準のすべての項目を満たし最高点 8 点（4 点以上で DIC）．

本症例[1] は心停止に至り蘇生に要した時間も長かったため，当初予後が絶望視されました．その後も気管チューブが血栓で埋め尽くされる大量気道出血などトラブルが続いたのですが，多くの医療者の協力で乗り切り ECMO・人工呼吸から離脱し，家族・担当医・関係者一同ハッピーな気持ちになった時に再び状態が悪くなりました．発熱もあり不機嫌です．

ここまでは感染症に見舞われずにきましたが，そろそろおきまりの感染症⇒敗血症

⇒DICでしょうか？

それとも酸素化も悪いことから肺血栓塞栓症を再発したのでしょうか？　抗凝固薬を増量し，ECMO再導入の準備をするべきでしょうか？

このケースの回答は後にしましょう．

血小板数が激減（<5万/μL）すると，すぐにDICと診断・治療が始められる傾向を感じます．

それほど単純でしょうか．

急性期DIC診断基準（➡ p.129, 参考資料2 表2）に鑑別すべき疾患および病態が掲載されています．

急性期DIC診断基準は表1～5まであり表4ばかりに目が行きがちですが，**本来はあくまで表2を用いてしっかり除外診断をしなければなりません．**

しかし，特に血小板数が5万/μLを下回る状況となると，「DICかな？　とりあえずリコモジュリン®開始」といった光景をみかけます．特に患者が発熱し明らかに状態が悪いと敗血症・DICという病名がつけられがちと感じます．

何より怖いのは血小板数が3万/μLを下回ると「脳出血を起こすと怖いから」などを理由に血小板輸血が始められるシーンがあります．「とりあえず血小板輸血」でよいのでしょうか？

日本版敗血症診療ガイドライン2020 DIC項目に初クリニカルクエスチョンとして，敗血症性DICとの鑑別疾患が新テーマとして掲げられました[2]．筆者は，血小板減少⇒DICといった安易な診断への警鐘を鳴らしてきた[1]ので，嬉しかったです．また，DICはDPC制度において優遇されているため，日本中で安易なDIC診断・DIC治療薬投与が横行し，それを注意する厚生労働省通知が出されました（➡ p.26）．

本chapterを通じて，ICUにおける血小板減少症への“型”を作ってください．

愚直なルールが大切

胸部X線写真の読影において，筆者はABC checkを愛用しています 図1．このチェックがよくできていると思うのは，肺野の読影を最後に置いていることです．呼吸障害が主訴である時，肺野にばかり目がいきがちです．しかし「愚直に」ABCをたどるこ

A: Airway（気道）
B: Bone（骨）
C: Cardiac silhouette（心陰影）
　Calcification（石灰化）
　Catheter（カテーテル）
D: Diaphragms（横隔膜）
E: External soft tissues
　（軟部組織）
F: Fields of the lungs（肺野）
　Fluids（胸水）
　Free air（フリーエア）

図1　胸部X線写真のABC check

とで思わぬ所見が得られることがあります．筆者は，何回も助けられました．

「人間は見たいものしか見ない」性質があります．血小板減少時 DIC という予断をもつとそこから離れなくなります．

DIC を早期に診断することは大切ですが，「DIC と似て非なる」病態と鑑別した後でなければなりません．時に DIC に用いられる治療が禁忌となるケースもあります．

ABC check と同様に，DIC を想起した後は，**一旦 DIC を脇に置いて本当に他に血小板減少をきたす原因・疾患がないのか考える**ことが大切です．

血小板減少をみた時の思考パターンを作る

救急医療・集中治療において，頻度が多い疾患と，頻度は少ないが見逃した時の被害が大きい疾患の両者を常に意識する必要があります．血小板減少症においても同様です．

① 偽性血小板減少症

頻度が一番多いです．通常の採血管に入っている EDTA-3K に依存性の血小板抗体が血小板を凝集させます．筆者施設では日勤帯は血液検査技師が血小板凝集の有無を鏡検し報告してくれます．時間外で偽性血小板減少症を疑った時には，EDTA-2Na カナマイシン硫酸塩入りのスピッツで採血し直します．

② 薬剤性血小板減少症

これも珍しくありません．血小板減少症をみた時は，まずは薬物チェックからです．

抗菌薬　ペニシリン系・セフェム系・ST 合剤・リファンピシン・バンコマイシン・リネゾリド

DM 薬　SU 剤

心血管系　フロセミド・サイアザイド・プロカインアミド

抗てんかん薬　フェニトイン・カルバマゼピン・バルプロ酸

H_2 拮抗薬・PPI　ファモチジン・ランソプラゾール

抗腫瘍薬・インターフェロン

などさまざまな薬が薬剤性血小板減少症の原因となり得ます．

実際には，例えばバルプロ酸は投与後血小板が減少するのに 120〜180 日かかるとされ，「DIC を想起するほどの急激な薬剤性血小板減少」はそれほど多くありません．しかし薬剤性は常に念頭に置く必要があります．

③ 基礎疾患のチェック

特発性血小板減少性紫斑病（idiopathic thrombocytopenic purpura：ITP）　臨床

的に，血小板減少＋赤血球・白血球正常をみたら，ITPは想起しなければならないものの1つ．

肝硬変　頻度多．

SLE　初発症状が血小板減少であることもある．経過中に血小板減少を認めることも多い．

HIV　進行期に汎血球減少がみられるが，血小板のみ減るHIV関連血小板減少症は少なくない．

その他，ウイルス感染症・血液疾患・アルコール・体外循環（ECMO・CHDF・PMX-DHPなど）・低体温・脾機能亢進（脾腫の確認）・HELLP症候群・抗リン脂質抗体症候群も考慮します．

ウイルス感染症においては，デング熱・重症熱性血小板減少症候群（severe fever with thrombocytopenia syndrome：SFTS）が注目されます．

デング熱　蚊が媒介．対症療法しかないものの適切な支持療法をした時の予後は良好．

重症熱性血小板減少症候群（SFTS）　2011年に中国の研究者により報告されたダニ媒介性感染症．夏に多いものの冬の報告もあり，西日本から急速に広がりつつあります．死亡率も24%（47/195，国立感染症研究所，平成28年7月）と非常に高いです．やはり対症療法しかありません〔リバビリン（抗ウイルス薬）大量投与が有効との報告あり〕．

両疾患とも血小板数減少だけでなく白血球数減少を合併するケースが多く，後述する血球貪食症候群に近い病態もあると考えられます．

①～③のチェックは大切です．ただし，①～③によるものの多くは血小板減少が緩やかでありICUで問題となるケースはそれほどありません．

それでは，ICUなどの重症患者においてDICと誤診されやすい病態を筆者が考える頻度順にまとめていきます．

大量出血・輸血後希釈・低体温による凝固止血障害（≠外傷性DIC）

DICの原因として外傷は必ず挙げられます（➡p.168）．

ただし，本物の外傷性DICはそれほどありません．「外傷後血が止まらない」という状況の大半は，物理的な出血を除けば希釈によるものです．外傷に限らず2,000～3,000 mLを超えるような大量出血時に赤血球ばかり輸血をし，血漿成分を補わないと血はしゃばしゃばになり止まらなくなります．当然ですよね．出血時は赤血球だけでなく血漿成分も失い，血漿成分がそのまま輸液に置き換わるからです．

体温管理ができているかにも気を配らなければなりません．体温が34℃を下回ると凝固能も血小板機能も失われて出血が止まらなくなります．一旦体温が下がると復温は容易ではありません．

くれぐれも輸血後希釈≠外傷性DIC，低体温による凝固止血障害≠DICです．**DICと診断し，抗凝固療法を始めると収拾がつかなくなります．**

「外傷性DIC」と同様に危険な言葉として「産科DIC」が挙げられます．

症例②
30代，女性

妊娠後期に重度妊娠高血圧症候群（妊娠中毒症）を合併．

緊急帝王切開施行後ICUへ入室．貧血・血小板減少が徐々に進行，ドレーンからの出血も続く．

産婦人科担当医は羊水塞栓症・産科DICによる血小板減少・出血であると主張．

輸血をすると一旦血圧は落ち着くが，輸血を止めてしばらくすると血圧は不安定になる．

造影CTを施行したところ，動脈相で腹壁切開部内側に出血が疑われた．開腹術を施行．腹壁筋層より勢いは弱いが動脈性出血を認め止血した．以後，バイタルサイン安定．

産科DICは確かに存在し，常位胎盤早期剝離・羊水塞栓症・妊娠高血圧症候群・HELLP症候群・急性妊娠脂肪肝などを原因とします．羊水塞栓症（➡ p.184）への恐怖感をもつ産婦人科医が大半です．

また，出産後子宮弛緩出血が続くと産婦人科医師は子宮全摘術の決断を迫られます．

一方で，あくまで「現在進行形で出血している部位があることによる貧血進行・凝固因子消費・血小板数低下」≠DICです．動脈性出血の勢いが強い時は活動性出血に気がつきやすいですが，症例②のように，動脈性とは言え勢いが弱い時，DICという診断名が出ると，それに気持ちが傾きやすいです．そしてDICという病名にアンカリング（一旦診断するとそこから動けなくなる）します．症例②で言えば，DICと信じて，漫然と輸血を続けていたら最終的に本当にDIC・多臓器障害に進展し不幸な転帰を迎えたでしょう．

外傷後・手術後・出産後などで，濃厚赤血球・新鮮凍結血漿・血小板をバランスよく輸血しても，バイタルサインが不安定で貧血が進行する場合は，「DIC ではない」「必ずどこかから出血している」と判断し，出血源の検索をする姿勢が必要です．

ヘパリン起因性血小板減少症 (heparin induced thrombocytopenia：HIT) 図2

- ヘパリン依存性自己抗体が血小板を活性化することにより血小板減少が引き起こされます．ヘパリン投与 5～14 日後（平均 10 日位）に発症し，ヘパリンを継続する限り血小板減少は進行します．ただし，2 万/μL を下回ることは稀とされます．HIT の臨床診断に用いる 4T's スコア[3] 表 1 においても，血小板数＜2 万/μL はむしろ加点が減ることに注目してください．血小板数＜2 万/μL である時，HIT

HIT の臨床上の特徴

①ヘパリン投与中に発症する
②血小板数が急激に減少する
③ヘパリンの投与中止により血小板数が急速に回復する
④しばしば，動静脈血栓・塞栓を合併する

HIT を疑う徴候

①血小板数の減少，②動静脈血栓症の発症（脳梗塞，心筋梗塞，下肢壊死など），③体外循環症例では，回路内の凝固・残血が初期徴候であることが多い

HIT の診断

4T's スコアと HIT 抗体を活用する
疑ったらヘパリンを中止し，経過で判断せざるを得ない
血小板第 4 因子 - ヘパリン複合体抗体（通称 HIT 抗体）提出．ただし結果が出るのは時間を要するので，HIT を疑ったら治療に踏み切る
HIT 抗体検査には ELISA・化学発光法・ラテックス法などがあり，ELISA 法（日本では保険適応外）が優れるとされるが後 2 者の陰性的中率も 90%程度ある．一方，陽性的中率はいずれも 70%程度である（JJCLA. 2015; 131）．よって偽陽性が相当ある

4T's スコアによる臨床診断 表 1

低スコアであれば HIT をほぼ否定できる
HIT は血小板が低下するものの 2 万/μL を下回ることは少なく，このスコアリングにおいても 2 万/μL を下回るとスコアが下がることに注目

血小板輸血は禁忌

単純に血小板が減る病気ではなく血栓症につながる病気と理解するべきである

HIT の治療

- **ヘパリンを速やかに中止！** 48 時間以内に血小板数が回復してくるのを見守る
- 動脈圧測定ラインなどの凝固防止目的ヘパリンもすべて中止
- ヘパリンコーティングカテーテルも抜去！
- アルガトロバン投与を開始
- 透析などで抗凝固が必要な場合もアルガトロバンを使用

図2 HIT のまとめ

表1 4T's スコア

4T's カテゴリー	2点	1点	0点
血小板減少症	50%以上の低下 かつ 最低値≧2万/μL	30〜50%の減少 あるいは 最低値1〜1.9万/μL	30%以内の減少 あるいは 最低値<1万/μL
血小板減少症の発症時期（ヘパリン投与開始日を0日とする）	投与5〜10日後の明確な発症 あるいは 1日以内の発症（過去30日以内のヘパリン投与歴がある場合）	投与後5〜10日の一貫した，しかし不明確な発症（例えば血小板数測定がなされていない） あるいは 10日以降の発症 あるいは 1日以内の発症（過去31〜100日以内のヘパリン投与歴がある場合）	直近のヘパリン投与4日以内の血小板減少
血栓症や他の続発症	新たな血栓症（確定診断したもの）の発症，皮膚の壊死，未分画ヘパリン（one shot）投与後の急性全身反応	血栓症の進行や再発，皮膚の発赤，血栓症の疑い（まだ証明されていない）	なし
血小板減少の他の原因	明らかなものはない	他に原因がある可能性がある	他に明確な血小板減少の原因がある

HITである確率 合計1〜3点 低い，4・5点 中間，6〜8点 高い
文献3より改変
原典において，低スコアの陰性的中率0.998，中スコアの陽性的中率0.14，高スコアの陽性的中率0.64であった．4T's スコアはHITの否定において特に有用であると言える．

はあり得るものの，その他の原因である可能性が高いと考えるべきです．

- 血小板減少に伴い，出血ではなく動静脈血栓を合併します．往々にして，血小板が減ることによる出血傾向が問題と思われがちですが，むしろ問題は血栓により肺塞栓などの静脈血栓症・脳梗塞や四肢虚血などの動脈塞栓症を合併することにあります．
- 一度HITを発症（診断されているか否かは問題とならない）し，ヘパリンを中止したものの，100日以内にヘパリンを再投与すると数時間以内にHITを再発する急激発症タイプ（rapid onset type）もあります．
- 頻度：ヘパリン投与患者の3〜5%（欧米）．日本ではHITの知名度が低く気づかれていないだけと言われています．

HITは，血小板減少に対して安易に血小板輸血することを慎まなければならない代表的疾患です．

筆者施設ICUではHITが年数例必ずあることから，動脈圧測定ライン・中心静脈圧測定ラインの加圧バッグにヘパリン加注をやめました．

アストラゼネカ社COVID-19ワクチン接種後の血小板減少症を伴う血栓症[4)]

アストラゼネカ社アデノウイルスベクターワクチン（バキスゼブリア®）接種後に，異常な血栓性イベントおよび血小板減少症をきたすことが報告されています．TTS (thrombosis with thrombocytopenia syndrome: 血小板減少症を伴う血栓症）と呼ばれます．重症例は脳静脈血栓症が多いとされます．HIT抗体が陽性となること(ELISA法，日本で用いられるラテックス凝集法や化学発光免疫測定法によっては偽陰性となるとされる）などから，HITに似た病態とされます．ワクチンの構造が血小板第4因子と接着しやすいことが関与するようです．ヘパリンの使用は避けたほうが無難であり，免疫グロブリン静注療法（1g/kg/日，2日間）が有効である可能性があるとされます（保険適用外)．

血栓性血小板減少性紫斑病 (thrombotic thrombocytopenic purpura：TTP)[5-10)]

細小動脈に血小板の凝集塊（血小板血栓）が詰まり，また詰まった血栓がトゲ状になることで赤血球を破壊する病態．

TTPと溶血性尿毒症症候群（HUS）図3の症状は同じで臨床的に不可分であるので近年，血栓性微小血管症（thrombotic microangiopathy：TMA）と呼ばれます．本疾患においてもHITと同様に血小板輸血を行うことは「火に油をそそぐ（add fuel to the fire)」とされ禁忌です．

筆者施設のTTPは年1～数例程度です．

TTPやADAMTS13研究のメッカは奈良県立医大輸血部であり，同大学を中心とする研究班から血栓性血小板減少性紫斑病（TTP）診療ガイド2020[5)]が出されています．

かつて神経症状を優位とするTTP，腎障害症状を優位とするHUSという理解でした．ADAMTS13の発見と研究の進展により，ADAMTS13活性著減（10%以下)をTTP，非著減をHUSとします．さらにADAMTS13活性著減例のインヒビター活性を測定することにより陽性であれば後天性TTP，陰性であれば先天性TTPと診断されます．

血栓性血小板減少性紫斑病(thrombotic thrombocytopenic purpura: TTP)

①血小板減少症（皮膚に紫斑ができる）
②溶血性貧血（赤血球の崩壊による）
③腎機能障害
④発熱
⑤動揺性精神神経症状（症状に幅があり，しかも大きく変動する）

- ①〜⑤すべてがそろうことは少なく②，③があれば十分
- 日本の血小板数の中央値1万/μL台
- CRE＜2 mg/dLが多くこれより高値である時はHUSを疑う

⇔

溶血性尿毒症症候群(hemolytic uremic syndrome: HUS)

①血小板減少症（皮膚に紫斑ができる）
②溶血性貧血（赤血球の崩壊による）
③腎機能障害

①〜③に加えて脳症の合併もある
HUS は一般に小児に多い
O157 に代表される腸管出血性大腸菌（EHEC）による HUS が多い
下痢・血便など消化器症状を前駆症状とする STEC-HUS が 90% を占める

特発性 or なんらかの誘因あり

誘引として腸管出血性大腸菌感染・膠原病・全身転移性悪性腫瘍・薬剤性（チクロジピン・抗がん剤など）・ウイルス感染症
凝固系は正常である！

治療

- **血小板輸血は禁忌！**
- 速やかに**血漿交換**&ステロイドパルス！
- 分子標的薬リツキシマブが難治例に有効とされる．2020年公知申請により後天性TTPに対して保険適応取得

STEC-HUS

EHEC が出すベロ毒素をチェックする
血漿交換は無効であり，支持療法しかないが一般に予後はよい
厳格な水分管理を行う

補体関連 TMA(atypical HUS)

HUS の 10%
ベロ毒素以外を原因として発症
家族性・再発性が多く，死亡率も高い
家族性は補体制御異常による
血漿交換は有効例・無効例がある
エクリズマブが有効．エクリズマブは髄膜炎菌感染を 1,000〜2,000 倍に増加させる
髄膜炎菌ワクチン接種がなされていても，エクリズマブ投与中は髄膜炎菌感染リスクが高いため抗菌薬の予防投与が勧められる

図3 TTP と HUS

先天性 TTP（Upshaw-Schulman 症候群，USS） 遺伝的な ADAMTS13 活性の低下であり ADAMTS13 に対する自己抗体を有しません．「小児期からの反復性 TTP/HUS 様症状の発現」あるいは「家族性発症」が診断に重要であるとされます．先天性に対しては ADAMTS13 の補充のために FFP の輸血が有効となります．

後天性 TTP ADAMTS13 に対する自己抗体〔主に IgG 型活性中和抗体（インヒビター)〕が関与． ADAMTS13 活性は著減します．またインヒビター活性が高いほど予後不良であるとされます．FFP を使用する血漿交換の意義は ADAMTS13 の補

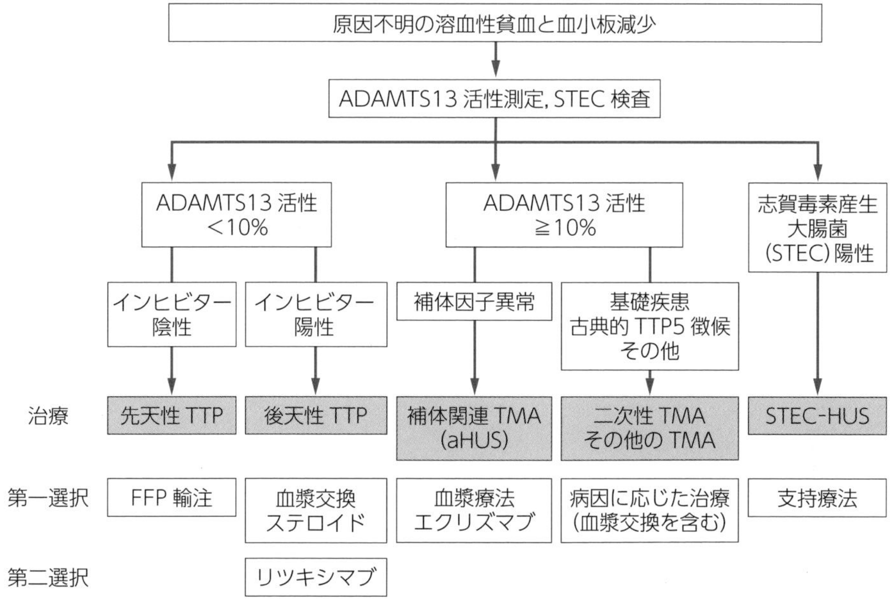

図4 TMAの診断と治療
文献5より引用

充・インヒビター廃棄の両方にあります．また自己抗体産生を抑制するためにステロイドパルス治療を行います．

5徴候 図3 によりTTPと診断されてきましたが，ADAMTS13活性 <10%こそ「本物」のTTPであり，ADAMTS13活性≧10%のTTPは，妊娠や薬剤など原因となる基礎疾患がある時，二次性TMA，5徴候を満たすが基礎疾患がない時，その他のTMA（またはTTP関連疾患）と呼びます 図4.

また，HUSに志賀毒素が関係するものを定型HUS，関係しないものを非定型(atypical) HUSと称してきましたが，近年前者をSTEC-HUS，後者を補体関連TMAと呼びます.

精密な診断のためにADAMTS13活性測定がマストになりました．保険適応になったのも2018年です．しかし外注検査であり測定値判明まで最短で5日程度かかるとされます．そこでADAMTS13活性 <10%を予測するためのPLASMICスコアが提唱されました[8] 表2．AUC（area under the curve：0～1の間をとり1に近いほど判別能が高い）は驚異の0.96です．活用しましょう[9] 図5.

遺伝子組み換えADAMTS13製剤の国際共同治験が進行中であり，認可されれば

表 2　PLASMIC スコア

	点数
血小板数＜30,000/μL	1
溶血所見※	1
活動性のがんなし	1
臓器移植・幹細胞移植歴なし	1
MCV＜90fL	1
PT-INR＜1.5	1
クレアチニン＜2.0 mg/dL	1

スコア 0～4 点
　ADAMTS13 低下リスク 低
スコア 5 点
　ADAMTS13 低下リスク 中
スコア 6～8 点
　ADAMTS13 低下リスク 高

※網赤血球＞2.5% or 血清ハプトグリブリン不検出 or 間接ビリルビン＞2.0 mg/dL
文献 8 より引用

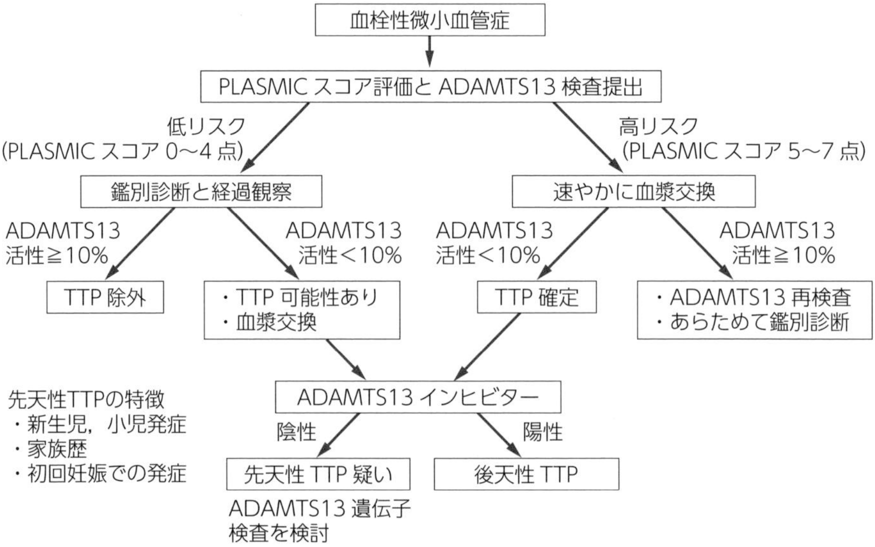

図 5　PLASMIC スコアを活用した TMA の診断と治療
文献 9 より引用

TTP 治療の first line となるかもしれません．また，TTP 治療の第三の矢としてカプラシズマブがありますが本邦においては認可されていません．海外において 3,000 万円/月と高額です．

血球貪食症候群（hemophagocytic syndrome：HPS）

血球貪食症候群は血球貪食性リンパ組織球症（hemophagocytic lymphohistiocytosis：HLH）とも呼ばれます.

マクロファージなどの過剰反応が持続し自らの血球（特に血小板）を貪食する病態. 家族性と, 自己免疫疾患・感染症・悪性疾患などを原因として起こる二次性があります.

小児を念頭に置いた症状・検査による診断基準（①〜⑧項目のうち 5 項目以上を満たす）

①発熱

②脾腫

③末梢血で 2 系統以上の血球減少

1. ヘモグロビン：9 g/dL 以下（4 週以下の乳児では 10 g/dL 以下）
2. 血小板：10 万/mm^3 以下
3. 好中球：1000/mm^3 以下

④高トリグリセリド血症または低フィブリノーゲン血症

空腹時トリグリセリド：265 mg/dL 以上

フィブリノーゲン：150 mg/dL 以下

⑤骨髄，髄液，リンパ節における血球貪食

悪性腫瘍の所見なし

⑥ NK 細胞活性の低下あるいは消失

⑦フェリチン高値：500 ng/mL 以上

⑧可溶性 IL-2R 高値：2400 U/mL 以上

2009 年に早期診断のために提案された診断クライテリア（文献 11 より引用）

1. 血球貪食性リンパ組織球症（hemophagocytic lymphohistiocytosis：HLH）または X-linked lymphoproliferative syndrome（XLP）の分子診断

2. Or 少なくとも次の 4 症状のうち 3 症状

a. 発熱

b. 脾腫

c. 少なくとも 2 系統の血球減少

d. 肝炎

3. And 4 検査値のうちの少なくとも 1 つを含む

a. 血球貪食像

b. 血清フェリチン⬆

c. 年齢に応じた sIL2R ⬆

d. NK 細胞機能の消失あるいは著減

4. HLH 診断を支持する検査結果

a. 高トリグリセリド血症

b. 低フィブリノーゲン血症

c. 低 Na 血症

1 または，2+3 を満たせば診断される.

治療は主に免疫グロブリン（IVIG）・ステロイド投与

筆者施設では 2～3 年に 1 例.

血管内大細胞型 B 細胞性リンパ腫 (intravascular large B-cell lymphoma：IVLBCL)

血管内で増殖することから非常に多彩な症状を呈します．血球貪食症候群を合併しやすく pitfall になりがちな疾患です．血小板減少が発見のきっかけとなることもあります.

- 血管内に選択的に増殖する節外性リンパ腫
- 本邦では全悪性リンパ腫の 1%以下であり稀な疾患
- 性差なし，60 歳以上の高齢が多い
- 標的臓器：皮膚，中枢神経，肺，肝，脾，骨髄…
- 臨床症状：発熱，神経症状，肝脾腫，貧血，血小板減少
- 急激に進行し，診断が困難で予後不良
- 近年，疾患概念の浸透により生検などで早期診断がなされるようになった．リツキシマブ併用化学療法により治療成績も向上

早期診断のために**可溶性 IL-2R** 測定
骨髄生検，ランダム皮膚生検

筆者は 3 例経験しました.

輸血後紫斑病（post-transfusion purpura：PTP)

- 血小板・濃厚赤血球輸血を受けた後に多いが新鮮凍結血漿投与後もあり得る.

JCOPY 498-16638

- 患者の大半は経産婦または輸血歴のある女性で，輸血1週前後に血小板減少を呈する．
- 血小板数は容易に1万個/mm^3をきる．血小板輸血に全く反応せず血小板数が1万個/mm^3をきるケースは本症例も考えなければなりません．

血小板輸血をしても，全くもしくは少ししか増えないことを**血小板輸血不応**と言います．
重症のDIC時には血小板の消費が著しく，血小板消費亢進なのか血小板輸血不応なのか判断が難しいです．
血小板輸血後1時間経過時点での血小板数を測定してもよいです．わずか1時間の経過で血小板輸血による予想増加数を大きく下回る場合には，血小板輸血不応を考慮せざるを得ません．
各地の血液センターに依頼すると**抗HLA抗体・抗血小板特異抗体（HPA）**の検査をしてもらえます（有料）．
（白血球・再生不良貧血による頻回輸血患者の血小板輸血不応時のみ輸血料に加算可能）
抗体が検出された場合には，HLA，HPA適合血を輸血します．

診断：抗血小板特異抗体（HPA）の検出．血液センターに検査依頼．
治療：大量免疫グロブリン投与と血漿交換．
血小板輸血は禁忌．
日本人では稀とされます．

ICUにおける血小板減少症の鑑別診断 表3 を掲載します．

症例①（➡p.136）に戻りましょう．

呼吸状態の悪化も伴ったことから肺血栓塞栓症の悪化も考えましたが，心臓エコーにて悪化所見はありませんでした．

肺塞栓治療・ECMO運転目的でヘパリン投与を開始してから12日経過しておりHITを疑わざるを得ないと判断，ヘパリンを中止・アルガトロバンを開始しました．動脈圧・中心静脈圧測定ラインの加圧バッグからヘパリンを抜き，中心静脈カテーテルがヘパリンコーティングでないことを確認しました．

ヘパリン中止により，日単位というより時間単位で血小板数が回復していることがわかります 表4．筆者の経験例ではHITは本症例のようにヘパリン中止により血小板数が急回復することが多いです．

本症例では患者血液から血小板第4因子−ヘパリン複合体抗体（HIT抗体）が後日確認されHITと確定診断しました．

血小板数のみならず，白血球数・CRP・意識レベル・呼吸状態・体温も大きく変動したことから，あらためて**HITは単純に血小板が減少する病態ではなく血管内炎症による全身病変**と捉えなければならないと感じました．これはTTPやHPSも同様です．

表 3　ICU における血小板減少症の鑑別診断

疾患	相対頻度	診断のてがかりとなる所見
敗血症※	52%	培養（特に血液）陽性，敗血症クライテリアにあてはまる，骨髄穿刺液中血球貪食像
DIC※	25%	APTT・PT 延長，フィブリン分解産物（FDP・D ダイマーなど）の上昇，抗凝固因子低下（アンチトロンビン III，プロテイン C）
大量出血による血液喪失	8%	大量出血，低ヘモグロビン，APTT・PT 延長
TMA	1%	塗抹標本における破砕赤血球，クームス陰性溶血，発熱，神経症状，腎機能低下
HIT	1%	ヘパリンの使用，動静脈血栓症，HIT 抗体（血小板第 4 因子-ヘパリン複合体抗体）陽性，ヘパリン中止による血小板数のリバウンド
ITP	3%	抗血小板抗体，骨髄穿刺液中巨核球数正常〜増加
薬剤性血小板減少症	10%	骨髄穿刺液中巨核球数減少，薬剤性血小板抗体の検出，薬剤中止による血小板数のリバウンド

血小板減少（<15 万/μL）を呈する主な 7 原因疾患．血液悪性疾患は除外されている．
※DIC 合併敗血症は敗血症に分類．
文献 12 より改変

表 4　HIT 患者（症例①）検査値推移

病日	10	11	12	12※	13	14	15	16	17
ヘパリン	■	■	■						
アルガトロバン				■	■	■	■	■	■
白血球（/μL）	10,900	13,100	21,800	18,600	18,300	16,000	12,700	8,300	6,400
血小板（/μL）	116,000	103,000	42,000	61,000	77,000	154,000	229,000	321,000	398,000
CRP（mg/dL）	7.86	5.65	9.59		4.24	3.82	2.97	2.33	1.86
意識	良好		不機嫌	良好					
体温	37.5℃	37.8℃	38.8℃	37.5℃	37℃前後				

※ヘパリン中止 6 時間後に測定

ヘパリン・ヘパリン系薬剤はカテーテル治療・透析治療のみならずヘパリンロック・ヘパリンコーティングカテーテル・加圧バッグ内ヘパリン加注など意識しないところで頻用されており，HIT は医療者が皆意識すべき疾患と言えます．

「HIT はまだしも，TTP・血球貪食症候群・血管内大細胞型 B 細胞性リンパ腫なんて難しすぎる」という声があがるかもしれません．もちろん専門医が診断・治療す

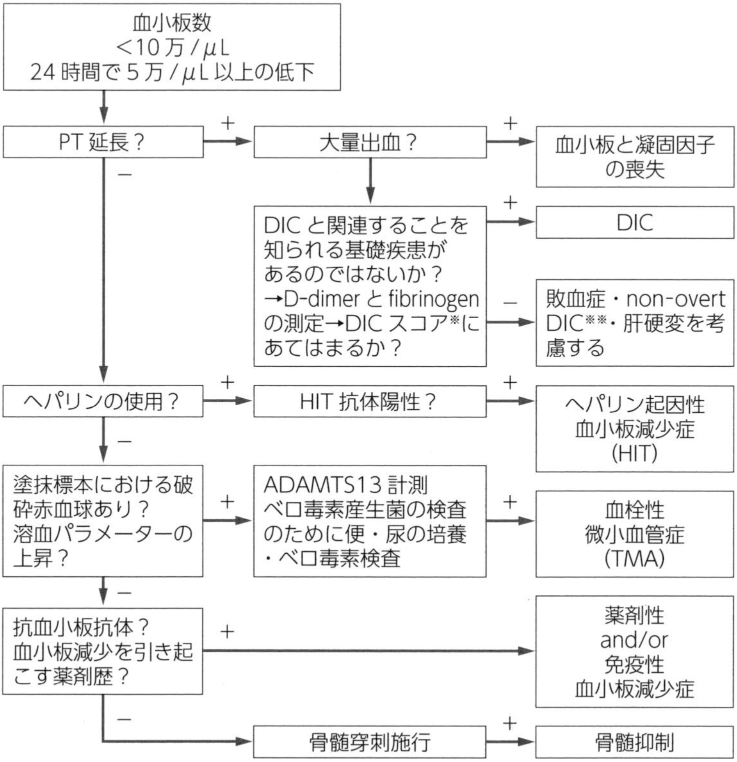

図6　ICUにおける血小板減少症鑑別アルゴリズム

※ DICスコアは日本のスコアではなく国際血栓止血学会（ISTH）のスコア.
※※ ISTHはOvert DIC診断基準とNon-overt DIC診断基準を提唱．overtの意味は「明白な」.
文献12より改変

べき疾患です．しかし，これらは「血小板が減少し発熱があり全身状態も悪い」といった理由でICUに入室することが多く，診断は難しいまでも「安直に敗血症・DIC」とすることなく，「ややこしい疾患があったな」と思い出し，積極的に専門医に相談することが重要です．筆者が経験した血管内大細胞型B細胞性リンパ腫例も当初感染症を疑いましたが，「何かおかしい」ということで血液内科医に相談・判明したものでした．

また，「血小板が少ないのでとりあえず血小板輸血」など論外です．**HIT・TTP・PTPに対する血小板輸血は禁忌**です．

ICUにおける血小板減少鑑別アルゴリズムを掲載します 図6．アルゴリズムは役立ちますが，これほどスムーズに診断にたどりつかないことを前提に参考にしてください．

DIC の第一人者は，敗血症を疑う患者における血小板減少をみた時，絶対的でないものの

PT 比＜1.2 or FDP＜10 mg/dL

が，Yes であれば HIT，TMA などの鑑別に進み，No であれば肝硬変を除外できれば，敗血症性 DIC を疑うことを提唱しています[13]．図6 に加筆してもよいかもしれません．

参考文献

1）小尾口邦彦．ER・ICU 診療を深める 集中治療医の頭の中．中外医学社；2013.

2）江木盛時，小倉裕司，矢田部智昭，他．日本敗血症診療ガイドライン 2020．日本集中治療医学会雑誌．2020; 28: S1-410.

3）Cuker A, Gimotty PA, Crowther MA, et al. Predictive value of the 4Ts scoring system for heparin-induced thrombocytopenia: a systematic review and meta-analysis. Blood. 2012; 120: 4160-7.

4）日本脳卒中学会，日本血栓止血学会．アストラゼネカ社 COVID-19 ワクチン接種後の血小板減少症を伴う血栓症の診断と治療の手引き・第 3 版．2021 年 10 月．https://www.jsts.gr.jp/news/pdf/20211117_tts.pdf（最終閲覧 2021 年 11 月 30 日）

5）厚生労働科学研究費補助金（難治性疾患政策研究事業）「血液凝固異常症等に関する研究」班 TTP グループ．血栓性血小板減少性紫斑病（TTP）診療ガイド 2020．https://www.naramed-u.ac.jp/~trans/news/pdf/ttp.pdf（最終閲覧 2021 年 11 月 30 日）

6）藤村吉博．TMA —総論．日本血栓止血学会誌．2020; 25: 675-81.

7）藤村吉博，堀 勇二．仮面血小板減少症の鑑別診断に ADAMTS13 活性迅速測定が必須．日本集中治療医学会雑誌．2008; 15; 271-3.

8）Bendapudi PK, Hurwitz S, Fry A, et al. Derivation and external validation of the PLASMIC score for rapid assessment of adults with thrombotic microangiopathies: a cohort study. Lancet Haematol. 2017; 4: e157-64.

9）宮川義隆．血栓性血小板減少性紫斑病（TTP）に対する分子標的治療．日本血栓止血学会誌．2020; 31: 28-36.

10）加藤規利，立枩良崇，丸山彰一．aHUS の病態と臨床．日本血栓止血学会誌．2020; 31: 45-54.

11）Filipovich AH. Hemophagocytic lymphohistiocytosis（HLH）and related disorders. Hematology Am Soc Hematol Educ Program. 2009:127-31.

12）Levi M, Opal SM. Coagulation abnormalities in critically ill patients. Crit Care. 2006; 10: 222.

13）Iba T, Watanabe E, Umemura Y, et al. Sepsis-associated disseminated intravascular coagulation and its differential diagnoses. J Intensive Care. 2019; 7: 32.

DICの病型分類

産科DICであろうが，ショックによる高度肝障害⇒DICであろうが，「急性期DIC診断基準でDICと診断されたので，リコモジュリン®とアンチトロンビンを投与します」といったシーンにしばしば遭遇します．恐怖すら感じます．

DICの病型分類

DICの治療を理解するためには，線溶能によるDICの病型分類を理解することが重要です 図1.

DICは播種性に（全身に散らばるように）血管内において凝固する症候群であるので，全身性に著しい凝固活性化をきたし，主として細い血管内に微小血栓が多発します．炎症性サイトカインなどによる血管内皮障害が全身の凝固活性亢進につながると捉えたいです．多臓器障害を引き起こします．多発した微小血栓により血小板や凝固因子が低下（消費性凝固障害）し，血栓が形成されると血栓を処理するために線溶系も活性化（二次線溶）します．従来，消費性凝固障害が重視されましたが，近年，線溶系活性化の要素のほうが大きいと考えられています．消費性凝固障害や二次線溶亢進による出血傾向が主症状となる場合もあります．

かつて病型分類においても凝固優位型・線溶優位型などと呼称されました．しかしDICのCはcoagulation（凝固）であり，すべてのDICに凝固亢進が存在します．凝固系の過度の活性化は常にあり，線溶系の活性化がそれより低いのか，均衡しているのか，高いのか，と捉えなければなりません．よって，近年，線溶抑制型，線溶均衡型，線溶亢進型と呼びます．基礎疾患や症例により線溶系の活性化の程度は大きく異なります．

① 線溶抑制型DIC

敗血症に多くみられるのはこの型です．線溶を強く阻止するPAI-1《パイワン》が著増します．PAI-1とは，plasminogen activator inhibitor-1です．急性期脳梗塞にt-PA［ア

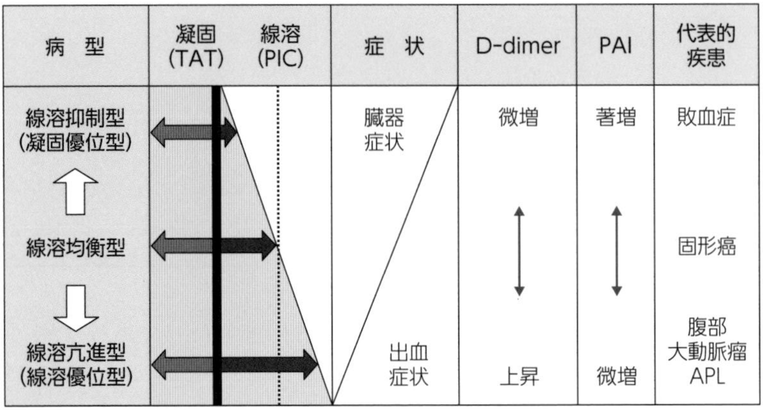

図 1　DICの病型分類

TAT: トロンビン-アンチトロンビン複合体, PIC: プラスミン-α2 プラスミンインヒビター複合体, PAI: プラスミノゲンアクチベータインヒビター, APL: 急性前骨髄球性白血病.
文献 1 より許諾を得て転載

ルテプラーゼ（グルトパ®・アクチバシン®)] を血栓溶解のために使用しますよね. t-PA とは tissue plasminogen activator であり，PAI-1 は PA を inhibit（阻害する）するので，真逆の存在と考えればイメージしやすいです．線溶系≒PA と言っても過言ではなく，それを PAI-1 が抑制するわけですから，凝固系の亢進により臓器障害に進展しやすいです．凝固系の亢進⇒微小血栓が多く発生⇒微小循環障害⇒臓器障害 です.

② 線溶均衡型 DIC

線溶抑制型と線溶亢進型の中間的病態を示します．固形がんに合併することがあります.

③ 線溶亢進型 DIC

PAI-1 は微増にとどまるため線溶抑制がありません．血栓溶解を反映する D-dimer は著増します．腹部大動脈瘤や APL においてみられ，出血症状が主体となります.

FDP と D-dimer の復習

我々の体内において血栓は簡単に発生します．止血のために傷口において血栓が発生しますが，血液の流動性回復のためには血栓を取り除かれなければなりません (➡ p.2 図 1)．フィブリンやフィブリノゲンを溶解する仕組みが線溶です．線溶とは線維素（フィブリン：網目状であるので線維素と呼ばれる）が溶解する現象です．フィブリンやフィブリノゲンを溶かすのがプラスミンです．プラスミノゲンアクチベータにより，プラスミノゲン（不活性型，プラスミンの前駆体）が活性をもつプラスミンに変換されます．急性期脳梗塞治療に用いる t-PA は，まさにプラスミノゲンをプラスミンに変化させることにより，フィブリンを溶解します．凝固前のフィブリノゲンの溶解を一次線溶，凝固したフィブリンの溶解を二次線溶と呼びます．

FDP（fibrin and fibrinogen degradation products: フィブリン・フィブリノゲン分解産物） フィブリンとフィブリノゲンがプラスミンにより分解されて生じます．フィブリンの原料のフィブリノゲンも分解されて FDP になることに注意が必要です．すなわち，一次線溶，二次線溶の双方を反映します．

D-dimer フィブリンはモノマー（単量体）構造であれば D-E-D，ポリマー（重合体）構造であれば D 分画と E 分画が-D-D-E-D-D-E-D-といった具合に並びます．プラスミンはモノマーであれば，D-E の間を切断し，D と E に分解されます．ポリマーであれば，D-D の間が強固であるため，それ以外の部分が分解されます．よって，D-D と E に分解されます．dimer の意は二量体であり，D-dimer は D-D 分画を指します．かつて，D-D dimer と呼ばれることもありました．

FDP はフィブリンとフィブリノゲンの分解産物，D-dimer はフィブリンポリマーの分解産物の一部であるため，理論的には FDP＞D-dimer であるはずです．が，しばしば FDP＜D-dimer となります．凝固系検査は標準化が難しいことも関係するとされます．急性期 DIC 診断基準に D-dimer/FDP 換算表「表 5」がありますが，測定キットによるばらつきや FDP＜D-dimer となる部分があります 表1．

FDP はフィブリノゲンの分解も反映するため，フィブリンの塊である血栓形成の反映としては D-dimer のほうが「素直」です．実際，肺血栓塞栓症や急性大動脈解離の診断において D-dimer が重視されます．特異度は極めて低いですが，感度は極めて高く，D-dimer が陰性であれば，ほぼ肺血栓塞栓症や急性大動脈解離を否定できます．しかし，急性期 DIC 診断基準において FDP がスタンダードで，D-dimer は代打扱いであり，測定キットごとの FDP 換算表があります 表1．D-dimer は測定キット間に著しい較差があるためこのような対応となっています．日本血栓止血学会 DIC 診断基準　2017 年版[2] は，科学的厳密性を重視し“代打”としても D-dimer を採用しませんでした．

ただし，DIC の研究に関わらない多くの医療者は他施設で採用された検査キットとの較差など関係ないです．自施設の D-dimer 採用キットを確認し，急性期 DIC 診断基準「表 5」を参考に，どの程度の値であったら凝固線溶活性亢進と認識し

表 1　急性 DIC 診断基準における「表 5」 D-dimer/FDP 換算表

測定キットを販売している会社名	FDP 10μg/mL	FDP 25μg/mL
	D-dimer（μg/mL）	
シスメックス	5.4	13.2
日水	10.4	27.0
シスメックス・ビオメリュー	6.5	8.82
三菱化学メディエンス	6.63	16.31
ロッシュ	4.1	10.1
積水メディカル	6.18	13.26
ラジオメーター	4.9	8.4

DIC を想起するかの相場観を自分なりに作ればよいのではないでしょうか．まずは自施設の D-dimer 測定キット販売会社の確認から始めましょう．

また，筆者の親しい検査技師は「凝固系検査は全体的におっかないです」とぼやきます．速やかに採血し，まず凝固採血管に血液を定められた正しい量注入し（「採血がうまくいかなかったので少量」など論外です），直ちに採血管を攪拌するといった対応をした時のみ凝固系検査は信頼性が高くなります．よって，「研修医が苦労して採血したが時間を要した」「小児からの採血に苦労した」といったケースはほぼ「診断価値なし」です．特に，D-dimer，後述する TAT，PIC は非常にデリケートです．知人は APTT も要注意と言います．

ER では肺血栓塞栓症や急性大動脈解離を除外するために D-dimer を重視します．D-dimer が異常高値であるが，その高値の説明がつかない時，積極的に再検しましょう．再検値は正常値に近い値であったということが少なからずあります．

D-dimer の意味は DIC においてやや異なる

急性肺血栓塞栓症・急性大動脈解離の診断

「体内に血栓が発生」したことのアラートとして D-dimer が重視されています．よって，凝固亢進の指標として捉えられています．もちろん，全身のどこに血栓が発生しても，あるいは，なんらかの炎症反応が生じると D-dimer はすぐに上昇するので，急性肺血栓塞栓症・急性大動脈解離の診断における D-dimer の感度は極めて高く，特異度は極めて低いです．

DIC 病型分類

DIC の病型分類 **図 1** においては，D-dimer は線溶亢進＞凝固亢進の指標として捉えられています．普段のD-dimer解釈において「線溶の反映」などという概念はないですが，DIC病型分類においてはあるのです．

D-dimerとFDPの解離に注目する意義

FDPはフィブリンとフィブリノゲンの分解産物ですが，基本的にフィブリンの分解産物です．よって，通常の線溶亢進であればFDPとD-dimerに解離はそれほどありません．しかし，線溶亢進が過ぎるとフィブリノゲンまでも「焼き尽くして」FDPに変化します．よって，FDP≫D-dimerとなり解離が著しくなります[3)]．FDP＞100μg/mLといった異常高値である時，この視点をもてば，線溶亢進型に気がつきやすくなります．筆者は，TATやPICを院内で測定できる施設に所属したことはないのですが，**FDP≫D-dimerの視点は非常に役立ちました**．別chapterで紹介する筆者が経験した産科DIC症例においてもこの現象がみられました（➡ p.190）．

ただし，FDPとD-dimerの同時測定は保険査定される地域があるようです．だらしない測定は好ましくありませんが，DPC採用病院であればほぼ関係ありません(稀にDPC採用施設においても，出来高制度が患者に適用されることがあります．新生児などにおいては注意が必要です)．

TATとPICとD-dimer

FDPやD-dimerは血栓が溶解された時に生じる分解産物です．**図1**の線溶抑制型においてD-dimerは微増とされています．「D-dimerは血栓溶解を反映するものであり，線溶抑制型において血栓が溶けないのでD-dimer上昇は軽度にとどまる」という考えです．筆者はそれほど単純ではないと考えています．線溶抑制型DICであっても，D-dimerが高値であるケースは少なくありません．重症度が高く凝固亢進の程度が高ければ，微小血栓が多くできる⇒線溶亢進の程度は高くなくても原料である血栓が多いため溶解量は増える⇒D-dimer高値 となるのではないかと考えています．よって，D-dimer値によって病型分類はできません．

DIC診断基準（➡ p.126）はいずれもFDPやD-dimerを含みますが，DIC研究者には「DICの病型分類においてそれらは本命ではないんだよね」というフラストレーションがありました．

TAT

フィブリノゲンをフィブリンに変化させる火付け役はトロンビンです．DICは言わばトロンビン祭りと言える状況であり，凝固活性をモニターしたいのであればトロンビンを測定すればよいはずですが，半減期が極めて短いため，測定できません．トロンビンとアンチトロンビンが1：1結合をしたTAT（thrombin antithrombin III complex：トロンビン・アンチトロンビンIII複合体）であれば，血中半減期が～数十分であり測定可能であるので，トロンビン活性の代用，すなわち凝固活性の指標として重視されます．SF（soluble fibrin：可溶性フィブリン）はフィブリンモノマーと結合し安定化フィブリンとなるので，TATと同様の扱いでよいです．SFMC（soluble fibrinmonomer complex：可溶性フィブリンモノマー複合体）も同じです．

PIC

トロンビンと同様にプラスミンも極めて半減期が短く測定できません．よって，プラスミンはα2-プラスミンインヒビターと結合しPIC（alpha2-plasmin inhibitor-plasmin complex: α2プラスミンインヒビター・プラスミン複合体）となりプラスミンは失活します．PICの半減期は数時間であるので測定可能です．

要は，TATの亢進がなければ凝固活性の亢進はなくDICを否定できることとなり，TATが亢進していればDICである可能性が高くなります．さらにPICの亢進がなければ線溶抑制型，PICの亢進があれば線溶亢進型と診断できることになります．よって，TAT・PIC測定をしないDIC診断などあり得ないとするDICエキスパートもいます．

問題は，これらの検査は外注であるか，院内で測定可能であっても平日日勤帯といった制限がある施設が多いことです．2010年の国内報告においては，院内測定が可能である割合は，PIC 57%，TAT 61%，PAI-1は1割強でした[4]．日本血栓止血学会DIC部会員を対象とする，DICエキスパートを対象とする調査であり，一般施設はそれに全く及ばないと思われます．

参考文献

1）日本血栓止血学会学術標準化委員会DIC部会．科学的根拠に基づいた感染症に伴うDIC治療のエキスパートコンセンサス．日本血栓止血学会誌．2009: 20: 77-113.

2）DIC診断基準作成委員会．日本血栓止血学会DIC診断基準2017年版．日本血栓止血学会誌．2017; 28: 369-91.

3）Asakura H. Classifying types of disseminated intravascular coagulation: clinical and animal models. J Intensive Care. 2014; 2: 20.

4）森下英理子，林 朋恵，朝倉英策．DIC診断に関する部会員アンケート調査結果．日本血栓止血学会誌．2010; 21: 606-11.

DIC の治療

研修医が DIC を理解できているかを問う「お約束」の質問があります[1].

指導医:「DIC の治療は？」

研修医:「急性期 DIC 診断基準で早期に DIC を診断し，リコモジュリン®・アンチトロンビン製剤の投与を開始します.」

よく勉強していますが，30 点です.

DIC の治療の最大ファクターは「原疾患の治療」です.「原疾患の治療」を疎かにして DIC からの回復はありません.

この原則を踏まえた上で 2 つの考えがあります.

① DIC の治療は原疾患の治療に尽きる. DIC の治療自体はおまけにすぎない.

② 原疾患の治療は大切であるが，DIC を重篤な疾患・独立した疾患と捉えて積極的に治療すべきである.

①は欧米で主流の考えです. イギリスやイタリアに DIC 診断基準があることが示すようにヨーロッパにおいて DIC への関心がある医師は存在するものの，アメリカにおいては DIC への関心がほぼないと言ってよい状況です.

②は日本で根強い考えです. 主流かもしれません. 筆者は①に近い立場ですが，②の論も理解できる面があります.

ただし，時に恐怖を感じるのは以下の 3 点です.

・急性期 DIC 診断基準は，急性期医療の DIC すべてにあてはまると思われがちである. そして DIC と診断⇒即トロンボモジュリン（リコモジュリン®）やアンチトロンビン投与といった診療スタイルがしばしばみられる

・DIC において病型分類があり，症型によって治療方針が大きく異なることが知られていない

・DIC は凝固因子や血小板が不足する⇒凝固因子や血小板を補充する というレベル

の理解が多い

DIC 病型分類[2] 図1

DIC 治療は，DIC 病型分類によります．逆に言えば，DIC 病型分類を理解せずに DIC の治療を語ることなどあり得ません．DIC 病型分類をチラチラみながら読み進めてください．

線溶抑制型 DIC（敗血症性 DIC）への抗凝固療法

血管内皮障害⇒微小血栓多発⇒臓器障害 であるので，「DIC の治療を行うのであれば」凝固亢進の治療，すなわち抗凝固薬の使用が中心となります．本邦において DIC への適応をとった抗凝固薬はヘパリンから始まり，アンチトロンビンやトロンボモジュリンが認可された歴史を chapter 6（➡ p.74）で紹介しました．本 chapter まで多くのページを割いたように，抗凝固療法の高いエビデンスは全くありません．議論が難しいのは重症敗血症に対して行われた試験が大半であることです．そこで，重症敗血症ではなく，敗血症性 DIC あるいは敗血症関連凝固異常（sepsis-associated coagulopathy：SAC）であれば抗凝固療法の意義があるのでは？

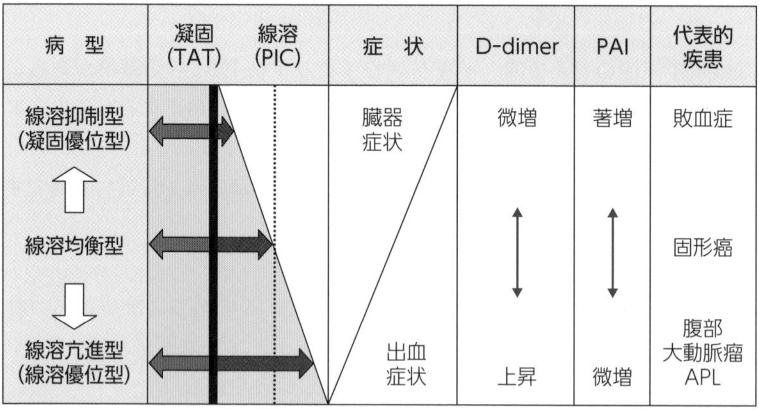

図1 DIC の病型分類

TAT：トロンビン-アンチトロンビン複合体，PIC：プラスミン-α2 プラスミンインヒビター複合体，PAI：プラスミノゲンアクチベータインヒビター，APL：急性前骨髄球性白血病．
文献 2 より許諾を得て転載

に焦点が移りました．しかし，敗血症性DICやSACを対象としランダム化した試験などほぼ存在せず，敗血症を対象とした試験のサブグループ解析（大半が事後設定）に頼らざるを得ません．日本版敗血症診療ガイドラインにおいて20数年の時を経て発掘された試験すらありました．エビデンスがない（海外）vsエビデンスが限られている分野であり認めるべき（主に日本）の立場の違いがあります．おそらく今後敗血症性DIC治療薬の新規大規模RCTが行われポジティブな結果が出るとは考えづらいです．エビデンスあるなしの議論に出口があると思えず，日本においては，医療者がそれぞれの敗血症性DIC治療ポリシーに従って治療せざるを得ないのではないでしょうか．

線溶抑制型DIC（敗血症性DIC）に対する抗凝固療法への3つの立場

① DICに対して抗凝固療法を行わない

② DICを早期診断し積極的に抗凝固療法を行う

これらが従来の2つの立場でした．

しかし，敗血症試験において，抗凝固療法は単臓器障害では効果が出ず臓器障害数が多いほど有効である可能性が示されること，重症度に比例し特にDIC合併時に有意に28日死亡率の低下がみられたといった報告（ほぼすべてサブグループ解析）が多数あります．逆に言えば，軽症敗血症患者に対する抗凝固療法は全く効果がない，あるいは逆効果であることが多くの試験で示され，それを説明するために考えられたのがimmunothrombosis（免疫血栓）概念です[3)]．敗血症においてみられる凝固亢進は，病原微生物を血栓で包みこむことにより封じ込める合目的反応であり，軽症患者に抗凝固療法を行うとその反応が失われることに加えて抗凝固療法には副作用があることとあわせるとメリットがないのではないか　という考えです．一方，重症患者においては，病原微生物の封入メリット＜抗凝固療法による臓器血流回復のメリット　となり抗凝固療法が望ましい可能性があります．よって，第3の立場が登場しました．

③ 重症である「DICあるいは凝固障害を合併した敗血症」に対して抗凝固療法を行う

重症ワードが，DICや凝固障害を修飾するのか，敗血症を修飾するのか，定まっていません．

補充療法

DICにおいて通常，血小板減少やPTの延長がみられます．DIC診断基準において，血小板数やPTは重要項目です．しかし血小板の減少やPTの延長は，DICにより凝固因子や血小板が消耗したことによるものであり，DICの本態ではなく結果であることを認識しなければなりません．

血小板減少⇒血小板輸血，PT延長⇒FFP投与 といった対応がなされがちです．敗血症性DIC患者の血小板数が30,000/μLといった値である時，「脳出血が怖いので血小板輸血をします」といった対応をしばしばみかけます．脳出血が頭をよぎる心情は理解できます．DICにおいて血小板数が20,000/μL以下になることは珍しくありませんが，血小板が減っていても，あくまで凝固亢進が本態である線溶抑制型において脳出血の合併はそれほどありません．ゼロでないところが難しい部分です．

凝固亢進がある状況に，凝固因子を投与すると，さらなる微小血栓形成⇒臓器障害の進展 となりかねません．“add fuel to the fire（火に油を注ぐ）”と形容されます．DICにおいて必ず凝固亢進が存在するのでFFPや血小板を投与することは，原則“add fuel to the fire”であることは絶対に理解しなければなりません．**以前は，線溶抑制型へのFFPや血小板投与は禁忌扱いでした．**しかし，DICにおいて凝固因子や血小板が消耗性に低下しているので，出血リスクが高い時，出血症状，特に脳出血や活動性出血に見舞われた時には，凝固因子や血小板を補充せざるを得ません．これが補充療法です．FFP輸血や血小板輸血以外に，フィブリノゲン製剤やプロトロンビン複合体濃縮製剤（prothrombin complex concentrate：PCC）投与もこれに属しますが，本chapterにおいてはFFPと血小板投与基準について考えます．

ISTH DICの診断と治療ガイドライン（2009年）

国際血栓止血学会（ISTH）のガイドライン[4]を紐解いてみましょう．⇐は筆者のコメントです．かつて“add fuel to the fire”を理由として，DICへのFFPや血小板の投与は禁忌とまで言われました．現在，「禁忌ではないが，安易投与もダメ」というメッセージを感じてください．

・DIC患者への血漿や血小板輸血は，血液検査結果を主な根拠として行うべきではなく，一般的に，出血症状を伴う患者に行われるべきである⇐血液検査における凝固異常や血小板数低下だけを根拠に血漿や血小板輸血することを戒めています．
・出血症状あり or 出血のリスクが高い（術後 or 侵襲的治療中 or 予定）DIC患者において，50,000/μL以上を目指した血小板輸血が考慮される
・出血症状がないDIC患者において，出血のリスクが高くなければ，予防的血小板輸血は行わない
・PTやAPTTが延長した出血症状を有するDIC患者において，FFP投与は有用で

あろう．血液検査結果のみによって行われるべきではない．しかし，活動性出血がある，あるいは侵襲的手技が必要な DIC 患者において考慮されるべきである⇐あくまで血液検査異常だけを根拠に FFP や血小板輸血をしてはならないのです．

新鮮凍結血漿投与

臨床症状重視ではあるものの，血液検査値による輸血の閾値（目安）が欲しいです．

DIC 治療のエキスパートコンセンサス[2)]においては，「予防的投与は，凝固因子欠乏による出血傾向の患者への観血的処置時のみとする」と前提条件をつけた上で，PT 延長（INR 2.0 以上，あるいは 30%以下），APTT 延長（各医療機関における基準の上限の 2 倍以上，あるいは 25%以下），低フィブリノゲン血症（100 mg/dL 以下），ADAMTS13 の明らかな低下 を具体的な数値として挙げています．

低フィブリノゲン血症の閾値 100 mg/dL は，線溶抑制型（凝固優位型）における数字として認識してください．国際的に用いられる ISTH overt DIC 診断基準フィブリノゲン項目の閾値も 100 mg/dL です（➡ p.131）．後述する線溶亢進型（線溶優位型），外傷による大量出血，産科 DIC における閾値は 150 mg/dL です．

血小板投与

国際敗血症診療ガイドライン SSCG2016[5)]において予防的血小板投与は，明らかな出血症状がなければ 10,000/μL 以下，出血リスクが著しく高い患者においては 20,000/μL 以下で行うことを提案しています（あくまで敗血症性 DIC ではなく敗血症に対しての推奨です．SSCG2021 において血小板輸血の項目は消失しました）．現実的であると感じます．重篤な DIC において，病状はアップトレンドであっても血小板の回復は最後です（➡ p.99）．血小板数の閾値を 20,000～30,000/μL とすると重篤な DIC においては連日血小板を輸血することになります．

活動性出血や手術や侵襲的手技に対しては，50,000/μL が閾値として勧められています．「敗血症患者の血小板数 30,000/μL．内頸静脈穿刺の中心静脈カテーテル留置予定．エコーを用いて穿刺予定部分を事前評価すると比較的イージーであると予想」といったシーンであっても「侵襲的手技」であるので，以前は血小板数>50,000/μL とするために血小板輸血がされてきました．“add fuel to the fire” 問題もありますが，依頼した血小板製剤が届くのを待たなければならず，中心静脈カテーテル留置タイミングが遅れます．近年，中心静脈カテーテル留置の血小板数閾値は 20,000/μL 程度が推奨されるようになりました[6)]．20,000/μL 未満の時，20,000/μL 以上を目指して輸血します．往々にして，輸血用血小板のオーダーは常に20単位といった血小板大量輸血好きの医師がいます．20,000/μL以上目的であれば，5～10単位程度で十分であるはずです．「活動性出血に対する血小板投与」「侵襲が大きい手技前の血小板予防投与」と「比較的リスクが低い侵襲的手技前の血小板予防投与」とではオーダーする血小板数は明確に違います．

フィブリノゲン値も含めた総合判断が必要

外傷性出血，産科危機的出血においてフィブリノゲン値が出血のコントロールのために最重視されるようになりました．血小板だけで止血するのではなく，フィブリノゲンが変化したフィブリンが網目状になって血小板におおいかぶさることにより，血小板血栓を強化します[7)]．そして，血栓形成に関わる因子の中でフィブリノゲンが大量出血時に最も早く危機的レベルに枯渇するとされます[7,8)]．**フィブリノゲンが律速段階**です．これは外傷性出血，産科危機的出血に限定された話ではなく，DIC患者の出血を恐れるというなら，当然関係する話です．フィブリノゲンの重要性を説いたレビューのサマリー[7)]において，「急性の出血においてフィブリノゲンの重要性が内科医（physicians）の間で知られておらず，多くのセンターにおいてフィブリノゲンがルーチンで測定されていない」という嘆きがありました．出血リスクを心配するなら，重篤な出血をコントロールしたいのであれば内科医も**フィブリノゲンをルーチン測定しなければならない**時代が来たと言えます．

実臨床においては，バランス感覚が必要です．「PT・APTTがほぼ正常・血小板数低下」と「PT・APTTがかなり延長・血小板数低下」であれば，出血リスクは桁違いです．前者であっても血小板輸血が急がれることを筆者は危惧しています．後者であれば現実的な対応に迫られます．そして，読者に認識して欲しいのは，血小板数が少ない⇒出血リスクが高い⇒即血小板輸血 ではなく，PT・APTTに加えてフィブリノゲン値をしっかり検討すること，そして出血イベントが起こる律速段階はおそらく低フィブリノゲン値と考えられること，出血が起こった場合もフィブリノゲン値の回復が最も急がれること，すなわちPT・APTTや血小板数以上にフィブリノゲン値最重視の時代となったことです．ただし，肝硬変はそもそもフィブリノゲン産生減少による低値があるので，同列扱いしません．

線溶亢進型（線溶優位型）の治療

線溶亢進型の治療方針決定は，線溶抑制型に比して各段に難しく，治療者により異なることを理解しなければなりません．凝固亢進と線溶亢進の双方があります．出血症状が主体となりますが 図1，プラスミンの活性化と凝固因子・血小板不足のダブルパンチによるものです．パンチごとの対応を理解しなければなりません．前者に対して抗線溶療法，後者に対して補充療法で対応することになります．

抗線溶療法

線溶亢進を抑制する薬は事実上，トラネキサム酸（トランサミン®）しかありません．トラネキサム酸はプラスミンの前物質であるプラスミノゲンやプラスミンに結合することにより，それらのフィブリノゲンへの結合を阻害します．

しかし，DICにおいて，必ず凝固亢進が存在するのであり，その状況にトラネキサム酸を投与すれば，微小血栓↑⇒臓器障害が悪化 というストーリーとなり得ます．敗血症性DIC（線溶抑制型）においてはPAI-1が活性化することによって線溶系の活性化が抑制されており，その状況にトラネキサム酸を投与すると著しく臓器障害が進展する可能性があり，敗血症性DICへのトラネキサム酸投与は禁忌とされています．

線溶亢進型（線溶優位型）DIC治療においてトラネキサム酸は重要ですが，トラネキサム酸投与と同時にあるいは，投与前に抗凝固療法（ヘパリン，アンチトロビン，ナファモスタット，トロンボモジュリンなど）を慎重に開始するとされます．アクセルとブレーキを同時に踏むようなアクロバティックな治療であり，DICのエキスパートに相談するべきとされるのですが，DICのエキスパートはそれほど多くありません．また，エキスパートによって，おそらく推奨内容はかなり異なります．

例えば，血液悪性疾患（白血病）が強く疑われるDIC患者が読者の前に現れたとします．当然，基礎疾患の治療が最優先であり，血液悪性疾患の型を診断し抗がん剤治療を始めることとなります．DIC治療をどうするか？　です．

- 出血症状がなければ……安易にトラネキサム酸を投与すると臓器障害が進行する可能性があります．よってトラネキサム酸を投与しません．多くの血液内科医は，脳出血により患者を失ったというトラウマを抱えており，また他診療科に比して輸血の心理的閾値が低いこともあり，PT延長，低フィブリノゲンがあれば積極的にFFP投与がなされます．抗凝固薬をどうするか？　はビッグテーマです．トロンボモジュリンを選択する血液内科医もいれば，トロンボモジュリンは出血リスクがあり怖い（担当医の主観です）として，アンチトロンビンを選択する医師もいるでしょう．日本のアンチトロンビン保険用量は補充療法であり出血リスクは非常に低いからです．

- 出血症状があれば……特に脳出血の合併があればトラネキサム酸投与はやむを得ません．FFP や血小板もたっぷり投与することになります．抗凝固薬の選択は非常に難しいです．とりあえず当初は，抗凝固薬を投与しないという立場もあれば，トロンボモジュリンやアンチトロンビンを投与という立場もあるでしょう．昔から愛されてきた，ナファモスタットやガベキサートの出番であるという考えもあります．これらは良くも悪くも「弱い抗凝固作用と弱い抗線溶作用」をもつので，ちょうどよいという考えです．
- DIC を合併した APL においては……造血器腫瘍診療ガイドライン（2018 年版補訂版）[9] において，血小板数 30,000～50,000/μL 以上（解説において 50,000/μL を強調），フィブリノゲンを 150 mg/dL 以上に保つことが推奨されました．オールトランス型レチノイン酸（ATRA）とトラネキサム酸の併用は血栓症のリスクが上がるため推奨されませんでした（その背景として，ATRA が DIC からの速やかな離脱を促すことがあります）．2013 年版においては，トロンボモジュリンを含めた抗凝固薬療法の効果は証明されていないとクールだったのですが，2018 年版から「トロンボモジュリンによる治療は検討に値する」と変わりました．引用論文（少数後方視試験）は同一であり，臨床現場でかなり使用されている現状を反映したようです．

研修医に教えられた美容分野におけるトラネキサム酸

研修医プログラムに地域研修があります．筆者が以前所属した病院においては，登録された開業医の中から研修医が選択し研修できる制度がありました．コスメに興味がある女性研修医が，美容皮膚科で盛況であるクリニックで研修後，興奮冷めやらぬ中，報告に来てくれました．

研修医「多くの女性のシミには肝斑《かんぱん》が混在しており，肝斑との鑑別が重要です．肝斑とは，女性の顔，頬によくみられる，左右対称，茶褐色で境界不明瞭なシミです．このシミは，レーザーを当てると悪化するので，レーザーを当てる前にトラネキサム酸を 1 カ月程度以上内服してもらっていました．それで消退傾向があれば肝斑であり，レーザーを当てると悪化します．肝斑でないと思われるシミに，レーザーを当てていました．シミを消すためのレーザーが何種類もあるんですよ．（近年，メラノサイト破壊による肝斑治療に特化したレーザーもあるようです．）」

トラネキサム酸は，“唯一の肝斑改善薬”として販売されています（トランシーノ®，第一三共ヘルスケア）．男性用のメンズケシミンクリーム（小林製薬）

の主成分もトラネキサム酸です．第一三共ヘルスケアHPには，トラネキサム酸が効果を発揮する作用として，「プラスミンがメラノサイト（色素細胞）活性化因子に作用し，メラニンの産生を促す．トラネキサム酸はプラスミンの働きをブロックする」趣旨があります[10)]．やはり，プラスミンに関連した作用なのですね．クリームはともかくトラネキサム酸内服は，血栓リスクが心配になります．また，トラネキサム酸の抗アレルギー・抗炎症作用による扁桃炎，咽喉頭炎の症状緩和が言われ，“風邪”の治療薬として今も頻用されます．抗凝固薬・抗血小板薬を使用する高齢患者にまで処方されているのをみると複雑な気持ちになります．

参考文献

1）小尾口邦彦．ER・ICU診療を深める1 救急・集中治療医の頭の中 Ver.2．中外医学社；2016.
2）日本血栓止血学会学術標準化委員会DIC部会．科学的根拠に基づいた感染症に伴うDIC治療のエキスパートコンセンサス．日本血栓止血学会誌．2009: 20: 77-113.
3）Engelmann B, Massberg S. Thrombosis as an intravascular effector of innate immunity. Nat Rev Immunol. 2013; 13: 34-45.
4）Levi M, Toh CH, Thachil J, et al. Guidelines for the diagnosis and management of disseminated intravascular coagulation. British Committee for Standards in Haematology. Br J Haematol. 2009; 145: 24-33.
5）Rhodes A, Evans LE, Alhazzani W, et al. Surviving sepsis campaign: international guidelines for management of sepsis and septic shock: 2016. Crit Care Med. 2017; 45: 486-552.
6）高見昭良，松下 正，緒方正男，他．科学的根拠に基づいた血小板製剤の使用ガイドライン：2019年改訂版．日本輸血細胞治療学会誌．2019; 65: 544-61.
7）Levy JH, Szlam F, Tanaka KA, et al. Fibrinogen and hemostasis: a primary hemostatic target for the management of acquired bleeding. Anesth Analg. 2012; 114: 261-74.
8）Hiippala ST, Myllylä GJ, Vahtera EM. Hemostatic factors and replacement of major blood loss with plasma-poor red cell concentrates. Anesth Analg. 1995; 81: 360-5.
9）日本血液学会．造血器腫瘍診療ガイドライン2018年版補訂版．金原出版；2020. http: //www.jshem.or.jp/gui-hemali/1_2.html（最終閲覧2021年11月30日）
10）第一三共ヘルスケアHP．トランシーノII 成分について．https: //www.daiichisankyo-hc.co.jp/site_transino/transino-2/component/（最終閲覧2021年11月30日）

外傷性 DIC

外傷に伴う大出血

外傷性 DIC は存在自体に議論があります．欧米，特にアメリカにおいて否定的です．筆者は，外傷性 DIC は存在すると考えています．矛盾するようですが，基本的には出血性ショックを呈する外傷患者において，DIC スコアの計算など行ってはならないと考えています．急性期 DIC 診断基準の診断閾値 4 点は簡単に超えます．DIC について理解不足の医療者であれば，即，抗凝固療法となりかねません．

外傷性出血は当然，活動性出血の制御が最大ファクターです．近年，TAE（transcatheter arterial embolization: 経カテーテル動脈塞栓術）により劇的に救命率が向上しましたが，TAE など止血術と，輸血・人工呼吸などによる全身管理は車の両輪です．止血担当班と全身管理班を分け，力量のある医師がコマンダーとなって戦わなければなりません．

希釈性凝固障害

明らかに活動性出血のコントロールがなされていない状況において，細胞外液（ラクテック®，ソルラクト®など）を急速大量輸液するシーンをみかけることは珍しくありません．もちろん輸液ゼロとはいきませんが，大量輸液が血液を希釈し，あるいはかろうじてできた血栓を洗い流し凝固機能の破綻を招くことを意識しなければなりません[1]．そして，希釈性凝固障害≠DIC です．DIC と診断し，抗凝固療法を行うと悲惨なことになります．

また，そのような状況において HES（ヒドロキシエチルデンプン）製剤（ボルベン®など）を大量に投与する医師がいます．かつて急性期脳梗塞にボルベンの親戚である低分子デキストランが頻用されました．ボルベンとは分子量が異なる HES を使用しており，HES は赤血球や血小板の凝集作用を抑制⇒血がさらさらになり脳梗塞の進展を防ぐ と期待して投与されました．「HES は止血凝固系に影響を及ぼすことが知られており，止血が完成していない患者への本剤の投与は，出血を助長するおそれがある（ボルベン添付文書）」としてボルベンの脳出血への投与は禁忌です．コントロールされていない外傷性出血においても禁忌に近い薬剤であると筆者は考えています．

消費性凝固障害

体に極度のストレスがかかれば血管内皮障害が生じ，簡単に DIC は起こります．外傷性 DIC については後述します．

低血圧許容

近年，重症外傷患者の輸血方針において低血圧許容という概念があります[2]．輸血製剤が未到着であるが血圧が低い時，細胞外液の大量投与と血管作動薬が開始されがちです．細胞外液の大量投与は先に述べたように希釈性凝固障害につながります．また，大量出血時に血管作動薬を投与しても心臓が空打ちをするだけであり，酸素の需給バランスを著しく悪化させます．よって，目標収縮期血圧を低めに設定し，大量細胞外液輸液を避けるべく努力します．筆者であれば 70 mmHg で OK とします．頭部外傷を合併する場合には脳の圧調整機構が失われるため，脳灌流圧を保つためにもう少し高い圧が目標となるかもしれません．もちろん，低血圧許容は「輸血製剤がまもなく来る．それまで粘ろう」です．輸血製剤の確保をおろそかにして成り立ちません．

体温維持に徹する

外傷性出血患者は最初から体温維持に努めていても体温は低下していきます．体温が低下してから，体温を上げようと思っても手遅れです．患者搬入時から体温保持に努めなければなりません．筆者であれば，1 本目の細胞外液（ラクテック，ソルラクトなど）から電子レンジで 40℃程度に温めて使用します（輸血製剤への電子レンジ使用は当然不可です）．

高度の貧血があることを理由に，出庫されたばかりの赤血球濃厚液（RBC）を急速に投与するシーンを数多くみかけたことがあります．少しでも早く対処したいという担当医の気持ちは理解できますが，RBC は 4℃で保存されています．あっという間に体温が低下します．

レベル 1 システム 1000 急速輸血・輸液加温システム（スミス・メディカル）といった急速輸血加温装置があるのであれば最初から用いるべきでしょう．定価 150

万円以上であり，一般的な病院や部門へお勧めはレンジャー血液・輸液ウォーミング装置（3M）です 図1．本体の実売価格や消耗品価格は非常にリーズナブルで組み立ても簡単です．筆者は敗血症への大量輸液といった状況にも使用します．

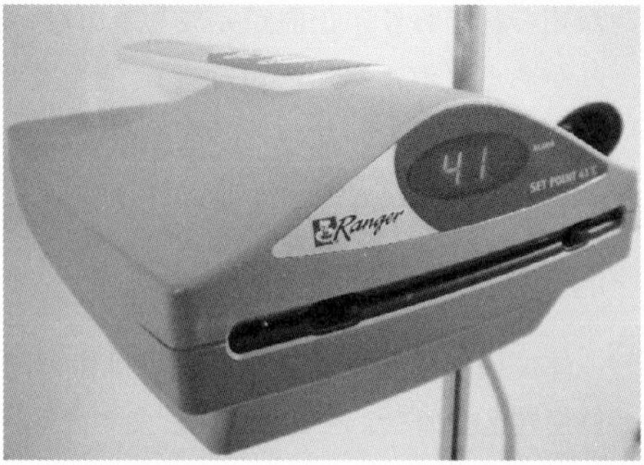

図1 レンジャー血液・輸液ウォーミング装置

1：1：1 輸血

血液製剤の使用指針（厚生労働省）があり数年ごとに改訂されています．以前の指針においては，輸血方針が図で示されました 図2．出血量に応じ，まずは細胞外液で対処し，出血量が循環血液量の30％程度に達したら赤血球輸血を開始し，循環血液量を上回る出血後，FFP や血小板輸血をするという考えです．出血源のコントロールがなされていない外傷に，この段階的輸血方針をあてはめることはできません．「外傷のアンコントローラブルな出血で綺麗ごとを言っていると患者は死ぬで～」が筆者の口癖です．長く掲載されてきた 図2 も，血液製剤の使用指針から数年前消えました．ただし，予定手術におけるコントロールされた出血，あるいは内視鏡で止血が予想される消化管出血といった病態に対しては，図2 の方針は厳しすぎる面はあるものの健在です．

1：1：1 輸血とは RBC：FFP：血小板製剤を 1：1：1 で輸血する方針です．FFP は RBC の半分以上程度あればよいという考えもあるのですが，筆者は危機的な状況において，1：1：1 はシンプルな面においてもよいと考えています．

近年，血液凝固線溶動態をグラフ化するトロンボエラストグラフィ（ROTEM®など）が導入されつつあり，活用できる環境にあれば患者の真の凝固状態に基づいた輸血方針をとれそうです．

フィブリノゲン値重視

血小板のみで止血が行われるのではなく，フィブリノゲンが変化したフィブリンが網目状になって血小板に覆いかぶさることにより，血小板による血栓が強化されます[1)]．そして，**フィブリノゲンの予備量は多くないため**，重篤な出血や希釈性凝固障害において**フィブリノゲンが最初に危機的なレベルに達する**とされます[1,3)]．よって，**フィブリノゲン値と血小板数の両方重視**です．外傷による出血に対しては**フィブリノゲン値 150 mg/dL が最低限必要**とされます．

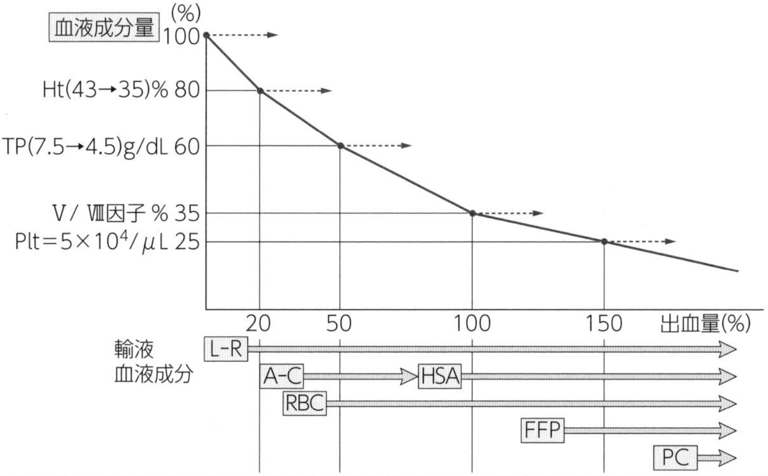

L-R：細胞外液系輸液薬（乳酸リンゲル液・酢酸リンゲル液など），RBC：赤血球濃厚液または MAP：加赤血球濃厚液，A-C：人工膠質液，HSA：等張アルブミン（5% 人血清アルブミン，人加熱血漿蛋白），FFP：新鮮凍結血漿，PC：血小板濃厚液
Bibl Haematol. 1980; 46: 147-69 の一部を改訂

図 2　かつての「血液製剤の使用方針」に掲げられた輸血方針
厚生労働省．血液製剤の使用指針（改訂版）．平成 17 年．平成 26 年一部改訂．p.22 より引用

表 1　フィブリノゲン含有量

新鮮凍結血漿（FFP）	0.8〜1 g/480 mL（4 単位）
クリオプレシピテート	0.5〜0.8 g/50 mL
フィブリノゲン製剤	1 g/1V（溶解液 50 mL）

文献 4 より引用

Hb は ER・手術室・ICU などの現場で血液ガスデータから把握できますが，血小板数やフィブリノゲン測定は中央検査室に検体を送らなければならない施設が多いのではないでしょうか．危機的な出血においては，さまざまなジョブがありますが，それら検査を定期的に行わなければなりません．FFP に含有するフィブリノゲン量は少ないので 表 1 ，フィブリノゲン値を回復させたければ相当量（最低 6 単位程度）投与しなければなりません．また，FFP のフィブリノゲン含有量は献血ドナーにより相当差があるとも言われます．

濃縮フィブリノゲン製剤

FFPが含有するフィブリノゲンは少ないので，真にフィブリノゲン補充をしたいのであれば，濃縮フィブリノゲン製剤投与がはるかに有効です．しかし，濃縮フィブリノゲン製剤の保険適応は「先天性低フィブリノゲン血症の出血傾向」であり，適応外使用となります．コストは病院の持ち出しとなりますが，濃縮フィブリノゲン製剤を常備している病院であれば，状況によっては検討に値します．フィブリノゲンHT静注用1g（日本血液製剤機構）は薬価25,681円（2021年3月）です．3～4gを1回に投与し，効果がなければ同量投与するのが一般的です．

日本産科婦人科学会・日本麻酔科学会・日本外傷学会・日本血栓止血学会から産科危機的出血，心臓血管外科手術，外傷に伴う低フィブリノゲン血症と出血傾向に対するフィブリノゲン値＜150 mg/dLを閾値とした濃縮フィブリノゲン製剤使用の公知申請（すでに海外で標準治療となっている薬剤適応を，国内治験を省いて認める制度）の要望書が出されました．2020年の検討会議記録[5]において，海外18カ国において認められていることなどを根拠（ただし主要6カ国ではドイツのみ）に認可を求める参考人と，海外国際治験の結果が思わしくないことや150 mg/dLの妥当性がないことを理由に否定的な参考人がおり，賛否が分かれました．座長は「かつての歴史的ないろいろな問題もあり，やはり適正な使用ということが重要なポイント」としました．

「かつての歴史的ないろいろな問題」とは，非加熱フィブリノゲン製剤が多数のC型肝炎感染を起こし薬害肝炎訴訟につながった事件を指します．薬害肝炎全国原告団は公知申請へ反対する意見書を2021年に出しました．

2021年9月，「産科危機的出血に伴う後天性低フィブリノゲン血症に対するフィブリノゲンの補充」について公知申請の事前評価で認められました[6]（➡ p.188）．以後，公知申請がなされ，早晩濃縮フィブリノゲン製剤は産科危機的出血に対して保険適応されることとなります．本書執筆時点では，他の適応は認められていません．また，「有用性が確認されていない投与対象に該当する症例に使用されることがないよう」といった注意が記載された通達[6]が出されました．

輸血検査技師とのコミュニケーション

これは非常に重要です．そして彼らの輸血の知識は医師より格段に高い場合が多いです．現場の状況を伝えて最大限の協力を仰ぎます．筆者は，検査室に乗り込んで直接相談する時もあります．こちらの思いが伝わります．

JCOPY 498-16638

トラネキサム酸の投与

外傷後 3 時間以内であればトラネキサム酸投与が推奨されます．1 g を 10 分間で投与し，さらに 1g を 8 時間で投与します．外傷後 3 時間以後の投与はむしろ害になるとされます．

CRASH-2 試験（2010 年）

受傷 8 時間以内の外傷へのトラネキサム酸の有効性を証明した 20,000 人を超す患者を対象とした大規模 RCT です[7)]表 2．受傷 8 時間以内の患者 28 日死亡率（primary endpoint）はトラネキサム群 14.5% vs プラセボ群 16.0%（RR 0.91, 95%CI 0.85-0.97；P＝0.0035）と，統計的有意差をもってトラネキサム酸は死亡を減少させました．出血イベントも減少したのみならず，心筋梗塞・肺塞栓など血管塞栓イベントも減少傾向にありました．血管塞栓イベントにおいて統計的有意差がなかったことにはイベントの発生率が低いことが関係しており（イベントの発生率が低いほど統計的有意を出すために母集団数が多く必要になります），トラネキサム酸は線溶系を抑えるにもかかわらず血管塞栓イベントすら減らす可能性があるのはスゴイです．その機序はわかっていません．少なくともトラネキサム酸投与によって血管塞栓イベントが増えなかったと言えます．

受傷後トラネキサム酸投与までの時間と 28 日死亡率

サブグループ解析も興味深いものでした 表 3．

トラネキサム酸投与が早ければ早いほどトラネキサム酸の効果がありました[7)]．受傷 3 時間以後は RR 1.00 と「中立」でした．後に発表された別の CRASH-2 試験サブグループ解析[8)] は，全死亡ではなく出血による死亡に焦点を置きました．トラネキサム酸投与までの時間が増えるにつれて出血による死亡リスクはほぼ直線的に増えるグラフが示されました．トラネキサム酸投与の効果が中立となるのは 3.5 時間付近でした．

CRASH-3 試験（2019 年）

バッサリ切断された大血管の損傷にトラネキサム酸の効果があるわけがなく，微小血管からの出血抑制に効果があると考えられます．そして最も恩恵があるのが頭部外傷であることは想像に難くありません．そこで，受傷 3 時間以内の外傷性脳損傷へのトラネキサム酸の効果を検証したのが CRASH-3 試験です[9)]．28 日死亡率はトラ

表 2　外傷患者へのトラネキサム酸の効果

	トラネキサム酸 (n＝10,060)	プラセボ群 (n＝10,067)	RR（95% CI）	P 値
全死亡（28 日）	1,463（14.5%）	1,613（16.0%）	0.91（0.85-0.97）	0.0035
出血	489（4.9%）	574（5.7%）	0.85（0.76-0.96）	0.0077
血管塞栓	33（0.3%）	48（0.5%）	0.69（0.44-1.07）	0.096

文献 7 より引用

表 3　CRASH-2 試験サブグループ解析結果（28 日死亡率）

	トラネキサム酸	プラセボ群	RR（95% CI）
受傷からトラネキサム酸投与までの時間			
≦1	13.6%	15.7%	0.87（0.75-1.00）
＞1～≦3	15.2%	17.6%	0.87（0.75-1.00）
＞3	15.0%	14.9%	1.00（0.86-1.17）
収縮期血圧（mmHg）			
≧90	10.2%	10.9%	0.94（0.82-1.07）
76～89	17.5%	18.5%	0.88（0.70-1.09）
≦75	30.6%	35.1%	0.88（0.75-1.04）
外傷の種類			
鈍的外傷	16.7%	18.1%	0.92（0.83-1.02）
鋭的外傷	10.1%	11.7%	0.86（0.72-1.03）

文献 7 より引用

ネキサム群 18.5% vs プラセボ群 19.4%（RR 0.91, 95%CI 0.86-1.02）とトラネキサム群に有利な傾向がみられ，GCS 3 点（最低点）や対光反射に異常がある患者を除くと，トラネキサム群 12.5% vs プラセボ群 14.0%（RR 0.89, 95%CI 0.80-1.00）とさらにトラネキサム群に有利になりました．続いて，病院搬入前（プレホスピタル）からトラネキサム酸を投与する試験が行われたのですが，6 カ月脳予後や 28 日死亡率において統計的有意差はありませんでした[10)]．

PAMPer 試験（2018 年）

出血性リスクがある外傷患者へのプレホスピタルにおける FFP 投与の効果を検証した PAMPer 試験（RCT）があります[11)]．外傷センターへ航空機搬送される外傷患者を対象として行われました．AB 型あるいは抗 B 抗体価が低い A 型 FFP2 単位が介入群に投与されました．30 日死亡率は，FFP 投与群 23.2% vs 標準治療群 33.0%（介入による死亡率減少の 95%CI −18.6-−1.0%；P=0.03）と統計的有意差をもって FFP 投与群に有利でした．PT-INR の中央値は FFP 投与群 1.2（四分位範囲 1.1-1.4）vs 標準治療群 1.3（四分位範囲 1.1-1.6）（P=0.03）と FFP において短縮がみられました．

考察において，外傷患者の病院搬入後の FFP 投与が有効であることを示した試験がすでにあり，プレホスピタルで早期投与することが FFP の有効性を増加させたのだろうとされました．さらに根底にある（underlying）メカニズムとして，出血または凝固障害の減少において，炎症反応または外傷による内皮機能障害の減少，あるいはその両方が含まれる可能性が指摘されました．日本においてもドクターヘリなどプレホスピタル医療において，外傷患者に対して FFP 投与を行う施設があります．

外傷性 DIC

外傷ごとに受傷機転や医療介入までの経過は大きく異なります．大血管を穿通性に損傷といったケースより全身を強く打ったというケース，大量出血により著しい低血圧が長時間に及んだといったケースでは全身性に血管内皮障害を起こすであろうことは想像に難くありません．血管内皮障害⇒微小循環障害⇒ DIC となります．

非常に重篤な状態で搬送された外傷患者において，受傷部位のみならず鼻出血・口腔内出血・気道出血・上部あるいは下部消化管出血などが顕著に同時進行する時があります．そして半日～1 日ほど時間経過し存命している場合には，それら出血が急速におさまりますが，多臓器障害が進行します．外傷に限らず，心肺停止で搬送されかろうじて自己心拍が再開した重篤な症例・超重症熱中症においても同様の現象をしばしば経験しました．早期に TAT と PIC を数例測定したことがあります．驚くべき高値でした．

重症外傷において最初の数時間にプラスミン産生がピークを迎え線溶亢進型 DIC を呈し，その後 PAI-1 が活性化するため，線溶抑制型 DIC に変化するとされます[12)]．線溶抑制型とされる敗血症性 DIC においても , 同様の機序で感染早期（おそらく敗血症と認識される前）に線溶亢進があり , その後線溶抑制に転じるという考えがあります[13)]．

先の CRASH-2 試験とそのサブグループ解析結果「受傷 3 時間までトラネキサム酸投与が有効」「受傷 3 時間以後，トラネキサム酸は無効どころか害がある」は，この視点から眺めると非常におもしろいです．トラネキサム酸の生物学的半減期は 2

時間強であり[14]（ただし単回静注データ），1 g を 10 分で投与後 1 g を 8 時間持続投与するので，トラネキサム酸投与終了時点を考慮すると受傷半日程度まではトラネキサム酸の効力があると考えられます．受傷早期の外傷患者は，線溶亢進型 DIC あるいはそれに近い状況にあると考えるとトラネキサム酸は当然有効であろうし，時間が経過し外傷患者が線溶抑制型 DIC あるいはそれに近いフェーズに入ればトラネキサム酸による臓器障害が前面に出る のかもしれません．この仮説が有効であるならば，先の「半日～1 日ほど時間経過し存命している場合には，それら出血が急速におさまります」において，一般的な治療者の心理としては「ついさっきまで出血に悩まされていたのだから抗凝固療法などとんでもない」ですが，DIC エキスパートであれば「線溶抑制型のフェーズに入ったな．いよいよ抗凝固療法を開始」があり得ます．DIC はすべてベースに凝固亢進があるので，もっと早いタイミングで抗凝固療法を開始するエキスパートもいるかもしれません．

いずれにしても，外傷性 DIC は，線溶亢進型 DIC ⇒線溶抑制型 DIC とスイッチする可能性がある点でユニークであることは押さえましょう．

参考文献

1）Levy JH, Szlam F, Tanaka KA, et al. Fibrinogen and hemostasis: a primary hemostatic target for the management of acquired bleeding. Anesth Analg. 2012; 114: 261-74.

2）Gruen RL, Brohi K, Schreiber M, et al. Haemorrhage control in severely injured patients. Lancet. 2012; 380: 1099-108.

3）Hiippala ST, Myllylä GJ, Vahtera EM. Hemostatic factors and replacement of major blood loss with plasma-poor red cell concentrates. Anesth Analg. 1995; 81: 360-5.

4）日本産婦人科医会 HP．研修ノート No.103 産科異常出血への対応（1）緊急輸血（DIC 治療も含めて）．https://www.jaog.or.jp/note/1 緊急輸血 dic-治療も含めて/（最終閲覧 2021 年 11 月 30 日）

5）厚生労働省 HP．2020 年 2 月 12 日 第 40 回医療上の必要性の高い未承認薬・適応外薬検討会議．https://www.mhlw.go.jp/stf/shingi2/0000205197_00006.html（最終閲覧 2021 年 11 月 30 日）

6）厚生労働省 医薬・生活衛生局医薬品審査管理課長，医薬安全対策課長，血液対策課長．新たに薬事・食品衛生局審議会において公知申請に関する事前評価を受けた後天性フィブリノゲン血症における乾燥人フィブリノゲンの使用に当たっての留意事項について．薬生薬審発 0906 第 6 号，薬生安発 0906 第 20 号，薬生血発 0906 第 1 号．2021 年 9 月 6 日．

7）Shakur H, Roberts I, Bautista R, et al. Effects of tranexamic acid on death, vascular occlusive events, and blood transfusion in trauma patients with significant haemorrhage（CRASH-2）: a randomised, placebo-controlled trial. Lancet. 2010; 376: 23-32.

8) Roberts I, Shakur H, Afolabi A, et al. The importance of early treatment with tranexamic acid in bleeding trauma patients: an exploratory analysis of the CRASH-2 randomised controlled trial. Lancet. 2011; 377: 1096-101.
9) CRASH-3 trial collaborators. Effects of tranexamic acid on death, disability, vascular occlusive events and other morbidities in patients with acute traumatic brain injury (CRASH-3): a randomised, placebo-controlled trial. Lancet. 2019; 394: 1713-23.
10) Rowell SE, Meier EN, McKnight B, et al. Effect of out-of-hospital tranexamic acid vs placebo on 6-month functional neurologic outcomes in patients with moderate or severe traumatic brain injury. JAMA. 2020; 324: 961-74.
11) Sperry JL, Guyette FX, Brown JB, et al. Prehospital plasma during air medical transport in trauma patients at risk for hemorrhagic shock. N Engl J Med. 2018; 379: 315-26.
12) Gando S, Sawamura A, Hayakawa M. Trauma, shock, and disseminated intravascular coagulation: lessons from the classical literature. Ann Surg. 2011; 254: 10-9.
13) Iba T, Levy JH, Raj A, et al. Advance in the management of sepsis-induced coagulopathy and disseminated intravascular coagulation. J Clin Med. 2019; 8: 728.
14) 第一三共株式会社. トランサミン注 5%・10% インタビューフォーム 2016 年 9 月改訂 (第 10 版). https://www.medicallibrary-dsc.info/di/transamin_inj/pdf/if_ts_inj_1609_10.pdf (最終閲覧 2021 年 11 月 30 日)

CHAPTER 15

産科 DIC

分娩時異常出血以外にも肺塞栓，HELLP 症候群，子癇発作，羊水塞栓症など周産期トラブルは多数あります．本 chapter においては分娩時異常出血と羊水塞栓症について主に解説します．こういった産科トラブルはどういった病態であるのか危機に遭遇する前に理解しておくことが重要です．

分娩時異常出血

2014 年のアメリカの報告において，分娩時異常出血の 80% は弛緩性出血でした 表 1 [1)]．産科領域の原因として，他に前置胎盤・癒着胎盤・子宮内反症・子宮破裂・産道裂傷・膣壁血腫・常位胎盤早期剥離・羊水塞栓症・後期分娩後異常出血など多岐にわたります．

「産科危機的出血への対応フローチャート」 図 1 [2)] において，出血量が経腟分娩において 1 L，帝王切開において 2 L 以上，または SI が 1 以上（SI: shock index, 心拍数÷収縮期血圧）である場合に分娩時異常出血と判断しさまざまな介入を始めます．

バイタルサイン異常（乏尿，末梢循環障害）or SI 1.5 以上 or 産科 DIC スコア 8 点以上 or 単独でフィブリノゲン 150 mg/dL 以下で，産科危機的出血を宣言します．「or」であることに注目してください．心拍数 120/

表 1　1,000 出産あたり出産時出血の頻度と病因

出産時出血	32.1
分娩時輸血	12.2
分娩後子宮摘出	1.1
分娩時異常出血の原因	
子宮収縮不全	25.8
遺残胎盤（癒着胎盤を含む）	2.6
後期分娩後異常出血※	2.5
凝固障害	2.2
合併事象	
分娩時出血による輸血	5.0
分娩時出血による子宮摘出	0.7
子宮収縮不全による輸血	3.9
子宮収縮不全による子宮摘出	0.4

2014 年アメリカの報告.
※分娩後 24 時間から 12 週間の間に発生する異常出血
文献 1 より引用

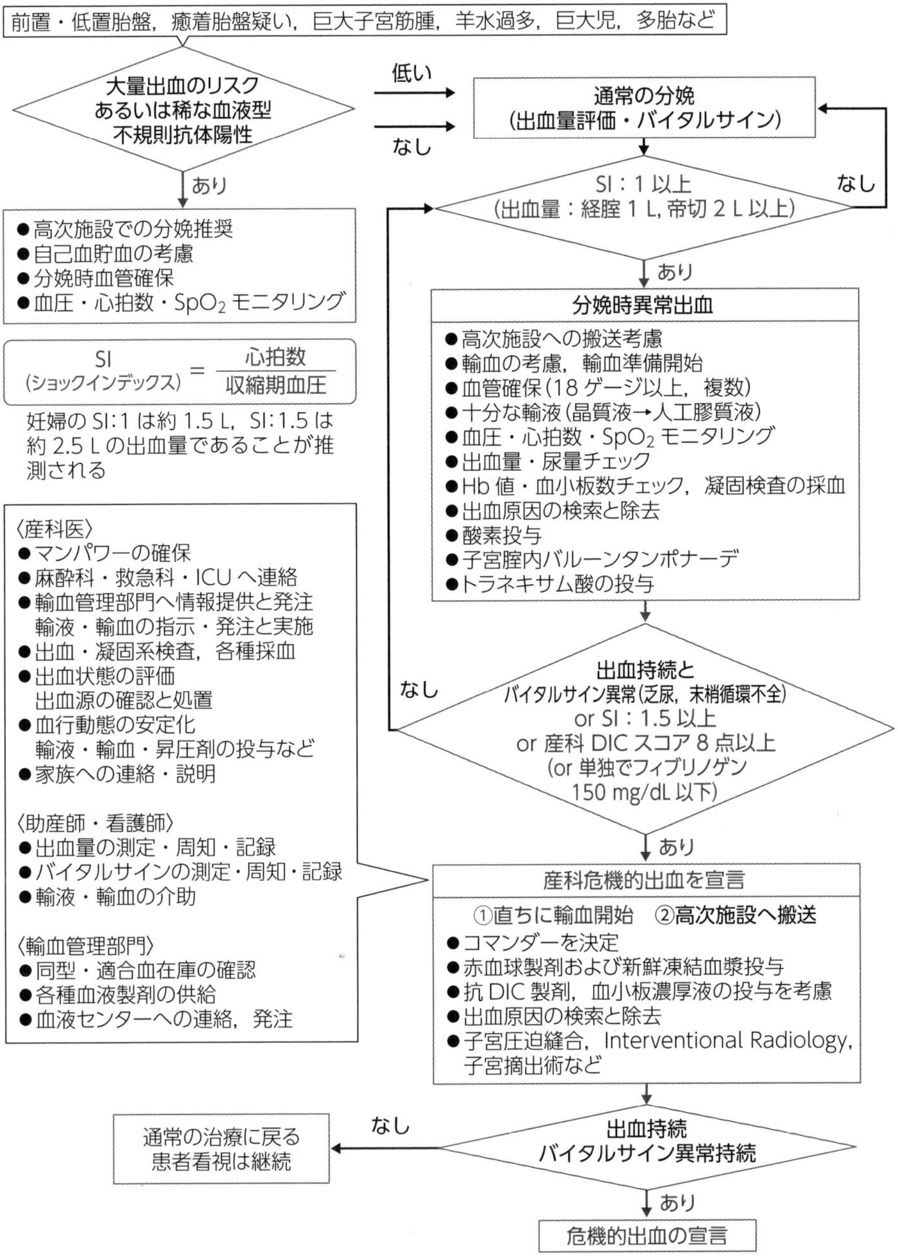

図 1 産科危機的出血への対応フローチャート 2017

文献 2 より許諾を得て転載

JCOPY 498-16638

分，収縮期血圧 80 mmHg であれば SI 1.5 です．

産科危機的出血 図1

産科危機的出血は学問名というより，産科危機的出血の宣言に伴い危機管理モードに移行し，コマンダーを決定し，救急医・麻酔科医など施設全体のパワーを投入し，集中治療室への入室，個人病院などであれば高次施設への転院に踏み切る，それらのスイッチオンとなるのが産科危機的出血の宣言であると捉えなければなりません．

産科危機的出血の宣言の条件に，出血量がないことがポイントです．出血量は少なくカウントされやすく，過少に出血量カウントされた時，介入が遅れるためあえて書かれなかったようです．実際，産科危機的出血に限らず出血量カウントなど当てにならず，バイタルサインや末梢冷汗，意識障害，呼吸数，血漿乳酸値などを最重視するべきでしょう．

消費性凝固障害と希釈性凝固障害

分娩時異常出血への対応として，十分な輸液（晶質液⇒人工膠質液）とあります 図1．

このメッセージの解釈は難しいです．産科危機的出血に至っていない段階であり，胎児娩出前であれば血圧を維持することは重要であり，この時点では容量負荷による循環動態の安定を目指す という意図だと推測します．

しかし，前 chapter において強調しましたが，希釈性凝固障害の怖さが医療現場において全く理解されていないと感じます．体温低下による凝固障害も同様です．これらは DIC における消費性凝固障害とはまったくメカニズムが違います．そして医原性であり，医療者の努力次第で予防，あるいは軽減することが可能です．大量輸液は凝固能を破綻させ出血を助長する可能性があります．そして人工膠質液も出血を助長させます．体温が下がるリスクもあります．筆者なら，「十分な輸液」自体がリスクになることを意識しながら管理します．

一方，後述しますが，真の産科 DIC であれば線溶亢進が前面に出ます．

輸血の方針は全く異なります 表2 ．

希釈性凝固障害であれば，輸液制限と止血の完成により凝固障害の進展を防止すればよく，FFP はそれほど必要ありません．出血量が多くても制御されている手術において，輸血量が RBC＞FFP となるのと同様です．ただし，希釈性凝固障害であっても，止血が得られないまま循環障害が続けば，真の DIC に進展し得ます．

表 2　産科危機的出血における凝固障害の原因

	消費性凝固障害	希釈性凝固障害
原因	羊水塞栓症や常位胎盤早期剝離など	過剰輸液や RBC のみの過剰輸血など
機序	線溶亢進	血液希釈
輸血方針	FFP ＞ RBC	RBC ＞ FFP

文献 3 より引用．一部筆者が表現を変更．

産科 DIC における輸血方針については，後述します．

「産科危機的出血への対応フローチャート」の対象読者は？

〇〇ガイドライン，〇〇対応指針といったものに目を通す時，どのような読者層を対象としているのか意識しなければなりません．例えば，〇〇がんへの抗がん剤マニュアルであれば，ある程度基礎知識があり，少なくとも小規模病院ではなく中規模以上の病院の専門医向けでしょう．日本版敗血症診療ガイドラインであれば，日本全体の敗血症の診療成績を上げるために策定されるのであり，例えば，遺伝子型がどうのこうのといった話をできる限り盛り込むべきではなく，最大多数の医療者が理解できるレベルを目指します．

日本は他国に比して小規模産科施設での出産が多い国です．集約化への動きはあるものの「分娩施設は集約化されていない」「全体として分娩施設が多く，施設の規模（医師数・分娩数）は少ない」とされ，「1～2 人医師の有床診療所が約半数の分娩を担当している」「病院施設でも勤務する産婦人科医は平均 3 名程度である」です[4)]．

「近年，低血圧許容という概念があって…」などというのは，すでに輸血製剤を大量にオーダーしその輸血製剤がおそらく半時間程度以内に入手できることを前提としています．小規模産科施設において分娩時異常出血や産科危機的出血が発生した時，あれもこれも要求するのは得策ではなく，明快なメッセージが重要です．よって，循環動態維持の重要性を訴えるために，「十分な輸液（晶質液⇒人工膠質液）」というメッセージもあり得るのかと思います．

また，「産科危機的出血への対応フローチャート」（以下，フローチャート）に，救急医や集中治療医といった全身状態管理のエキスパートならこうする といったハイレベルなことは記載できません．医事紛争になった時，それを達成できなかったこと自体が争点になりかねません．低血圧許容はハイレベルな話です．大量出血において人工膠質液は危険となり得るというメッセージもおそらくハイレベルな話です．

本書の読者の多くは，おそらく小規模産科施設職員ではなく，搬送される側の施設に所属するのではないでしょうか．そうであれば，フローチャートを読み込みつつ，自分なりの味つけをしていただきたいです．

例えば，SI≧1.0が出血性ショックのサインとして長年重視されてきました．心拍数と収縮期血圧から構成されるSIはデータ収集が容易であるからか近年多くの試験が行われています．来院時SI≧0.8が出血性ショックのサインであったとする報告[5)]，SI≧0.7による患者の入院における陽性尤度比（positive likelihood rario）1.40であったとする報告[6)]があるなど，SIの診断閾値は下がる傾向にあります．SI≧1.5など非常に追い込まれた状況と読み込むべきでありSI≧1.0ですら「甘め」です．もちろん，例えば痛みによってSIが上がる妊産婦も多数いるでしょうから，SIを指標にすること自体が難しく，「さすがにSI≧1.5なら絶対にアクションを起こせ」というメッセージかもしれません．自分なりのショック診断基準を構築してはどうでしょうか．ショックではないととる方向性ではなく，ショックと積極的に捉える方向性が重要です．

フローチャートに，挿管・人工呼吸について書かれていません．小規模産科施設が対象であれば，おそらく挿管手技に不慣れであり「挿管にこだわらず，必要であればバッグバルブマスクによる人工呼吸管理を行う」となるでしょうし，マンパワーと技術がある施設であれば，「必要であれば，早めに挿管・人工呼吸管理に移行する」べきでしょう．

診断の最大の敵は常にアンカリング

ERやICUにおける診断において一番怖いのはアンカリングです．患者の状態が重篤であるほど，「○○（疾患名）かも！」と思いついた診断名によって目の前の状況をうまく説明できる時，船がアンカーをおろすと動かなくなるように，その診断名が確定的に思え他の疾患を想起できなくなります．かなり以前，帝王切開術後ショックが遷延する患者に遭遇しました（➡ p.140）．術直後の造影CTにおいて明らかな動脈性出血はありませんでした．産婦人科担当医は羊水塞栓症を主張し，筆者のその時点の羊水塞栓症に関する知識は乏しく同調しそうになりました．大量輸血にもかかわらず貧血が進行することの説明が難しいと感じたので，「顔を立てると思って，もう一度造影CTを撮影させて欲しい」とお願いし造影CTを施行したところ，腹壁動脈からの活動性出血が判明しました．TAEにより止血したところ，当然，循環動態は安定し輸血も不要となりました．

頻回に輸血を行わないとバイタルサインを維持できない状況において，筆者はたとえ数時間前に造影CT撮影が行われていても，腎障害を合併していても，活動性出血を疑い造影 CT に再チャレンジすることをポリシーとしています．このポリシーに何度も助けられました．後腹膜出血はエコーによって全く診断できないことも押さえてください．

産科 DIC スコア 表3

厚生省 DIC 診断基準（1988 年）より早く，1984 年に制定されました[7,8]．

曖昧な項目が多くあり，後に策定された他分野の DIC 診断基準と大きく異なります．産科 DIC 管理においてフィブリノゲン値キープが重視されます．また産科 DIC の多くは線溶亢進型 DIC であるので FDP がやはり重視されます．しかし，産科 DIC スコアにおいてそれぞれ 1 点と非常に低いです．赤沈を測定しなければならないなど，現場の負担になる面もあり，あえて使用する必要はないと筆者は考えます．産科 DIC（線溶亢進型 DIC）を疑った時点で，強力な介入を進めなければなりません．

産科 DIC というより，当時の産科危機的出血宣言に相当すると捉えたほうがよい

表3 産科 DIC スコア

1．基礎疾患	点	2．臨床症状	点	3．検査項目	点
常位胎盤早期剝離（児生存）	5	急性腎不全（無尿）	4	FDP≧10 μg/mL	1
同上（児死亡）	4	同上（乏尿）	3	血小板数≦10 万/mm^3	1
羊水塞栓症（急性肺性心）	4	急性呼吸不全（人工換気）	4	フィブリノゲン ≦150 mg/dL	1
同上（人工換気）	3	同上（酸素療法）	1	PT≧15 秒	1
同上（補助呼吸）	2	臓器症状（心臓）	4	出血時間≧5 分	1
同上（酸素療法）	1	同上（肝臓）	4	赤沈≦4 mm/15 分 または≦15 mm/時	1
DIC 型後産期出血（低凝固）	4	同上（脳）	4		
同上（出血量 2L 以上）	3	同上（消化器）	4	その他の検査異常 例：AT 活性≦60%	1
同上（出血量 1～2L）	1	出血傾向	4		
子癇	4	ショック（頻脈：≧100 回/分）	1		
その他の基礎疾患	1	同上（低血圧 ≦90 mmHg）	1		
		同上（冷汗）	1		
		同上（蒼白）	1		

DIC と確診するためには，13 点以上で，そのうち 2 点またはそれ以上の検査成績スコア（「3 検査項目」で 2 点以上）が含まれる必要がある．すべてを合算して 8 点以上となったら，DIC として治療を開始する．
文献 7，8 より引用

表4 修正妊娠 ISTH DIC スコア

血小板数（/μL）		フィブリノゲン（mg/dL）	
＞185,000	0	≦300	25
＞100,000	1	300〜400	6
50,000-100,000	2	400〜450	1
＜50,000	1	≧450	0

PT 比	
＞1.5	25
1〜1.5	12
0.5〜1	5
＜0.5	0

25 点以上で overt DIC
文献 9 より引用

のではないか と考えます．本書執筆時点において，産科 DIC スコアは改訂版が検討されています．海外においては 2019 年に修正妊娠 ISTH DIC スコアが提唱されました[9] **表4** ．フィブリノゲン値と PT 比が重視されています．

羊水塞栓症 [10-12]

羊水塞栓症の知名度は高いですが，どのような疾患であるか産婦人科医以外にほぼ知られていないのではないでしょうか．以前は，羊水が母体に流入することによる物理的な血管閉塞，特に，肺塞栓⇒循環障害・呼吸障害 が主病態と考えられていました．さらに母体血液に流入した羊水がケミカルメディエーターとしてショック症状や DIC を誘発すると考えられてきました．現在，前者，すなわち塞栓による血液流路閉塞⇒ポンプ失調 についてはほぼ否定されました．羊水は血栓ではないからです．後者が主ストーリーであり，羊水中胎児抗原の母体への曝露が炎症メディエーターを活性化するアナフィラキシー様反応であるとされます．死亡母体の肺組織において脱顆粒化した肥満細胞がみられることもそれを示唆します．ただし，純粋なアナフィラキシー反応（anaphylaxis）であれば IgE が介するのに対して，説明できない部分がありアナフィラキシー様反応（anaphylactoid reaction）と表現されます．診断基準も国ごとに異なり[11]，研究者によって異なる見解も多くまだまだ未知な領域です．日本の臨床診断基準を示しますが **表5**，除外診断と言わざるを得ません．海外の診断基準[11] においては，低血圧（心停止含）・呼吸障害・DIC（または凝固障害）・意識障害やけいれんのうち 1 つ以上の重篤な症状を含み，他の疾患で説明できないも

表 5　羊水塞栓症の臨床診断（日本）

救命するためには臨床的に羊水塞栓症を診断することが重要である．
① 妊娠中または分娩後 12 時間以内に発症した場合
② 下記に示した症状・疾患（1 つ以上）に対して集中的な医学治療が行われた場合
　A）心停止
　B）分娩後 2 時間以内の原因不明の大量出血（1,500 mL 以上）
　C）播種性血管内凝固症候群
　D）呼吸不全
③ 観察された所見や症状が他の疾患で説明できない場合

文献 12，13 より引用

の が共通項と言ってよい状況です．

筆者の読者へのメッセージは「くれぐれも羊水塞栓症と早々と決めつけないで」です．次に紹介する剖検調査[14]において羊水塞栓症は妊産婦死亡の最大の原因ですが，確率論として決め打ちできるほどの頻度はありません．アンカリングによる肺塞栓症や活動性出血の見逃しといった事態が怖いです．

子宮型羊水塞栓症

1989 年から 2004 年までの日本における母体死亡の 193 剖検例の分析が 2011 年に発表され，子宮型羊水塞栓症が提唱されました[14]．その後，詳しく報告されました[12]．DIC 先行型羊水塞栓症と呼ばれることもあります．「アナフィラキシー様反応により子宮の急性炎症と子宮の血管透過性が亢進し，重度の子宮弛緩症を呈する」[13]とされます．ショックが初発症状ではなく，子宮からの止まらない出血が初発症状であるという概念です．国際的な認知を得ているとはまだ言い難い概念であり，その後の報告もわずかです[15]．従来からの初発症状がショックである羊水塞栓症は，心肺虚脱型羊水塞栓症と呼称されます．

剖検調査[14]において，日本の心肺虚脱型羊水塞栓症の初発症状から心停止までの平均時間は 37 分であり（3 分，15 分といった超短時間症例あり），肺において胎児成分がみられたのに対して，子宮に所見を認めない症例が多かったです[12]．一方，子宮型羊水塞栓症は，DIC 症状（子宮からの出血が止まらない症状）が初発症状であり，初発症状から心停止までの平均時間は 102 分，子宮において胎児成分を染色するアルシアン・ブルー陽性所見が多くにみられる一方，肺において胎児成分を認めないといった特徴がありました[12]．

本 chapter 冒頭において，「2014 年のアメリカの報告において，分娩時異常出血

表6 子宮型羊水塞栓症の早期診断基準

発症時
① 子宮底長が臍上2指（3〜4 cm）以上
② 子宮筋層が非常に柔らかい
③ フィブリノゲン値が150 mg/dL以下
胎盤娩出後早期に非凝固性出血があり，オキシトシンや麦角剤に反応しない子宮弛緩症をみたらまず子宮型羊水塞栓症を考える

文献13より引用

の80%は弛緩性出血」と紹介しましたが，子宮型羊水塞栓症が相当関係する可能性があります．早期診断基準にもその考えが反映されています **表6**．

子宮型羊水塞栓症によるショックの病態も，アナフィラキシー様反応というより，出血による循環血液量減少性ショック（hypovolemic shock）が中心となりそうです[15]．

羊水塞栓症の確定診断

浜松医科大学産婦人科教室が羊水塞栓症研究のメッカです．

羊水塞栓症を確定診断するために，以前は，死亡母体肺血管内部の胎児由来と思われる扁平上皮細胞やムチンの検出が重視されました．現在，日本においては，羊水・胎便中に多量に存在する亜鉛コプロポルフィリン（Zn-CP1）とムチン（STN）を母体血清（血漿ではありません）から検出することが重視されます．血清は速やかに遮光し−20℃に冷凍し，浜松医科大学に送付します．詳細は，「浜松医科大学 羊水塞栓症」でweb検索してください．子宮型羊水塞栓症においてZn-CP1やSTNは高値となるとは限らないようです．

妊産婦死亡は当然，医事紛争に発展することがあり得ます．率直に言って，羊水塞栓症が死因であれば「医療者の責任を問うことは難しい」となる可能性が高いです．眼前の患者の救命に全力を尽くすと同時に，羊水塞栓症の根拠を残すことが重要です．しっかり浜松医科大学HPに目を通し，遺漏なく遂行しなければなりません．

不幸にも母体死亡時施設内で病理解剖が行われるのであれば，病理医に妊産婦死亡剖検マニュアル[16]に基づいて行うように依頼しましょう．同マニュアルも当時の浜松医科大学教授が委員長となって作成されました．子宮頸管裂傷の確認，肺動脈内の羊水成分の確認，血清保存⇒浜松医科大学への送付などが重視されます．

狭義と広義の産科 DIC がある

子宮からの出血が止まらない，ショック状態などがあれば，羊水塞栓症が関わっているかはともかくとして，DIC であるならいわゆる産科 DIC，線溶亢進型 DIC でしょう．

一方，HELLP 症候群や子癇発作は妊娠高血圧症候群と強く関連します．HELLP 症候群は，血管内皮障害⇒血管内脱水や血小板減少⇒血管攣縮⇒肝障害 となり，子癇発作は同様の機序が頭蓋内で起こります．また，血管内皮障害部分に血小板が付着し消費されるため，特に HELLP 症候群では血小板減少が前面に出ます．また，妊産婦が感染⇒敗血症性 DIC もあり得ます．妊産婦における劇症型 A 群溶血性レンサ球菌感染症は激烈な経過をたどり DIC も合併します．これらは，広義の産科 DIC ではありますが，いわゆる産科 DIC（狭義の産科 DIC）とは区別したほうがよいと考えます．先に紹介した修正妊娠 ISTH DIC スコア 表4 は，この考えに基づきあくまで狭義の産科 DIC を対象とし策定されました[9]．

いわゆる産科 DIC メカニズムの特殊性を理解する

敗血症などに合併する DIC は，血管内皮障害⇒微小循環障害⇒血小板などは消費性に低下 です．

それに対して，いわゆる産科 DIC は常位胎盤早期剝離や羊水塞栓症などにより血管内凝固が引き起こされます．すなわち羊水という母体にとっての異物（ケミカルメディエイター）が子宮頸管裂傷といった言わば広範囲に露出した血管断面を通じて母体血管に短時間に大量流入し，直接血液にダメージを与えます．しかも微小血管というより大血管に流入し広範囲に影響を及ぼすため，血液の凝固活性が急激に高まります．流入羊水がプラスミノゲンアクティベーターとしてふるまうためプラスミンが活性化することによりフィブリンのみならず，その原料であるフィブリノゲンまで焼き尽くされます[17] （➡ p.157）．よって，フィブリノゲン値が激減します．線溶亢進型 DIC であり出血症状が前面に出ます．先の剖検調査における子宮型羊水塞栓症のうち，フィブリノゲン値を測定できた患者 6 人の値（単位 mg/dL）は，初発症状から 2 時間以内において 81，47，<30，<50（3 人）でした[12]．死亡症例ですが，すごい値です．このように，産科 DIC において，血小板数の減少は遅く[18]，フィブリノゲン値ははるかに速いスピードで危機的なレベルに達することに特徴があります．先の修正妊娠 ISTH DIC スコア 表4 においても，血小板数 <50,000/μL で加点が減少します．フィブリノゲンとフィブリンの分解産物である FDP，フィブリンの

分解産物である D-dimer は高値になります．FDP と D-dimer の解離は大きくなります（➡ p.157）．

フィブリノゲン減少を最も重視するのが産科 DIC

出血対策あるいはリスク管理において，血小板数のみならずフィブリノゲン値を重視しなければならないことを，chapter13・14 において説明しました．

そして，産科 DIC においては，フィブリノゲン値によって危機管理をしなければなりません．すなわち，フィブリノゲン値を測定しない管理などあり得ません．フィブリノゲン値低下により産科 DIC 合併を早期覚知し，フィブリノゲン値回復を目指した治療を行います．PT・APTT・血小板数などよりはるかにフィブリノゲン値を重視し，**フィブリノゲン値≧150 mg/dL 死守**です．

産科 DIC の治療

いわゆる産科 DIC（線溶亢進型 DIC）の治療について考えます．

「産科危機的出血への対応フローチャート」初版（2010 年）になく，2017 年版 図1 [2] に追加された項目があります．分娩時異常出血へのトラネキサム酸投与，産科危機的出血の判断に「単独でフィブリノゲン値 150 mg/dL 以下」が加わりました．

フィブリノゲン値を維持するために，早期からの FFP 投与，RBC より多い単位数の FFP 投与が重視されます [3, 12]．FFP に含まれるフィブリノゲン量が少ないからです（➡ p.171）．文献 11 においては，FFP≧10～15 単位と書かれています．もちろん出血量によりさらに必要でしょう．

先 chapter でも紹介しましたが，2021 年 9 月，「産科危機的出血に伴う後天性低フィブリノゲン血症に対するフィブリノゲンの補充」について公知申請の事前評価で認められ，保険適応が取得されます．よって，今後は濃縮フィブリノゲン製剤投与が優先されます．

ただし，議論（➡ p.172）の末に認可された濃縮フィブリノゲン製剤です．従来の適応「先天性無フィブリノゲン血症」患者への安定供給確保や，過去の非加熱フィブリノゲン製剤による薬害があり，慎重な運用が求められています．公知申請の事前評価で認可された直後，日本産婦人科学会・日本産婦人科医会は会長名で「フィブリノゲン製剤の適正使用に関して」という声明文書 [19] を会員向けに出しました．「総合/地域周産期母子医療センター，大学病院での使用とする」「フィブリノゲン製剤の投与前に血中フィブリノゲン値を測定し，投与基準を確認」「使用例の全数登録制の導入」などが書かれています．そして，「原則として**フィブリノゲン値が 150 mg/dL**

を下回ることを確認するまでは新鮮凍結血漿もしくはクリオプレシピテートによる凝固因子の補充を行う」とあります．ただし，「例外的に，持続する危機的出血で患者の生命に危険を及ぼすと判断される場合には，検査結果を待たずにフィブリノゲン製剤の投与を行うことが許容される」とされています．

念のため濃縮フィブリノゲン製剤投与といった安易な使用は許されず，フィブリノゲン濃度を測定する必要があることを認識しましょう．濃縮フィブリノゲン製剤（フィブリノゲン HT 静注用 1 g, 日本血液製剤機構）は **3 g** を投与し効果がなければ，さらに **3 g** 追加投与します．

産科 DIC への DIC 治療薬投与？

「産科危機的出血への対応フローチャート 2017」図 1[2] は，希釈性凝固障害 表 2 や大量出血による凝固因子消失と産科 DIC を混同していると指摘されます[20]．

フローチャートにおいて，「抗 DIC 製剤の投与の考慮」があります（本書においては DIC 治療薬と表現）．希釈性凝固障害や大量出血による凝固因子消失であれば，DIC ではなく DIC 治療薬投与は正しくありません．産科 DIC であれば，DIC にはすべて凝固亢進があることを考えれば，トロンボモジュリン（リコモジュリン®）やアンチトロンビン製剤など抗凝固薬の投与は理論的には正しいです．しかし，出血のコントロールができないので危機を宣言しているのに，抗凝固薬を投与することは非常に怖く，出血のコントロールができるまでは「常識的に考えて」DIC 治療薬の投与を行うべきではないと筆者は考えます．フローチャートにおいて DIC 治療薬の投与は「考慮」ではありますが，DIC 治療薬が抗凝固薬であることを知らない医療者など山ほどいます．「フローチャートに考慮と書いてある．やれることをすべてやろう」とならないか心配です．実際，分娩時異常出血に対して，トロンボモジュリンがまず投与され，1 時間後に FFP が投与された症例を目前にしたことがあります．アクセスが容易な順に投与されたのでしょう．筆者の危惧通り，フローチャートが表層的に理解・利用されたと感じました．

ただし，日本血栓止血学会の用語集において，「産科的・外科的 DIC など緊急時あるいは出血症状が強い時は，アンチトロンビン III 製剤単独で 1 日 1 回 40～60 単位/kg を投与する」[21] とむしろアンチトロンビンの日本の保険用量としては大量投与が勧められています．子宮型羊水塞栓症による心停止症例[15] においても，バイタルサインが落ち着きつつある段階で 3,000 単位投与されています．線溶亢進型 DIC は，線溶だけでなく凝固も亢進しており，線溶亢進対策だけでなく凝固亢進対策をすることがhomeostasis（恒常性）の回復につながるという考えです．また，トラネキサム酸は強烈な抗線溶薬であり，それを投与する時は抗凝固療法の併用がマストであるという考えもあるのでしょう（➡ p.165）．

率直に言って，意見が大きく分かれるので「抗DIC製剤の投与の考慮」となったのでしょう．少なくとも，産科DICへのDIC治療薬投与が優先事項ではないことは共有したいです．

筆者が経験した子宮型羊水塞栓症を疑った症例[22) 表7

症例
40代，女性

血液型Rh（－）．全前置胎盤に対して予定帝王切開手術が行われた．胎児の娩出は無事行われ閉創が行われた．術中出血量1,500 mL（羊水込み）．手術部位のシーツをとったところ，腟からの大量出血の溜りが発見され，サラサラの（凝血塊を伴わない）出血が続いていた（陰部で計測された出血量は約1,700 mL）．自己血（1,000 mL）輸血を開始．両側子宮動脈に対してTAEが行われた．TAE施行後も腟からのサラサラの出血が止まらなかった．Rh（－）であり輸血製剤確保に制約があること，患者の年齢などを総合的に考えて子宮摘出術が行われた．全経過を通じてバイタルサインは安定していた．

血液型がRh（－）の産科危機的出血症例でした．全前置胎盤に対しての予定手術であり自己血やRh（－）のRBC 4単位・FFP 4単位が確保されていました．担当医は危機感をもち放射線科医へのTAE依頼など機敏に対応していました．担当医は子宮収縮不全による弛緩性出血を考えていましたが，閉腹前にそのような印象はなかったとのことでした．筆者はTAE開始時点あたりから助太刀に入り，輸血マネジメントを主に行いました．異型適合輸血も行いました．

帝王切開術直後（0時間）と1時間後の凝固系検査において，FDPとD-dimerの両者が高値であり，さらにFDP≫D-dimerです．線溶亢進型DICを強く示唆するパターンです（➡ p.157）．「産科DIC合併やで」と宣言しました．

本症例は子宮型羊水塞栓症（DIC先行型羊水塞栓症）であった可能性が高いと考えています．当初よりフィブリノゲンは著減する一方，血小板数は比較的保たれました．子宮摘出術後速やかにFDPやD-dimerが減少し，FDPとD-dimerの解離も減少しました．アナフィラキシー様反応の塊であった子宮を摘出したことにより，あっという間にDICから離脱したと感じました．

表 7　産科型 DIC（子宮型羊水塞栓症）症例の血液検査

	手術 3 週前	手術 前日	帝王切開手術後経過時間					
			0	1	5	13	22	44
Ht（%）	39.3	36.5	22.0	21.0	22.9	25.0	24.6	23.2
Hb（mg/dL）	13.4	12.2	7.2	7.3	8.0	8.8	8.6	8.0
血小板（$\times 10^4/\mu L$）	22.4	23.7	11.9	11.8	8.9	9.8	10.7	13.8
PT-INR	0.98		1.30	1.39	1.19	1.10	1.04	1.01
APTT（秒）	26.3		59.4	69.2	35.4	31.7	28.6	28.8
フィブリノゲン（mg/dL）	437.3		109.1	104.2	110.8	168.7	231.4	261.5
FDP（μg/mL）	5.0		150.6	198.4	111.6	31.0	11.2	9.5
D-dimer（μg/mL）	0.99		46.98	90.17	55.13	18.48	6.85	6.04
アンチトロンビン（%）	96.1		42.1	47.4	49.4	56.7	61.8	67.0

トラネキサム酸
自己血 1,000 mL

子宮動脈塞栓術⇒子宮摘出術

RBC 8 単位，FFP 14 単位

本症例時点ではフィブリノゲン製剤は認可されていませんでしたが今であれば，フィブリノゲン値<150 mg/dL 判明時点で迷わずフィブリノゲン製剤を投与すべきです．

子宮型羊水塞栓症による出血が帝王切開術後 4 時間続き，循環血液量減少性ショックにより心停止（計 4 回）に至った症例報告[15] において，フィブリノゲンの最低値<50 mg/dL，FDP のピーク値 1,612 μg/mL，その時の D-dimer もピーク値 254 μg/mL でした．やはり FDP≫D-dimer なのですね．子宮摘出術によりバイタルサインが落ち着き救命されています．早期に子宮摘出術の決断を迫られる症例があり得ることは心に留めておきましょう．

参考文献

1）Reale SC, Easter SR, Xu X, et al. Trends in postpartum hemorrhage in the United States from 2010 to 2014. Anesth Analg. 2020; 130: e119-22.
2）日本産科婦人科学会，日本産婦人科医会，日本周産期・新生児医学会，日本麻酔科学会，日本輸血・細胞治療学会．産科危機的出血への対応指針 2017．2017 年 1 月．https://anesth.or.jp/files/pdf/guideline_Sanka_kiki.pdf（最終閲覧 2021 年 11 月 30 日）
3）角倉弘行，大膳和華，佐藤正規．産科大量出血時の止血・凝固機能モニタリング．日本臨床

麻酔学会誌．2013; 33: 272-8.
4) 厚生労働省．周産期医療の体制構築に係る指針．In：疾病・事業及び在宅医療に係る医療体制構築に係る指針．医政地発 0731 第 1 号．平成 29 年 3 月 31 日．https://www.pref.nagano.lg.jp/iryo/kenko/iryo/shisaku/hokeniryo/documents/03shiryo02-2.pdf（最終閲覧 2021 年 11 月 30 日）
5) Hagiwara A, Kimura A, Kato H, et al. Hemodynamic reactions in patients with hemorrhagic shock from blunt trauma after initial fluid therapy. J Trauma. 2010; 69: 1161-8.
6) Balhara KS, Hsieh YH, Hamade B, et al. Clinical metrics in emergency medicine: the shock index and the probability of hospital admission and inpatient mortality. Emerg Med J. 2017; 34: 89-94.
7) 真木正博，寺尾俊彦，池ノ上 克．産科 DIC スコア．産婦治療．1985; 50: 119-24.
8) Kobayashi T. Obstetrical disseminated intravascular coagulation score. J Obstet Gynaecol Res. 2014; 40: 1500-6.
9) Rabinovich A, Abdul-Kadir R, Thachil J, et al. DIC in obstetrics: diagnostic score, highlights in management, and international registry-communication from the DIC and Women's Health SSCs of the International Society of Thrombosis and Haemostasis. J Thromb Haemost. 2019; 17: 1562-6.
10) Benson MD. Current concepts of immunology and diagnosis in amniotic fluid embolism. Clin Dev Immunol. 2012; 2012: 946576.
11) Clark SL. Amniotic fluid embolism. Obstet Gynecol. 2014; 123: 337-48.
12) Kanayama N, Tamura N. Amniotic fluid embolism: pathophysiology and new strategies for management. J Obstet Gynaecol Res. 2014; 40: 1507-17.
13) 日本産婦人科医会．研修ノート　No.103 産科異常出血への対応（7）羊水塞栓症．https://www.jaog.or.jp/note/7 羊水塞栓症/(最終閲覧 2021 年 11 月 30 日）
14) Kanayama N, Inori J, Ishibashi-Ueda H, et al. Maternal death analysis from the Japanese autopsy registry for recent 16 years: significance of amniotic fluid embolism. J Obstet Gynaecol Res. 2011; 37: 58-63.
15) Yufune S, Tanaka M, Akai R, et al. Successful resuscitation of amniotic fluid embolism applying a new classification and management strategy. JA Clin Rep. 2015; 1: 1.
16) 妊産婦死亡時の剖検と病理検査の指針作成委員会．妊産婦死亡剖検マニュアル　改訂版．2016．https://www.jaog.or.jp/all/document/bouken_2016.pdf（最終閲覧 2021 年 11 月 30 日）
17) 日本血栓止血学会．産科領域の DIC．In：用語集．http: //www.jsth.org/glossary_detail/?id=105（最終閲覧 2021 年 11 月 30 日）
18) 山本晃士．産科大量出血の病態と輸血治療．日本輸血細胞治療学会誌．2012; 58: 745-2.
19) 日本産婦人科学会理事長 木村正，日本産婦人科医会会長 木下勝之．フィブリノゲン製剤の適正使用に関して．2021 年 9 月 9 日．https://www.jsog.or.jp/news/pdf/20210910_FBG_shuuchi.pdf（最終閲覧 2021 年 11 月 30 日）
20) 山本晃士．輸血，緊急輸血の実際．In：特集 産科出血に立ち向かう―どこまでできる？ 診療所から大学病院まで（企画 田中守）．産科と婦人科．2017; 84: 535-40.
21) 日本血栓止血学会．アンチトロンビン製剤．In：用語集．https://www.jsth.org/

glossary_detail/?id=360（最終閲覧 2021 年 11 月 30 日）
22）小尾口邦彦，下新原直子，恒石鉄兵．Rh 陰性患者の全前置胎盤妊娠に対する予定帝王切開手術後子宮型羊水塞栓症・産科 DIC を合併した症例．日本集中治療医学会第 5 回関西学術集会，2021.7.24.Web 開催．

敗血症・DIC 臨床試験を理解するために最低限必要な統計の知識

統計と聞くと，耳をふさぐ読者も多いのではないでしょうか．「だまし」を含む統計処理，統計に関するスキャンダルは数多くあります．製薬会社のプロモーションを鵜呑みにするのではなく，「批判的に」みる能力が必要です．

本 chapter は統計初心者対象です．細かい式にはできる限りこだわりません．

標準偏差（SD：standard deviation）図1

ばらつきを示すのが SD です．図1 でイメージできますよね．

SD をもっと具体的にイメージしましょう．**平均±2SD に対象の 95%が分布します**．厳密には正規分布していることを前提とし**平均±1.96SD** です．

ある集団の体重が平均 65 kg，SD 10 kg であれば，95%が 45 kg から 85 kg に収まることになります．外《はず》れ値以外は±2SD に収まることになります．2SD と 95% を結びつけて考えると SD を具体的にイメージできます．重要です．

標準誤差（SE：standard error）図2

SD を対象数の平方根で割ったのが SE です．

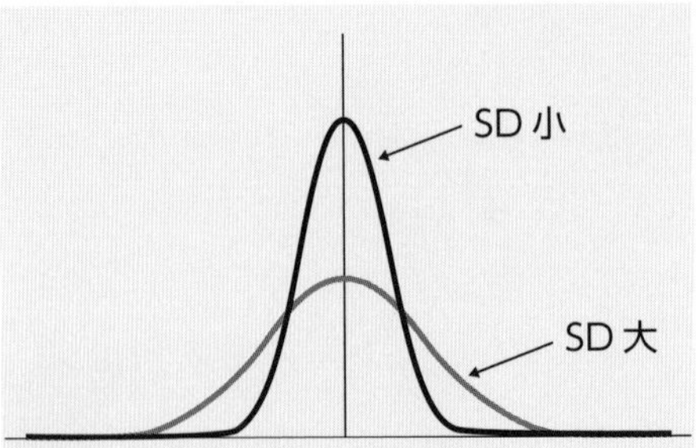

図1 SD 小と大のイメージ

対象数が 4 倍になれば SE は SD の半分になります.

単純に考えても，母集団数が 100 と 1,000 では信頼性が違いますよね．母集団数が大きくなれば母集団がたとえ正規分布していなくても正規分布に近くなるという中心極限定理があります．あまり難しく考えず，SD に対象数を加味した存在と捉えましょう．SE は平均値の信頼性（正確性）を示すための存在です．SE は SEM (standard error of the mean) とも書かれます．まさに平均値（mean）を補強するための存在なのです.

$$SE = \frac{SD}{\sqrt{N}}$$

図 2 SE と SD
N：対象数

SD：対象集団におけるばらつきを表現
SE：平均値の信頼性を表現

筆者の研修医時代，筆者と先輩医師との会話
筆者：学会発表があります．SD と SE の使い分けをどうしたらよいですかね.
先輩医師：SE のほうが小さいやろ．SE でいいやろー.

今から振り返ると卒倒しそうな会話です．かつてこのような会話は普通にありました.

有名芸能人 A のファン層を対象とした 100 人調査と 1,000 人調査があったとしましょう．SD はおそらくほぼ同じ数字となりますが，SE は 1,000 人調査のほうが小さくなります．A のファンの年齢層を知りたいのであれば SD です．そして平均 30 (SD 7.5) であれば，ファンの平均年齢は 30 歳，95% は 15〜45 歳におさまることが推定されます.

医学論文において，最初に対象症例の背景が提示されます．年齢・体重や，降圧薬試験であれば試験前の血圧，DIC 治療薬試験であれば血小板数や DIC スコアなどが平均値（SD）で表示されます．我々は，論文を読むにあたって，どのような患者を対象としたか知りたいです．平均値がどれぐらいで，平均値付近が多いのか，広く分布しているのか，まさに患者の背景が知りたいので SD でなければなりません.

95%信頼区間（95%CI：confidence interval）

95%CI＝平均値±SE×1.96 です．SD の説明に出てきた 1.96 がここにも出てきました．イージーに考えましょう．同じ構図です．SE は平均値の信頼性を表現するとしましたが，平均±1.96 SE の範囲に，平均値の 95% が含まれます．**信頼をおける範囲**がわかることになります.

SD と SE の違いは，SD と 95%CI の違いです．SD は対象患者数の影響を受けませんが，SE と 95%CI は対象患者数の影響を受けます．対象患者数が大きくなれば SE と 95%CI は減少します．

●95%信頼区間の 95%の意は？

日本人男性の平均身長が 172 cm であったとします．1,000 人を対象とする調査を 100 回するとします．160～180 cm，150～175 cm といった具合に信頼区間の多くは 172 cm をまたぎますが，たまに 145～170 cm といった具合に，172 cm をまたがない信頼区間が出てきます．95%信頼区間とは，100 回調査をした時，95 回平均値をまたぐことです．

リスク比（RR：risk ratio）

なんらかの介入・曝露と非介入・非曝露における死亡などの頻度の比です．DIC に対する DIC 治療薬 or プラセボの効果を死亡で検討した時，薬に効果があればプラセボに対してリスクが下がることになり RR<1 となります．薬とプラセボが同等であれば，リスクも同じであり RR=1 です．薬に害があり死亡が増えると RR>1 となります．リスク比は相対リスク（relative risk）と称されることもあります．

フォレストプロット [1)] 図3

メタ解析（メタアナリシス）が花ざかりです．メタ解析論文内でみかけるのがフォレストプロットです 図3．フォレストプロットは RCT の集合体です．フォレスト

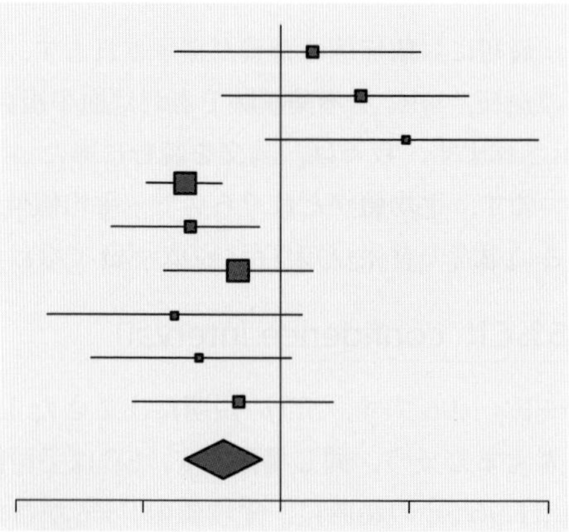

図3 フォレストプロット

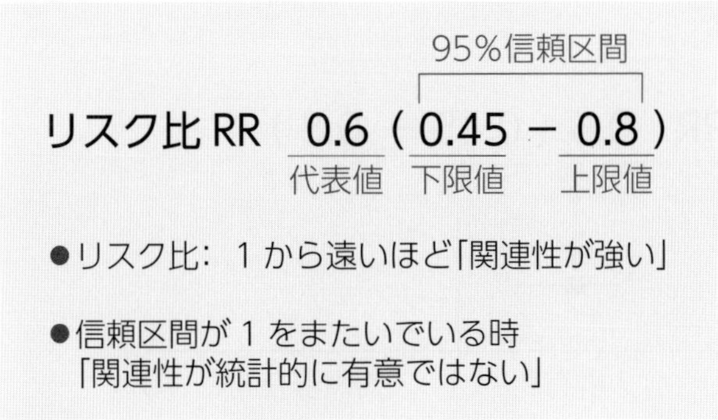

図 4　リスク比と 95%信頼区間（95%CI）
代表値は下限値と上限値の平均ではない.
代表値/下限値＝上限値/代表値.

の意味は森です．1 つ 1 つの試験（RCT）が木であり，それを集めるので森に例えられます.

それぞれの RCT において，RR と 95%CI があります.

2 つの要素があります 図 4.

① どれだけ関連が強いか（効果を発揮したか）

リスク比 RR が中立である 1 から遠いほど関連性が強くなります.

② それが統計的に正しいのか

95% CI が 1 をまたぐということは，死亡などの事象発生に対して有利・不利の両方の可能性があることを意味します．よって信頼区間が 1 にタッチすると「統計的有意差なし」とされます．下限値と上限値の値が違いすぎると（横棒が長すぎると），「ばらつきが大きすぎる＝統計としての精度が低い」となります．統計的リスクが高い試験といった表現がなされます.

リスク比 RR と 95%CI が直感的にわかるようにフォレストプロットに表現されます 図 5．中央の 1 から遠くなればなるほど効果が強くなりますが，ポイントは上限値が 1 ラインにタッチするかしないかです．論文においては RR 0.6（95%CI: 0.45-0.8）と記されます.

直感的に感じ取ることが重要です 図 6

フォレストプロットを読んでみましょう 図 7.

■は全体の中でその試験の weight（重み）を意味します．この weight は，単純に母集団数の大きさを表すものではないことに注意が必要です（➡ p.202).

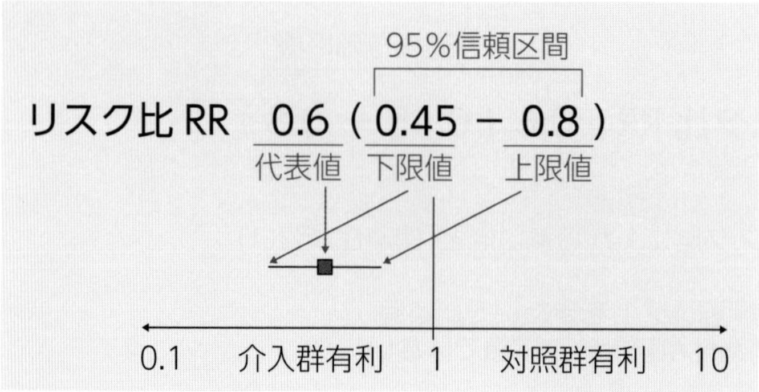

図5 フォレストプロットにおけるリスク比と 95%信頼区間（95%CI）

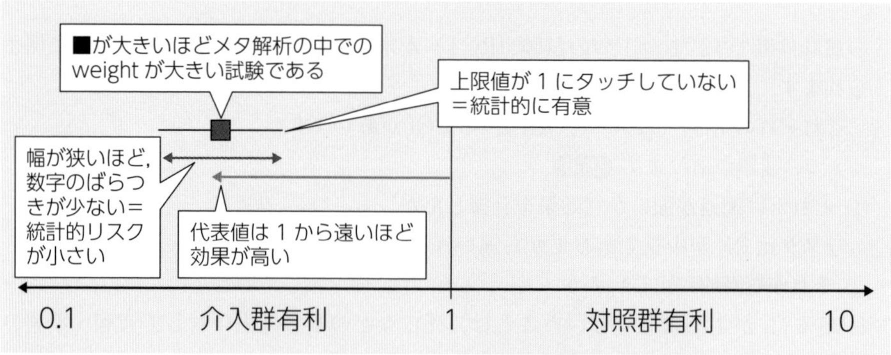

図6 フォレストプロットにおけるリスク比と 95% 信頼区間（95%CI）

最下段のひし形◆がメタ解析の結果です．ひし形◆の中央が RR，ひし形の横幅が 95%CI を表します．図7 においては，ひし形の上限値（右側）が中央線 1 にタッチしていないので，統計的有意をもって介入群に有利であることになります．

絶対ルールではありませんが，年代順に RCT を並べる場合が多いです．年代順であれば過去の傾向を知ることができます．図7 が年代順であるとすると，RCT3 までは介入群に不利，RCT4 以後介入群に有利な傾向がみられます．なんらかの背景因子に変化があったと推測されます．仮に 図7 が ECMO 介入効果のフォレストプロットであれば，かつて機械的な性能が低かったですが，ある時点でブレイクスルーがあり性能が上がり…といったストーリーかもしれません．あるいは，ECMO の管理技術が途中から急激に上がった…からかもしれません．

JCOPY 498-16638

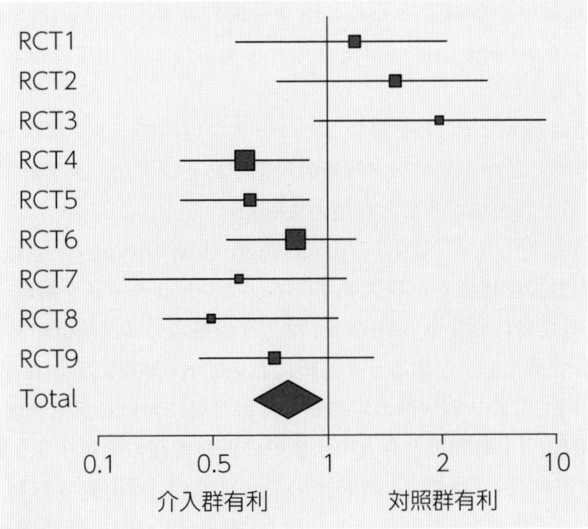

図 7 **フォレストプロットの例**

● メタ解析の光

図 7 のメタ解析・フォレストプロットを検討します．

統計的有意差がある試験は RCT4・5 の 2 つしかありませんでした．しかし，9 個の RCT を統合すると，統計的有意差をもって介入が有効であることが示されました．これこそがメタ解析の面目躍如するところです．なかなか一つ一つの試験では規模を確保できませんが，いくつものスタディを結合させることで規模を大きくすることができます．一つ一つの規模が 50 人であっても，10 個の試験をあわせると 500 人を対象としたこととなり，規模が大きくなることで，統計的有意差を出しやすくなります．採用 RCT すべてに統計的有意差がなくても，メタ解析によって，「統計的に有意差あり」となることがあり得ます．

● メタ解析の影

メタ解析の強みは，統計を意図的にみせたい研究者にかかると，そのまま弱みに転化します．

- 世にたくさんある RCT を適切に集めることができるのか？
- RCT は，時期・母集団・試験のエンドポイント（治療行為の有効性を示す評価項目）が違う場合が大半であるのに，それらを統合することに意味があるのか？

「自分に都合のよい」結果を出したい研究者がいれば，都合のよい RCT を集め統合し「統計的有意に有効である」という可能性があります．メタ解析において“Garbage in, Garbage out”（ゴミを入れてもゴミしか出てこない）というすごい言葉があります[2]．

多くの医療者は膨大なRCTを読むことはできないので，メタ解析を通じて効率的に情報収集できることが本来のメタ解析の役割であるはずが，メタ解析に採用されたRCTを精読すると腰を抜かすことが増えました．

急性呼吸障害に対してのNHFT（nasal high-flow therapy，いわゆるネーザルハイフロー）の効果を検証したシステマティックレビュー・メタ解析（2018年）があります[3]．抜管患者に対するNHFT vs マスクの複数のメタ解析がありました．「抜管失敗」をエンドポイントとするメタ解析において8個のRCTが採用されたのですが，それぞれのRCTの抜管失敗の定義が「X線写真における無気肺像」「抜管72時間以内の呼吸障害」「1時間後と介入中止までの低酸素症の絶対リスク減少率」「抜管72時間以内の再挿管」「抜管24時間後のPaO_2/F_IO_2」「術後3日目SaO_2/F_IO_2≧445患者の割合」「抜管24時間後の成功率」「術後72時間の低酸素」とRCTにより全く異なりました．そもそも急性呼吸障害の原因もさまざまで，術後呼吸障害もあれば，肥満患者の呼吸障害（抜管失敗の定義が「X線写真における無気肺像」の試験）もありといった具合に，なんでもありでした．

二値アウトカム・フォレストプロットデータをエクセルで簡単に計算しよう！

フォレストプロットの描画はソフトウェアを使えば簡単です．EZR[4]が統計解析フリーソフトウェアとしてお勧めです．自治医科大学教授・神田善伸先生によるもので，解説書も多数出版されています．フォレストプロットもあっという間に描画できます．

素晴らしいのですが，どのような数式で計算されたのか全くわかりません．メタ解析の評価が揺らぎつつある今，フォレストプロットを批判的に読むためには，どの数値が効果を発揮したのか？　を見抜けなければなりません．統計の数式の成り立ちの理解は非常に難しく，専門家以外は理解する必要はないでしょう．そのように割り切れば，28日死亡率に代表される二値アウトカムのフォレストプロットを描くための計算は，表計算ソフト・エクセルを用いれば楽勝です 図8．e^x（eを底とする数値のべき乗）や平方根計算などエクセルにおまかせです．

	A	B	C	D	E	F	G
1		介入群		プラセボ群		リスク比(RR)	標準誤差(SE)
2		死亡数 (a)	母数 (n_1)	死亡数 (b)	母数 (n_2)	$\frac{a}{n_1} \div \frac{b}{n_2}$	$\sqrt{\frac{1}{a}-\frac{1}{n_1}+\frac{1}{b}-\frac{1}{n_2}}$
3	試験A	B3	C3	D3	E3	=B3/C3/D3*E3	=SQRT(1/B3-1/C3 +1/D3-1/E3)
4	試験B	B4	C4	D4	E4	=B4/C4/D4*E4	=SQRT(1/B4-1/C4 +1/D4-1/E4)
5	試験C	B5	C5	D5	E5	=B5/C5/D5*E5	=SQRT(1/B5-1/C5 +1/D5-1/E5)
6	試験D	B6	C6	D6	E6	=B6/C6/D6*E6	=SQRT(1/B6-1/C6 +1/D6-1/E6)
7	Total	=SUM(B3 :B6)	=SUM(C3 :C6)	=SUM(D3 :D6)	=SUM(E3 :E6)	=(F3*K3+F4*K4+F5*K5+F6*K6)/100	=SQRT(1/B7-1/C7 +1/D7-1/E7)

	H	I	J	K
1	95%CI下限	95%CI上限	weight (=1/標準誤差^2)	weight(%)
2	RR × $e^{-1.96 \times SE}$	RR × $e^{1.96 \times SE}$	$1 \div (\frac{1}{a}-\frac{1}{n_1}+\frac{1}{b}-\frac{1}{n_2})$	weight÷weightの総計 ×100
3	=F3*EXP(-1.96*G3)	=F3*EXP(1.96*G3)	=1/G3^2	=J3/SUM(J3:J6)*100
4	=F4*EXP(-1.96*G4)	=F4*EXP(1.96*G4)	=1/G4^2	=J4/SUM(J3:J6)*100
5	=F5*EXP(-1.96*G5)	=F5*EXP(1.96*G5)	=1/G5^2	=J5/SUM(J3:J6)*100
6	=F6*EXP(-1.96*G6)	=F6*EXP(1.96*G6)	=1/G6^2	=J6/SUM(J3:J6)*100
7	=F7*EXP(-1.96*G7)	=F7*EXP(1.96*G7)		100

図8 二値アウトカム・フォレストプロット作成のためのエクセル表

死亡アウトカム・4試験を統合するメタ解析（random-effect model）を想定

メタ解析を構成する各試験における リスク比・標準誤差・95%信頼区間（95%CI）

リスク比の計算は，イベント発生率の単純比較であり $a/n_1 \div b/n_2$ と非常に簡単です 図8 ．両群のいずれかにおいて死亡率が 0% or 100%である時（死亡数 or 非死亡数のいずれかにゼロがある時）は注意が必要です．オッズ比（死亡数/非死亡数の比）が 0% or 無限大となり統計処理が難しくなります．その場合には，オッズ比の計算のみならず，リスク比の計算も，死亡数・非死亡数の双方に 0.5 を加えて計算する方法（母数は＋1）が慣習的に用いられます．例えば 図8 試験 A においては，B3＋0.5・C3＋1・D3＋0.5・E3＋1 を用いるリスク比計算方法が，多くの統計ソフトウェアにおいて用いられます．妥当性に議論がありますが，他に方法がないということで許容されています．J-SSCG2020 においても，この処理を用いた試験がありました（➡ p.109 図1 ② Inthorn1997）.

フォレストプロット作成には標準誤差 SE を含む 2 つの重要な式があります.

$$SE=\sqrt{\frac{1}{a}-\frac{1}{n_1}+\frac{1}{b}-\frac{1}{n_2}}$$

で表されることを前提に読み進めてください.

● リスク比（RR）の 95%CI 下限と上限＝RR×$e^{\pm 1.96 \times SE}$

先に，95%CI＝平均値±SE×1.96 と紹介しました．分母が小さくなるとリスク比は非常に大きくなり対数処理したほうが精度が上がるため，リスク比においてはこのような式です．SE が小さいほど，95%CI が狭い⇒精度が高い試験 となります.

● weight＝1/SE^2

SE が小さいほど weight は大きくなります．そして weight と言えば，試験の規模（対象患者数）に応じて大きくなるイメージがありますが，それほど単純ではありません．SE を小さくするためには（weight が大きい試験であるためには），分母の a・b は大きいほどよいことになります．それに対して，n_1・n_2 は逆数を引き算されます．$a \leqq n_1$，$b \leqq n_2$ という縛りがあるため，a・b を大きくするためには，n_1・n_2 が大きい必要はありますが，a・b との比率が重要となります.

メタ解析の試験規模とイベント発生率と weight

$\frac{1}{a}-\frac{1}{n_1}+\frac{1}{b}-\frac{1}{n_2}(=SE^2)$ に着目してシミュレーションしてみましょう.

表1 表2 は単純化するために試験①を除いて介入群とプラセボ群のイベント発

表 1　標準誤差がほぼ同じであるときの試験規模による weight

	介入群		プラセボ群		イベント発生率	$\frac{1}{a}-\frac{1}{n_1}+\frac{1}{b}-\frac{1}{n_2}$	95%CI	Weight
	死亡数 (a)	母数 (n_1)	死亡数 (b)	母数 (n_2)				
試験①	8	10	7	10	75.0%	0.068	0.69-1.90	19.7%
試験②	12	20	12	20	60.0%	0.067	0.60-1.66	20.0%
試験③	15	30	15	30	50.0%	0.067	0.60-1.66	20.0%
試験④	19	50	19	50	38.0%	0.065	0.60-1.66	20.4%
試験⑤	23	100	23	100	23.0%	0.067	0.60-1.66	19.9%
Total	77	210	76	210	36.4%	0.017	0.82-1.29	100.0%

変量効果モデル（random-effect model）による weight

生率を同じとしています．よって，RR＝1 であり信頼区間は統計的有意に関係しませんが，通常は信頼区間ができる限り狭いことが統計的有意を出すために重要です（➡ p.197）．

①各試験の SE^2 が同じであるとき 表 1

SE^2 がほぼ同じとなるように調整した表です．Weight＝1/SE^2 であるので，当然ほぼ同じ weight となります．全症例数 200・イベント発生率 23.0%の試験⑤と全症例数 20・イベント発生率 75.0%の試験①がほぼ同じ weight となるなんて暴力的ですらあります．

メタ解析の統合リスク比（RR：risk ratio）は，各試験の RR×weight による加重（重み付け）平均計算されます（図 8 エクセル座標 F7）．

> メタ解析において母数が同じであれば，イベント発生率の高い試験の weight が高くなる

②イベント発生率が同じである時の試験規模の影響 表 2

試験規模（母数）に比例して weight は大きくなります．これはイメージ通りですよね．

> メタ解析において各試験のイベント発生率が同じであれば，規模の大きい試験の weight が高くなる

また，試験①～⑤を比較すると，単独試験において統計的有意差を得やすくするためには（95%CI を狭くするためには），イベント発生率が高ければ症例数は少なく

表 2　イベント発生率が同じであるときの試験規模による weight

	介入群		プラセボ群		イベント発生率	$\frac{1}{a}-\frac{1}{n_1}+\frac{1}{b}-\frac{1}{n_2}$	95%CI	死亡数の合計/母数の合計	Weight
	死亡数 (a)	母数 (n_1)	死亡数 (b)	母数 (n_2)					
試験⑥	3	10	3	10	30%	0.467	0.26-3.81	4.8%	4.8%
試験⑦	6	20	6	20	30%	0.233	0.39-2.58	9.5%	9.5%
試験⑧	9	30	9	30	30%	0.156	0.46-2.17	14.3%	14.3%
試験⑨	15	50	15	50	30%	0.093	0.55-1.82	23.8%	23.8%
試験⑩	30	100	30	100	30%	0.047	0.65-1.53	47.6%	47.6%
Total	63	210	63	210	30%	0.022	0.75-1.34	100.0%	100.0%

変量効果モデル（random-effect model）による weight

参考

試験⑪	150	500	150	500	30%	0.009	0.83-1.21
試験⑫	300	1000	300	1000	30%	0.005	0.87-1.14
試験⑬	450	1500	450	1500	30%	0.003	0.90-1.12

てもよく，イベント発生率が低ければ症例数を多く必要とすることがわかります．試験⑥～⑩を比較すると，単独試験においてイベント発生率を固定すると，症例数が多いほど SE^2（ひいては SE）が小さくなり 95%CI が狭くなる（統計的有意差が出やすくなる）ことがわかります．ただし，症例数が増えると 95%CI は狭くなるものの減り方は激減します（参考：**表 2** 試験⑪～⑬）．

ファンネルプロット[1]

そもそも小規模でネガティブな結果の試験は大半が発表すらされずに終わり（大規模なものはエネルギーとお金を使っているので発表される），すでに世に出ている「ポジティブな傾向はあるが統計的有意差はない」試験を集めて有意差を出すということが起こりがちです．**出版バイアス**と呼ばれます．

出版バイアスを分析するためのファンネルプロット（ファンネル：漏斗）がありま

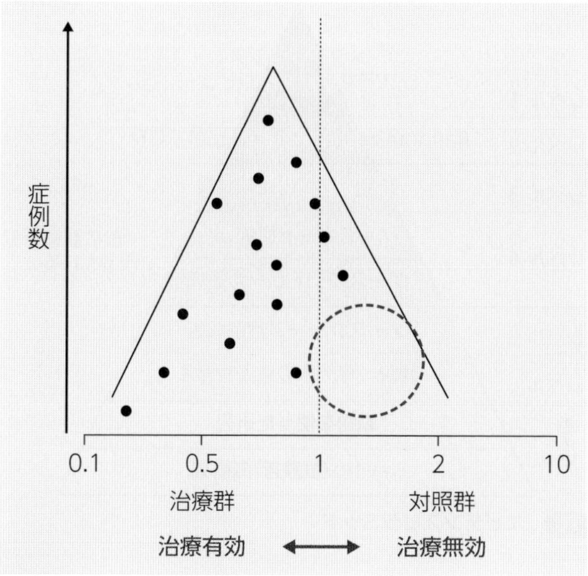

図9　ファンネルプロットの例
漏斗をひっくり返したようにみえる

す 図9．縦軸に試験の症例数，横軸に RR を表したものです．症例数の大きい試験ほどデータがまとまり中央のピーク付近に集まり，症例数の少ない試験は極端な結果が出やすく裾野を作ります．ポジティブ・ネガティブ関係なく公平に集めたのなら，論文をプロットした時，左右対称であるはずですが，図9 のように空白の部分がネガティブな結果のサンプル数の少ないところに集まっている時，「怪しい」ということになり，結果に偏りがあることを示唆します．これが出版バイアスです．ただし，「出版バイアスがありました」というメタ解析をあまりみかけません．

システマティックレビュー

Systematic の意は「系統的」，review の意は「批評」です．システマティックレビューは，複数の専門家が，あらかじめ決められた基準や方法に基づいて，論文（試験）を収集評価し，統合する方法（総説）です．メタ解析のフォレストプロットばかり注目されがちですが，メタ解析結果をもとにシステマティックレビューを行うのであり，メタ解析はシステマティックレビューを行うための道具であると言えます．そして，システマティックレビューは収集された情報を批判・吟味することが求められ

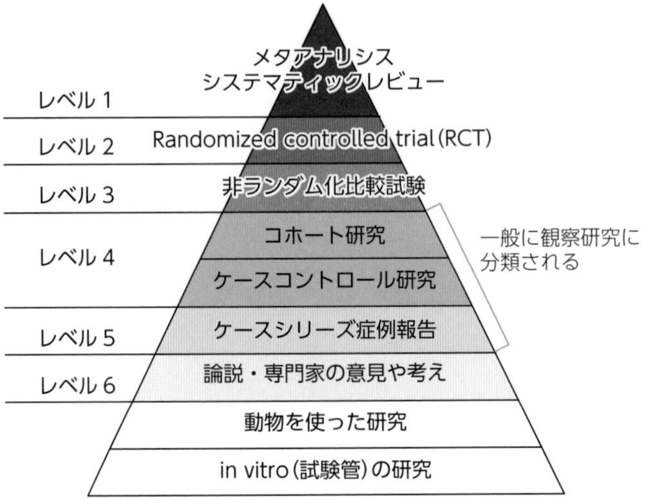

図 10 エビデンスピラミッド

ます．従来のレビュー（narrative review: 叙述的レビュー）は，データベースを用いるものの，エビデンスレベルの低い観察試験から RCT までも「ごちゃませにして」論文を集める傾向がありました．よって，著者によって結論が異なることもあり得ました．

システマティックレビューにおいては，世界的なデータベース（PubMed など）を用いて RCT だけを集めて，メタ解析を用いて結果を統合することにより主観ができる限り入らないようにする…が原則です．よって，RCT 以上にエビデンスレベルが高く，エビデンスの格づけにおいて最上位にあるとされてきました **図 10**.

●システマティックレビュー・メタ解析への批判

先に NHFT のメタ解析例を紹介しましたが，なんでもありのメタ解析とそれに基づくシステマティックレビューが増えたと感じます．「RCT だけを集めて…」は過去のことで，「よくみつけたね」（皮肉です）と思える RCT，RCT の事後設定サブグループ解析，open-label RCT，propensity score matching まで採用したメタ解析をみかけます．古い RCT の片隅にある数字を拾うケースすらあります．一律にそれらがダメだとは思いませんが，一律にダメではダメだ⇒好きなように採用 が多いと感じます．

また，システマティックレビュー・メタ解析がソフトウェアによって簡単にできます．そして “tsunami” と例えられる膨大な量のシステマティックレビュー・メタ解析が登場しています[2]．医学分野においては 11 編/日産生されると言われます[5]．

「システマティックレビュー・メタ解析は依然として有用な研究か？」という問いに対して，Yes・No・わからない（We are not sure）の 3 つの立場から書かれた editorial がヨーロッパ集中治療医学会の学会誌に 2018 年掲載されました[2,6,7]．いずれも超有名著者です．このような問いがなされること自体，システマティックレビュー・メタ解析への信頼が揺いでいるのではないでしょうか．3 者の立場を問わず「厳しい方針での作成が不可欠」という点において一致しました．

現在，多くの医学有力雑誌の投稿規定に，「システマティックレビュー・メタ解析は投稿する前に編集部にご相談ください」「システマティックレビュー・メタ解析は編集部から依頼した時のみ掲載」といった記述がみられます．

●システマティックレビュー・メタ解析の 10 の問題点

No の立場の著者が，システマティックレビュー・メタ解析の問題点を以下のようにまとめました[2]．筆者にとって，大いに頷けるものでした．

① 知られていないものを発見することはない
② それぞれの試験の患者特性，母集団，デザインが慎重に考慮されない．30 年前の試験が 1 年前の試験と同列に提示される
③ 後続の重要な試験の結果を正確に予測しない
④ しばしば些細な結論に至る．すべての試験が同じ方向を向いていれば，メタ解析は有益な情報を全くもたらさない
⑤ 同じ試験を用いて，違う結論に至ることがある
⑥ 実際の臨床におけるニーズというより，統計ソフトを容易に利用できることになったことによりメタ解析は急速に普及した．
⑦ 使用された手法は，正しい最終評価を予測するために経験的に検証されていない．例えば，試験患者数に基づいて試験に与えられる weight 手法は，経験的に検証されていない
⑧ しばしば 1 つの主要試験の影響を受ける
⑨ しばしば乏しいエビデンスに基づき，あり得ない（none should exist）独断的な説を生む結論に至る
⑩ 実際には派生的な欠陥のある情報分析であっても，証拠の頂点として提示される

●大型 RCT の信頼性≧システマティックレビュー・メタ解析の信頼性？

かつて症例が数十である RCT が多数ありました．1 つの小規模 RCT の信頼性より，多くの RCT を集めたシステマティックレビュー・メタ解析の信頼性が高いとされたのは当然です．しかし，システマティックレビュー・メタ解析はエビデンスの王

様とは言い難い状況となりました．コストはかかりますが，厳密にプロトコールを定めて行う大型 RCT 1 つのほうが，信頼性が高いという考えに基づいて多くの国際臨床試験が行われています（➡ p.122）．

サブグループ解析[8]

サブグループ解析とは，RCT 本試験の中から特定の条件で患者の結果を抽出し比較することです．

サブグループ解析には試験計画（プロトコール）にあらかじめ定められた priori (pre-specified) analysis と，主試験終了後に行われる事後解析（post hoc analysis）があります．Hoc の意は「これ，this」です．*Post hoc* とイタリック体で書かれることがあるのはラテン語由来だからと海外のお尋ねサイトにありました[9]．Post hoc はラテン語「Post Hoc Ergo Propter Hoc（after this, therefore because of this.)」の略であり，例文として「あの鶏が鳴いた後，太陽が昇ります．よって，あの鶏には力があり重要であるに違いありません」がありました[9]．「後づけの理由」は post hoc reasoning です．Post hoc という言葉には，かなり屈折したニュアンスがあり，海外学会において発表者が post hoc 結果を強調すると会場からブーイングが出ることすらあります[10]．

大規模試験に対して，そのデータを利用し，「切り口を変えて」多くの post hoc analysis（事後解析）が行われます．切り口は膨大にあります．極論を言えば，ありとあらゆる切り口で調べて唯一「75 歳から 80 歳の女性において有効」である結果が出た時，「高齢女性に有効である可能性がある」と報告されるかもしれません．よって，priori analysis に比して post hoc analysis は格下扱いを受けます．論文内で使用する時，「post hoc analysis ではあるが…」といった枕詞があるのが通常です．

サブグループ解析結果は偽陰性・偽陽性となり得る可能性が指摘されます．

- 偽陰性：全集団からサブグループを抜き出すので，症例数が少なくなり，検出力が小さくなることがある⇒本来効果があるのに効果がないこととなる（偽陰性となる）
- 偽陽性：問題となりやすい（サブグループ解析の結果が批判される）のは偽陽性です．

偽陽性例として，アスピリンによる死亡率減少の試験がよく引用されます[11,12] 表3．

このサブグループ解析結果を信じれば，「てんびん座とふたご座の患者にはアスピリンを使ってはならない」となりますよね．もちろん，そんな馬鹿なことはありませ

表 3　星座別のサブグループ解析

	アスピリン	プラセボ	P 値
すべての星座	9.4%	11.8%	<0.0001
てんびん座またはふたご座	11.1%	10.2%	0.5
他の星座	9.0%	12.1%	<0.0001

文献 11，12 から引用

ん．さまざまな切り口で解析すれば，偶然の結果があり得ることを示します．

製薬会社プロモーションとサブグループ解析[8]

2010 年代半ばまで製薬会社勉強会でよくみられたプレゼンテーション冒頭風景
担当 MR「昨日遅くまで頑張って作ったパワーポイント資料です．まず自分のことから紹介させてください．○○県出身で△△大学時代にはラグビーに打ち込んでいました．現在 2 歳の子どもがいます．…」

筆者はこういった冒頭風景は嫌いではありませんでした．もうこの風景をみることはありません．現在，利益供与禁止はもちろんのこと，製薬会社のプロモーションには極めて厳しい制約があります．MR（medical representative：医薬情報担当者）が自身で作るオリジナルプレゼンテーションは禁忌です．会社が作ったパワーポイント資料にオリジナルページを 1 枚入れるのもアウトです．

2010 年代半ば頃まで製薬会社のプロモーションにおいて，臨床試験の本試験の結果を軽く流しサブグループ解析だらけなどざらにありました．現在，製薬会社のプロモーションは厳しいルールが定められています．例えば，製薬会社のプロモーション資料作成の憲法とも言える「医療用医薬品製品情報概要等に関する作成要領」[13] においてサブグループ解析は以下のように厳しく制限されています．

- サブグループ解析は，その結果の多くが探索的な解析にとどまるものであることから，当初より試験計画に記載されたものとすること
- 当初より試験計画に記載されたものでかつ科学的妥当性のある場合を除いては，サブグループ解析の結果を記載しないこと．

「探索的な解析」とは「新たな可能性を発見するために手あたり次第行われる解析」といった意味です．現在，サブグループ解析結果が薬のプロモーションにおいて紹介されることは極めて減りました（医師側から質問があった時は，答えられることとなっています）．余談ですが，違反をみつけるための覆面調査（広告活動監視モニター制度）まで行われています．説明会にスパイが潜入するのですね．MR がプロモー

ションコードを破った場合，厳しい会社では即解雇となるそうです．医師が自分の判断でサブ解析推しをするのは自由です．医師が演者であるプロモーションにおいて，サブグループ解析だらけが増えつつある印象を筆者は感じています．

● サブグループ解析をどう利用するか？

「サブグループ解析は仮説を作るのに役立つものであり，決定的な答えを得るためではない」です．サブグループ解析で「○○を対象とするとA薬のよい結果が出た」と言うなら，「○○に対してA薬は有効である」と言うことは許されず，「○○に対してA薬は有効である」仮説が提示されたということです．そしてその仮説をRCT(ランダム化比較試験）で証明して初めて，「○○に対してA薬は有効である」（可能性が高い）となります．そのRCTが第III相試験であれば，初めて臨床利用できることとなります．

臨床試験のエンドポイント[8)]

> **エンドポイント**
> 臨床試験の目的に関連する仮説を検証する上で臨床的に意味があり，客観的に評価できる観察・検査項目，またはそれらの合成指標

臨床試験においてエンドポイント（評価項目）にはさまざまな指標が使われます．

筆者が若手医師であったころ，集中治療領域の試験では人工呼吸管理日数，ICU滞在日数，ICU死亡率，血管作動薬使用量，血管作動薬離脱日数などがよく用いられました．筆者は非常に違和感がありました．それらのいずれもが「データを操作しようと思えばどうとでもなる」ものであるからです．例えば，思い入れのある群の成績をよくしようと思えば，その群の患者の予後が厳しいと判断した時点でICU退室とすればICU滞在日数・ICU死亡率の双方が改善します．「CHDF治療後の血圧回復」「エンドトキシン吸着療法前後の血圧の変化」といった指標で語られることもかつて多かったです．しかし血圧という指標自体が刻々と変化しどの瞬間の血圧を切り取るかは研究者まかせでやはり「その気になればどうとでもなる」ものであることを意識しなければなりません．

近年噴出する研究不正を考えると「データを操作しようと思えばどうとでもなる」指標に対して常にクールな視点をもつことが医療者には必要です．

● 真のエンドポイントと代用エンドポイント[8)]

- 真のエンドポイント（true endpoint）：臨床試験で本来求めたい指標．副作用の発生率・QOLの変化・死亡率など．
- 代用エンドポイント（surrogate endpoint，代用指標）：短期間で評価できる暫定

的な指標．腫瘍サイズの縮小，血圧など．

「抗がん剤が効いたため画像上確かにがんは小さくなったのに，全身状態が悪化して残念ながらお亡くなりになりました」といった医師のコメントは今も多いのでしょうか．本来患者の生命延長を目指して治療をしているので「全身状態が悪化している」のに「効いた」という表現はおかしいのですが，代用エンドポイントに目を奪われるとそのようなコメントになります．往々にして，エキスパートであるほど代用エンドポイントに目がいきがちなのかもしれません．

同様に，集中治療に関するかつての多くの試験は代用エンドポイント重視であったと感じます．「○○治療をしたところスーッと血圧が回復した」ので「○○治療がよい」とされがちですが，代用エンドポイントで評価したにすぎません．○○治療で血液中炎症性サイトカイン濃度が下がったとしてもやはり代用エンドポイントで評価したにすぎません．目指すのは患者生命予後の改善です．

●予後はあくまで長期死亡率で判定

現在，重症敗血症を対象とする臨床試験の primary endpoint は，死亡率が海外においては重視されます．「生存」or「死亡」は最もクリアな指標だからです．研究者が「データを操作しようと思っても操作しづらい」ことも関係します．

1990 年代，日本において 2 週間死亡率で治療効果判定を行う試験が珍しくありませんでした．集中治療領域の試験において非常に多かったです．やはり，筆者には違和感がありました．現代の集中治療パワーをもってすれば明らかに予後が悪いと予想される病態であっても「2 週間なんとかもちこたえる」ことは必ずしも難しくないからです．

現在薬剤の効果検証試験 primary endpoint として採用される死亡率は 28 日死亡率が標準です．一世を風靡した EGDT（Early Goal-Directed Therapy：早期目標指向型治療）を否定する 3 RCT が 2014 年から立て続けに発表されましたが[14-16]，primary endpoint は 60 日死亡率か 90 日死亡率でした 表4．28 日よりさらに長期の死亡率が重視されたと言えます．

臨床試験に目を通す時，いつの時点で判定された死亡率であるか意識しましょう．

かつて一世を風靡した PROBE 法[1]

薬剤後期臨床試験の基本は double-blind（二重盲検比較試験）です．A という薬の効果を検証する時に，A 薬のプラセボ（偽薬）を用意し，プラセボの外観は A 薬と全く区別がつかないようにします．A 薬を投与されているか，プラセボが投与されているかは，患者・患者家族はおろか治験実施医師も全くわからないまま試験が進み

表 4　2014 年以降立て続けに発表された EGDT 否定 3 論文

試験名	国	発表年月	primary endpoint
ProCESS	アメリカ	2014 年 4 月	60 日死亡率
ARISE	オーストラリア・ニュージーランド・香港・フィンランド	2014 年 10 月	90 日死亡率
ProMISe	イギリス	2015 年 4 月	90 日死亡率

文献 14〜16 より引用.

ます. 患者に現れるさまざまな症状も A 薬群に現れたのかプラセボ群に現れたのかわからないまま治験実施医師は所見を記録していくことになります.

現実には, 自分がプラセボ群に入るかもしれないのに, 試験に参加したいと思う患者は少なく, 同意を得ることが難しいため治験が進まないことに難があります. 以前は薬剤治験において高額謝礼が許容されました. 弱者を狙うことの人権的問題, 高額謝礼で患者を集めること自体がバイアスとなるため, 現在, 患者への謝礼はあるものの高額とは言えなくなりました.

2010 年代前半ごろまでの一時期, 臨床試験において PROBE 法が流行りました. probe の英語での意味は「徹底的に精査」ですが, 統計における PROBE（Prospective, Randomized, Open, Blinded-Endpoint design）法とは以下です.

- Prospective: 前向き　過去の事象の分析ではなく未来に向かって追跡調査
- Randomized: ランダムに群を割りつける
- Open: 行っている治療法が何か医療関係者も患者も知っている
- Blinded-Endpoint: 研究のエンドポイント（治療行為の有効性を示す評価項目）の評価は, どちらの治療法が行われたか知らない第 3 者が行う

RCT はお金と手間と時間がかかります. PROBE 法であれば, 患者は自分が何を飲んでいるかわかり, 対象群にも「いつも使うお薬をお出ししますよ」と言えるので, 二重盲検比較試験に比して格段に症例数を集めやすいメリットがあります.

● PROBE 法を行うにあたっての大原則

エンドポイントはソフトエンドポイントではなくハードエンドポイントとしなければいけません.

ソフトエンドポイントとは入院率・入院期間・再入院率・ICU 在室期間など,「その気になれば」人為的に操作可能な項目です.

ハードエンドポイントとは, 病気の発症・死亡率など人為的に操作できない項目で

す．

病気の発症項目についてはデリケートな面が指摘されます．例えば急性心筋梗塞の発症と言っても，それがPCI（percutaneous coronary intervention：経皮的冠動脈インターベンション）の介入として定義されれば，介入のタイミングは担当医により異なります．まして，狭心症であれば，担当医により大きく判断は異なるでしょう．生死を除けば，ハードエンドポイントの定義は簡単ではありません．

PROBE法は名前にblindedという言葉がありますが，「行っている治療法が何か医療関係者も患者も知っている」です．エンドポイントは明かされていませんが，医療者であればどのようなエンドポイントが設定されるかは容易に想像がつきます．

例で説明しましょう．

Aという新薬が登場．従来からある治療薬Bを対照群としてPROBE法を用いた試験の実施を決定．担当医師がAの治験結果をよくしようと考えれば，A投与患者が来院した場合「なるべく入院させず外来で経過をみる．入院しても早めに退院させる．胸が痛いと言っても経過をみる．あるいは狭心症といった病名をつけずに治療をする」，B投与患者に対して「早めに入院させる．慎重に退院を決める．胸が痛いと言えば狭心症と診断する」といった行動をとるのではないでしょうか．

2010年代前半を揺るがした一連の医学不正試験のデザインとしてPROBE法が用いられました．3,000例といったすごい症例数を集めた試験が複数行われました．最初の試験において，心・脳・腎合併症から構成される複合一次エンドポイント発生率の低下が報告されました．ある大学の調査報告書において，客観性がなく主観的であるソフトエンドポイントを用いたことが問題として指摘されました．PROBE法の問題だけではなく，製薬会社社員が大学非常勤職員の肩書で統計解析担当者として参加していたことや，誰が行ったのかはっきりしない数字の改ざんがみられたのですが，捏造まで行われたのかについては断定されませんでした．

隆盛を誇ったPROBE法ですが，現在みかけることはなくなりました．

Open-label RCTにおいても，同様の注意が必要であると考えます．血液浄化など医療機器の効果の試験において二重盲検は難しくopen-label RCTを採用せざるを得ない場合はありえます．患者の割りつけはランダム化しますが，介入群か対照群か治療者と患者の双方にわかります．RCTというより前向き観察試験に近い存在です．ソフトエンドポイントであれば，PROBE法と同様の問題が当然起こり得ます．

代用エンドポイントでありソフトエンドポイントでもあり短期エンドポイントでもあるDIC離脱率 表5

本書においてDIC離脱率の問題点を指摘しました（➡ p.90）．

特にopen-label試験のエンドポイントとしてDIC離脱率を重要視すべきではないと考えています．トロンボモジュリンの薬事審査[17)]において，ISTH overt DIC診断基準は「医師の主観的判断による臨床的症状を含まない」と評価されました．厚生省DIC診断基準・急性期DIC診断基準は医師の主観的判断による臨床的症状を含みます．

筆者は，保険対策の意味もあり（➡ p.26），DIC病名をつける時，DIC治療薬を使用する時は必ず急性期DIC診断基準を計算し，カルテに記録してきました．周囲にそれの指導もしました．よって，急性期DIC診断基準を無数に計算してきました．

急性期DIC診断基準はSIRS項目を含みます．DIC診断閾値4点のうちの1点であり，DIC離脱率は閾値を少しでも下回れば離脱となるので非常に重みがあります．SIRS項目は体温・心拍数・呼吸数・白血球数で構成されます．前3項目は1日の中でコロコロ変わります．白血球数も1日に複数回検査をすれば結果は複数出ます．急性期DIC診断基準を計算する時，「どの時点をとるのだろう」「都合よくばらばらにとってもよいのかな？」という迷いが常にありました．SIRS項目の1点か0点かはかなり主観的と言わざるを得ません．もちろん，早期介入が急がれる敗血症性DICの積極診断の役割であれば主観的でよいのですが，臨床試験介入効果判定に使用する時はソフトエンドポイントであることを考慮すべきと考えます．

Too good to be true.

「話がうますぎる」という意味です．

昨今，研究不正のニュースは珍しくありません．残念ながら，日本は研究不正が少ない国と捉えられていません．不正とは言えないまでも，恣意的な試験結果の解釈も多いように感じます．

「話がうますぎる」時ほど，「本当ですか？」と考える癖を若手医療者には身につけていただきたいです．

表 5　DIC 診断基準によって判定した DIC 離脱率を掲載した試験

試験スタイル	RCT		Open-label RCT	
参考文献番号	18（➡ p.59）	19（➡ p.63）	20（➡ p.11）	21（➡ p.113）
発表年	2007	2013	2013	2016
介入薬剤	トロンボモジュリン	トロンボモジュリン	アンチトロンビン	トロンボモジュリン
対照群薬剤	少量ヘパリン	プラセボ	なし	なし
Primary endpoint	DIC 離脱率	28 日死亡率	DIC スコアを含む凝固線溶系諸指標の改善	28 日死亡率・90 日死亡率
DIC 診断基準	厚生省 DIC 診断基準	modified DIC アルゴリズム	急性期 DIC 診断基準	急性期 DIC 診断基準
介入薬剤投与期間	6 日	6 日	3 日	中央値 2 日間†， 最大 6 日間
離脱判定日（薬剤開始：第 1 日）・DIC 離脱率	第 7 日 全体 66.1% vs 49.9%（P=0.021），血液悪性疾患 65.6% vs 45.9%（P=0.041）， 感染 66.7% vs 54.9%（P=0.321）	ISTH overt DIC 診断基準による DIC 該当へのサブグループ解析．第 1，3，7，14 日に評価されたが**第 1 日**のみ論文記載． 28.9% vs 18.9% （P=0.175）	**第 4 日** 53.3% vs 20.0% （P=0.015）	**第 3 日** 56.3%†† vs 40.5% （P=0.0516） 第 7 日 90.7% vs 65.9% （P=0.0075）
離脱判定時 DIC スコアの平均	血液悪性疾患 2.3 vs 2.5※ 感染 4.3 vs 4.9※	記載なし	3.5±1.9 vs 4.3±1.9 （平均±SD）※※	第 3 日 2.7（1.8-3.6）vs 3.9（3.1-4.9）P=0.04， 第 7 日 1.5（0.7-2.3）vs 2.7（1.8-3.6）P=0.008，平均（99% CI）†††
28 日死亡率	全体 21.9% vs 25.6%（P=0.614），血液悪性疾患 17.2% vs 18.0%（P=1），感染 28.0% vs 34.6%（P=0.613）	modified DIC アルゴリズム 17.8% vs 21.6%（P=0.273），ISTH overt DIC 診断基準による DIC（サブグループ解析）36% vs 34%	10.0% vs 13.3% （P=1.000）	28 日死亡率 17% vs16% （P=0.745） 90 日死亡率 28% vs 27% （P=0.94）

日本版敗血症診療ガイドライン 2020 DIC 改善メタ解析に文献 19，20，21 が太字の判定日において採用された．
vs は介入群 vs 対照群をあらわす．※PMDA 公開資料[22] より引用，※※文献内のグラフから筆者が読んだ概数
†第一四分位数が 1 日であり，トロンボモジュリンが 1 日だけ投与された患者が 25%以上存在，第三四分位数は 5 日.
††論文に 56%（27/48）と記載される一方，トロンボモジュリン投与数は 47 人であった．敗血症診療ガイドラインは 27/47 として計算.
†††P 値以外は文献内のグラフから筆者が読んだ概数．薬剤介入前 DIC スコア 4.9（4.4-5.4）vs 5.0（4.5-5.5）［筆者がグラフから読み取り，平均（99%CI）］，APACHE II 17.8（16.2-19.4）vs 19.7（18.0-21.5）［平均（95%CI）］，血小板数（×10^4/μL）13.5（10.6-16.3）vs 13.3（10.4-16.3）［平均（95%CI）］であり比較的軽症である敗血症性 DIC を対象とした試験 .

参考文献

1）小尾口邦彦．ER・ICU 診療を深める 集中治療医の頭の中．中外医学社；2013.
2）Chevret S, Ferguson ND, Bellomo R. Are systematic reviews and meta-analyses still useful research? No. Intensive Care Med. 2018; 44: 515-7.
3）Xu Z, Li Y, Zhou J, et al. High-flow nasal cannula in adults with acute respiratory failure and after extubation: a systematic review and meta-analysis. Respir Res. 2018; 19: 202.
4）自治医科大学附属さいたま医療センター血液科 HP https://www.jichi.ac.jp/saitama-sct/SaitamaHP.files/statmed.html（最終閲覧 2021 年 11 月 30 日）
5）Bastian H, Glasziou P, Chalmers I. Seventy-five trials and eleven systematic reviews a day: how will we ever keep up? PLoS Med. 2010; 7: e1000326.
6）Annane D, Jaeschke R, Guyatt G. Are systematic reviews and meta-analyses still useful research? Yes. Intensive Care Med. 2018; 44: 512-4.
7）Møller MH, Ioannidis JPA, Darmon M. Are systematic reviews and meta-analyses still useful research? We are not sure. Intensive Care Med. 2018; 44: 518-20.
8）小尾口邦彦．ER・ICU 診療を深める リアル血液浄化 Ver.2．中外医学社；2020.
9）https://www2.palomar.edu/users/bthompson/Post%20Hoc%20Ergo%20Propter%20Hoc.html（最終閲覧 2021 年 11 月 30 日）
10）大橋靖雄．Dr. オーハシの医療統計よもやま．ライフサイエンス出版；2008.
11）ISIS-2（Second International Study of Infarct Survival）Collaborative Group. Randomised trial of intravenous streptokinase, oral aspirin, both, or neither among 17,187 cases of suspected acute myocardial infarction: ISIS-2. Lancet. 1988; 13: 349-60.
12）植田真一郎．論文解釈のピットフォール【第 25 回】サブグループ解析の結果を適用すべき治療介入とは．週刊医学界新聞．2923 号，2011 年 4 月 4 日．
13）日本製薬工業協会 医療用医薬品製品情報概要審査会．医療用医薬品製品情報概要等に関する作成要領 2019 年 4 月．http://www.jpma.or.jp/about/basis/drug_info/pdf/drug_info03.pdf（最終閲覧 2021 年 11 月 30 日）
14）ProCESS Investigators; Yealy DM, et al. A randomized trial of protocol-based care for early septic shock. N Engl J Med. 2014; 370: 1683-93.
15）ARISE Investigators; ANZICS Clinical Trials Group; Peake SL, et al. Goal-directed resuscitation for patients with early septic shock. N Engl J Med. 2014; 371: 1496-506.
16）Mouncey PR, Osborn TM, Power GS, et al. Trial of early, goal-directed resuscitation for septic shock. N Engl J Med. 2015; 372: 1301-11.
17）厚生労働省医薬食品局審査管理課．審議結果報告書．2007 年 12 月 4 日．
医薬品医療機器総合機構 HP https://www.pmda.go.jp/drugs/2008/P200800012/100898000_22000AMX00023_A100_2.pdf（最終閲覧 2021 年 11 月 30 日）
18）Saito H, Maruyama I, Shimazaki S, et al. Efficacy and safety of recombinant human soluble thrombomodulin（ART-123）in disseminated intravascular coagulation: results of a phase III, randomized, double-blind clinical trial. J Thromb Haemost. 2007; 5: 31-41.
19）Vincent JL, Ramesh MK, Ernest D, et al. A randomized, double-blind, placebo-

controlled, Phase 2b study to evaluate the safety and efficacy of recombinant human soluble thrombomodulin, ART-123, in patients with sepsis and suspected disseminated intravascular coagulation. Crit Care Med. 2013; 41: 2069-79.
20) Gando S, Saitoh D, Ishikura H, et al. A randomized, controlled, multicenter trial of the effects of antithrombin on disseminated intravascular coagulation in patients with sepsis. Crit Care. 2013; 17: R297.
21) Hagiwara A, Tanaka N, Uemura T, et al. Can recombinant human thrombomodulin increase survival among patients with severe septic-induced disseminated intravascular coagulation: a single-centre, open-label, randomised controlled trial. BMJ Open. 2016; 6: e012850.
22) 旭化成ファーマ. リコモジュリン点滴静注用 12800 に関する資料. 医薬品医療機器総合機構 HP https://www.pmda.go.jp/drugs/2008/P200800012/index.html ⇒ 10. 臨床概要⇒ 2.7-146（最終閲覧 2021 年 11 月 30 日）

索　引

あ行

か行

さ行

た行

な行

は行

ま行

や行

ら行

数字・欧文

著者略歴

小尾口　邦彦（こおぐち　くにひこ）

1993 年　京都府立医科大学医学部卒業
　　　　　京都府立医科大学附属病院研修医
1994 年　京都第一赤十字病院研修医
1999 年　京都府立医科大学大学院卒業
　　　　　大津市民病院救急診療科・集中治療部
2011 年　大津市民病院救急診療科診療部長
2017 年　地方独立行政法人市立大津市民病院
　　　　　救急診療科診療部長
2019 年 2 月　市立大津市民病院
　　　　　　　救急診療科・集中治療部診療部長
2019 年 7 月　京都市立病院集中治療科部長

医学博士
日本集中治療医学会専門医
日本専門医機構 麻酔科専門医
日本麻酔科学会 麻酔科認定指導医・麻酔科認定医
麻酔標榜医
日本専門医機構 救急科専門医
日本集中治療医学会評議員
京都府立医科大学臨床教授・学外講師
日本救急医学会 ICLS コース　コースディレクター
FCCS インストラクター

こういうことだったのか!!　DIC
ある集中《しゅうちゅう》治《ち》療《りょう》医《い》の解釈《かいしゃく》　ⓒ

発　行　　2022 年 2 月 21 日　1 版 1 刷

著　者　　小《こ》尾《お》口《ぐち》　邦彦《くにひこ》

発行者　　株式会社　中 外 医 学 社
　　　　　代表取締役　青 木　　滋
　　　　　〒 162-0805　東京都新宿区矢来町 62
　　　　　電　話　(03) 3268-2701（代）
　　　　　振替口座　00190-1-98814 番

印刷・製本/横山印刷㈱　　〈TO・AK〉
ISBN978-4-498-16638-7　　Printed in Japan